图解 中医入门

——看就懂

（典藏版）

【张银柱◎主编】

浙江科学技术出版社

图书在版编目（CIP）数据

图解中医入门一看就懂：典藏版/张银柱主编.—
杭州：浙江科学技术出版社，2017.11（2020.1重印）
　ISBN 978-7-5341-7927-3

　Ⅰ.①图… Ⅱ.①张… Ⅲ.①中医学－图解
Ⅳ.①R2-64

　中国版本图书馆CIP数据核字（2017）第244612号

图解中医入门一看就懂（典藏版）

〉〉〉〉　张银柱 主编

责任编辑：王巧玲	**特约编辑**：鹿　瑶
责任校对：陈淑阳	**特约美编**：苟雪梅
责任美编：金　晖	**封面设计**：罗　雷
责任印务：田　文	**版式设计**：罗　雷

出版发行：浙江科学技术出版社
　　　　　　地址：杭州市体育场路347号
　　　　　　邮政编码：310006
　　　　　　联系电话：0571-85058048
制　作：日知图书（www.rzbook.com）
印　刷：北京天宇万达印刷有限公司
经　销：全国各地新华书店
开　本：710×1000　1/16
字　数：300千字
印　张：18
版　次：2017年11月第1版
印　次：2020年1月第3次印刷
书　号：ISBN 978-7-5341-7927-3
定　价：39.00元

序

每天为自己"储蓄"一点健康

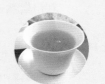

中医是中华传统文化中的国粹，是人类医学领域乃至思想体系的宝库。中医经过几千年的实践和发展，积累了大量的宝贵经验，形成了自己特有的体系，并流传至今。其特色鲜明，疗效独特，在当代医药学领域扮演着极其重要的角色。

中医在中国拥有广泛的群众基础，具有明显的需求优势，绝大部分人群都不同程度地接受过中医治疗或运用中医方法进行保健，并从中获益。中医学植根于中国传统文化的土壤，吸收并融合了哲学、天文、地理、历法、数学以及其他外来医学的精髓。中、西两种医学是基于不同的文化体系，运用不同的思维方式和研究方法，在不同的哲学观念指导下形成并发展起来的。例如，中医的心、肝、脾、肺、肾五脏不是现代解剖结构概念，而是系统和功能概念。正因为中医理论独特，学习理解并合理运用确实不易，因此在某种程度上限制了其推广和使用。

本书是抱着普及中医基本理论和临床效验方法的志向，夜以继日，经多方查证编写而成的。本书使用通俗易懂的语言，系统总结了中医的有关理论，包括阴阳五行、脏腑经络、气血津液等，使读者能够在较短时间内对中医基本理论常识有总体的了解。书中还详细介绍了中医养生保健和常见病的治疗方法，包括针灸、拔罐、刮痧、常用中成药的使用、病情的简易判定方法等，力求体现中医"简便廉验"的作用。为了避免内容深奥晦涩，作者竭力将学术性与趣味性相结合，突出实用性和普及性。因此本书的出版对于中医药文化的传播，对于满足广大人民群众的养生保健及医疗需求能够起到一定的推动和帮助作用，志此数语，以作序言。

张银柱

图解中医入门 >>> 一看就懂 目录

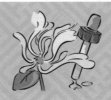

中医入门一点通
——专家教你读懂国医养生精髓

穴位按摩，
打通经络百病消

刮痧自疗，身体有病早知道

拔罐疗法，找准痛点，一拔就见效

让汤药发挥最大功效
——煎制汤剂有学问

小病不求人
——常见病对症中成药实用速查

01 · 不可不知的中成药常识

02 · 老中医推荐的常见病调养药方

察颜观色，老中医教你读懂身体健康警报

01 · 对症治疗才有效

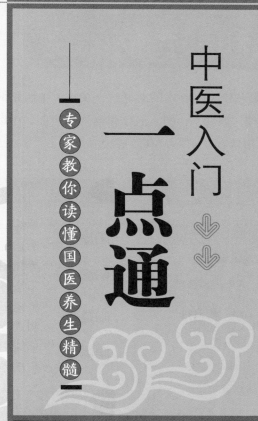

中医入门 ⇓⇓
一点通
——专家教你读懂国医养生精髓

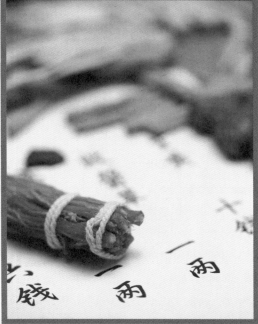

阴阳调和，百病不生

古人用阴阳来代表事物中的对立统一关系。中医用阴阳说明医学上的基本问题，贯穿于生理、病理、诊断、治疗和药物等方面。中医强调阳生阴长和阴阳调和，即两者互相依存、制约，在矛盾中求统一。

01 认识身体的阴阳

阳（动）	阴（静）
皮毛、肌肉、筋骨（保卫体表）	体内脏腑（保守内部精气）
六腑（消化传导为阳）	五脏（贮藏精气）
上焦	下焦
外侧	内侧
气	血

02 怎样分辨阴阳失调

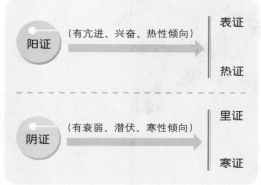

阳证 （有亢进、兴奋、热性倾向） → 表证 / 热证

阴证 （有衰弱、潜伏、寒性倾向） → 里证 / 寒证

❖【阳不足】 表现为功能的衰弱，如少气、懒言、怕冷、疲倦、不耐劳动等。

❖【阴不足】 表现为物质的损失，如贫血、萎黄、遗精、消瘦等。

03 阴阳失调的四种主要症状

阳虚 ┌ 单纯阳虚
     └ 阴盛导致 ➡ 阳虚＝阴盛阳虚

阴虚 ┌ 单纯阴虚
     └ 阳盛导致 ➡ 阴虚＝阳盛阴虚

阳盛 ┌ 单纯阳盛
     └ 阴虚导致 ➡ 阳盛＝阴虚阳盛

阴盛 ┌ 单纯阴盛
     └ 阳虚导致 ➡ 阴盛＝阳虚阴盛

04 诊断时辨明阴阳

脉诊中，数、浮、滑属阳脉，多见于阳证；迟、沉、涩属阴脉，多见于阴证。舌诊上，红、绛色表示血热，属阳；淡或青色，表示血虚或血寒，属阴。舌苔的变化主要反映肠胃的病变，燥、黄属阳，滑、白属阴。

05 治疗时调和阴阳

《黄帝内经》提出阳病治阴、阴病治阳，从阴引阳、从阳引阴的治疗原则，即表证用汗法，里证用下法，寒证用温法，热证用凉法。

06 中药药性有阴阳

中药的药性以气为阳，以味为阴。气分四种，寒、凉属阴，温、热属阳；味分五种，辛、甘属阳，酸、苦、咸属阴。

02 巧用五行养身体

五行，即木、火、土、金、水，五者相生、相克。相生即相互资生、助长，相克即相互制约和克服。中医引用五行学说来说明人体内部的联系，指导临床工作。

自然五行与人体五行一览表

	人 体						自 然				
五脏	肝	心	脾	肺	肾	五行	木	火	土	金	水
六腑	胆	小肠	胃	大肠	膀胱	三焦	五季	春	夏	长夏	秋	冬
五官	目	舌	口	鼻	耳	五方	东	南	中央	西	北
形体	筋	脉	肉	皮毛	骨	五气	风	热	湿	燥	寒
情志	怒	喜	思	悲	恐	五味	酸	苦	甘	辛	咸
五声	呼	笑	歌	哭	呻	五音	角	徵	宫	商	羽
五液	泪	汗	涎	涕	唾	五色	青	赤	黄	白	黑
病所	头项	胸胁	脊	肩背	腰股	五化	生	长	化	收	藏
病态	握	忧	哕	咳	慄	动物	鸡	羊	牛	马	彘
						植物	麦	黍	稷	谷	豆

01 利用自然五行调理人体

中医学按五行的属性，把自然界和人体组织在一定的情况下归纳起来，同时以生克的关系来指导病症的诊治。

养生 解读

目属于肝，因内热引发的目赤羞明，多用清肝法。

肌肉属于脾，形体消瘦羸弱，多用补脾法。

肝主风，有头晕、目眩等肝风上旋的症状，多用柔肝息风法。

脾主湿，出现胸腹胀满、小便短少等阻滞症状时，多用健脾理湿法。

02 利用五行生克调理脏腑

壹·【五行相生】

木生火，火生土，土生金，金生水，水生木。

养生 解读

水生木，肝属木，肾属水，出现肝虚病症，可以用滋肾的方法来养肝。

土生金，肺属金，脾属土，肺部虚劳时，可以从养脾入手，以培土生金。

11

贰·【五行相克】

金克木，木克土，土克水，水克火，火克金。

养生◆解读

木克土，脾属土，肝属木，发现脾病时，多用疏肝健脾法。金克木，肝属木，肺属金，肝火旺时，可强化肺功能，以佐金平肝。

叁·【五行相侮】

即五行相克的辨证法则。

养生◆解读

金本来克木，但如果木变得更强时，金反而会被木所克。

肆·【五行制化】

即生中有克、克中有生，五行之间相互作用。

养生◆解读

木克土，土生金，金克木。制化是维持五行平衡的必要条件。

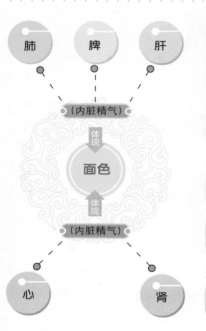

肺　脾　肝

（内脏精气）

体现

面色

体现

（内脏精气）

心　肾

03 利用五行之性调养身体

肝	应保持舒畅，如果郁结，应食辛以散之。（金克木）
心	应保持节律有力，如果过于律动紧张，宜食咸以软之；如果律动缓慢无力，宜食酸以收之。（水克火）（木生火）
脾	应强健运行，如果脾气不足，宜食甘补脾；如果脾实苦湿，宜食苦以燥之。（苦属火）（甘属土）
肺	应开肺通皮毛，如果肺气闭塞不下降，就出现咳嗽，宜食含有辛散气味食物，能祛肺中寒邪，有利于肺气畅通。（辛属肺）
肾	应强壮，如果肾虚，宜食咸以补之。（咸属肾）

前人用气、性、用、化来表示五行的性质。气指本能或本质，性指性情，用是作用，化是变化。性情、作用和变化都是根据本能或本质而产生的。

中医的五行学说虽以五种物质作为基础，配合内脏、组织器官、病所、病态加以演绎，但并非表示肝是木构成的，肺是金构成的，而只是利用五行之性来说明其应有的健康状态和相应的调养方式。

五行	木	火	土	金	水
气	正直	升发	平厚	莹明	内明
性	柔和	急速	和顺	刚劲	流下
用	曲直	燔灼	高下	散落	流溢
化	生荣	蕃茂	丰满	坚敛	坚凝

04 利用五行对应望面色，辨口味，发现脏腑病变

❀【望面色】 根据五行对应表，五脏各有主色（肝色青、心色赤、脾色黄、肺色白、肾色黑），内脏精气的华彩体现在面部，可以通过面部色泽的变化来确定病变的相应脏腑。

❀【辨口味】 口味的异常变化，也能反映五脏的病理状态。另外，不同的脏腑疾病会出现不同的饮食嗜味，如肝病嗜酸，心病嗜苦，脾病嗜甘，肺病嗜辛，肾病嗜咸。

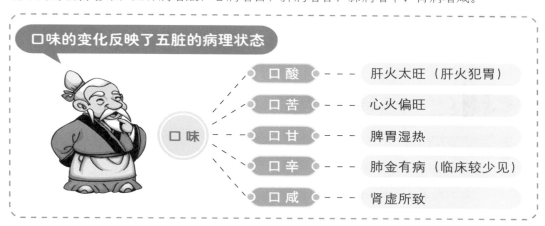

口味的变化反映了五脏的病理状态

口味

- 口酸 ------ 肝火太旺（肝火犯胃）
- 口苦 ------ 心火偏旺
- 口甘 ------ 脾胃湿热
- 口辛 ------ 肺金有病（临床较少见）
- 口咸 ------ 肾虚所致

05 中医的五行治疗法则

五行相生用于治疗

根据五行相生的原理，中医确立了"虚则补其母，实则泻其子"的治疗原则。

❀【滋水涵木法】 肾虚不能滋养肝阴，导致肝阳上亢。滋肾以养肝，肝阴得充，则上亢的肝阳自然平复。

❀【益火补土法】 心火不能温煦脾土，导致脾胃功能日衰。此法重在补火壮阳，但目前临床上此火不是指心火，而是指命门（即右肾）之火，即温肾健脾法。

❀【培土生金法】 针对肺虚不复、肺病及脾，通过补益脾胃而达到治肺病的目的。脾虚导致肺气不足者，亦可用本法。

❀【金水相生法】 肾阴虚不能滋于肺，导致肺肾阴虚。此法实际上是肺肾两脏同补法。

五行相克用于治疗

❀【抑木扶土法】 针对肝旺脾虚而设，将疏肝泻肝和健脾补中两法相结合，以抑肝为主，扶脾为辅。

❀【培土制水法】 补益脾阳，促进其运化水湿功能，以消除水湿的滞留。此法侧重于温阳健脾，脾健则水湿自除。适用于水湿泛滥而致的水肿胀满。

❀【佐金平木法】 是清肃肺气和清肝泻火相结合的治法。当肝升太过而致肺降不及时，肝火过旺，耗伤肺金，使肺病加重，出现干咳、胸胁疼痛、心烦、口苦、目赤，甚至咯血，此时可用此法施治。

❀【泻南补北法】 将泻心火（南方属火）、补肾阴（北方属水）相结合，又称泻火补水法、滋阴降火法。适用于心火偏旺、肾水不足的心肾不交之证。

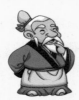

03 养生必先调五脏

中医学把人体内具有出纳传输、传化水谷功能的脏器归属于腑，把没有直接传化水谷而具有贮藏精气功能的脏器归属于脏。心、肝、脾、肺、肾为五脏，把心脏外的心包络也独立为一脏，合称为六脏；胆、胃、小肠、大肠、膀胱和三焦合称为六腑。

心 【心生血，主藏神】

🧪 功能说明

心脏负责推动血液在脉道中正常运行，心气充足、血液充盈、脉道通畅，才能让心主血脉的生理功能保持正常。

中医以五脏为中心，将人的精神、意识、思维活动归属于五脏，并由心主管。

🍃 中医视点

▶▶ 心开窍于舌，其充在脉，其华在面。

心主血脉的生理功能正常时，舌色红活荣润，脉象和缓有力，面色红润光泽。如这三项情况异常，说明心气不足、血液亏虚或脉道不利，心胸部也会有异常感觉。

心主神志的功能正常，则精神振奋，意识清晰，思维敏捷，睡眠安稳；若这四者出现异变，多是心脏功能出现问题。

➕ 常见病症

虚证多由久病伤正、禀赋不足、思虑伤心引起，导致心气、心阳受损，心血、心阴亏损；实证多由瘀滞、痰阻、火扰引起。

❖【心气虚、心阳虚】 心阳气不足，鼓动血液运行的力量减弱，则血行迟缓，造成形寒肢冷、面色发白、心悸、胸口闷痛，甚至冷汗淋漓。寒不明显为心气虚，明显者为心阳虚。同时人的精神和思维会因心的阳气不足而出现无精打采、反应迟钝、嗜睡，甚至神志不清、昏迷等症。

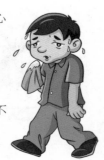

↑心阳气不足

❖【心血虚、心阴虚】 心血、心阴不足，都会使心失所养，出现心动不安、心神不定、失眠多梦。两者的区别为：心血虚者健忘，思想难以集中，面色苍白，唇舌色淡；心阴虚者五心烦热，盗汗，颧红，舌红少津。

❖【心火亢盛】 即心阳亢盛，出现心胸部烦闷发热，失眠多梦甚至狂躁谵语，舌尖红绛甚至糜烂，严重者还会吐血。

❖【心脉痹阻】 即心血瘀阻，心脏的脉络痹阻不通，常因劳倦感寒、情志刺激等诱发。人体会感觉心胸部憋闷、四肢发冷、心悸恐慌。

❖【痰迷心窍】 痰浊蒙闭心窍致使神志不清，喉有痰声，舌苔白腻，同时无热象和虚象。多见于癫证、痫证或肝硬化、肾衰竭等慢性病。

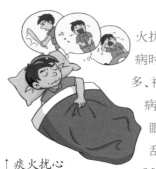

❖【痰火扰心】痰火扰乱心神，外感热病时，出现高热、痰多、神志不清；内伤杂病中，出现心烦失眠，甚至神志狂乱，并见舌苔黄腻。由此引起的神志失常多为过于亢奋的，如失眠多梦、哭笑无常、打人毁物等。

↑痰火扰心

肝 【肝藏血，主疏泄】

功能说明

肝脏具有贮藏血液和调节血量的功能。贮藏血液，可制约肝阳，避免肝火过旺；营养肝体，可保持肝气正常的疏泄功能。肝不藏血，会出现多种出血倾向。肝的疏泄功能可调畅人体气机和情志，影响胆汁的分泌与排泄，促进脾胃运化功能，促进血和津液的运行输布，调节女子行经及男子排精，因此肝为女子的先天之本（即生殖功能的根本）。

中医视点

▶▶肝开窍于目，其充在筋，其华在爪。

目失肝血滋养，则两目昏花、干涩，甚至夜盲；筋失肝血濡养，则屈伸不利，肢体麻木；手或脚（爪）失去肝血的营养，则指（趾）甲会长不好，色淡质枯，甚至变形脆裂。

常见病症

❖【肝血亏虚】多因失血过多，或脾胃虚弱、生血无源，或重病、久病耗伤肝血所致。会使与肝直接有关的组织器官如目、筋、指（趾）甲等出现病理性表现。

❖【肝不藏血】多因大怒伤肝、肝郁化火或邪热内壅等，影响肝的藏血功能，引起多种出血病变，如吐血、呕血、咯血、衄血、女子月经过多或崩漏等。

❖【肝火上炎】多为肝郁气滞，气郁化火；或大怒伤肝，气火上亢；或心火亢盛，引动肝火；或肝胆湿热，郁而化火。临床表现为头胀头痛、面红目赤、急躁易怒、耳暴鸣或暴聋等症。

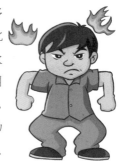

↑肝火上炎

❖【肝阳上亢】为肝阴不足，无力制约肝阳；或为肝阳升动太过，临床表现与肝火上炎相似。两者的主要区别在于，肝阳上亢还会出现腰酸膝软、两腿无力、咽干口燥、大便干结等阴亏失润之症。

❖【肝风内动】由于邪热过于亢盛，或阴虚不能制阳，以致阳气亢逆动变，出现动摇、震颤等。临床表现为头目眩晕、四肢抽搐，或突然昏倒、口眼歪斜、半身不遂，或痉挛、震颤，或肢体发麻、手足颤动等。

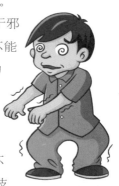

↑肝风内动

脾 【脾统血，主运化】

功能说明

脾能消化水谷，把食物的精华运输到全身，故被称为后天之本。若脾的运化能力不足，则出现进食后腹胀，肌肉消瘦，精神疲乏。脾还主运化水湿，水湿停滞的症状，如胸闷呕恶、泄泻、肌肤浮肿，大多由脾弱所致。

中医视点

▶▶ *脾开窍于口，其充在肉，其华在唇。*

脾开窍于口，系指饮食口味等与脾的运化功能有密切关系，口唇的色泽与全身的气血是否充盈有关。脾胃健运，则口味正常，食欲增进，唇色红润，肌肉强壮；脾气亏损，失于健运，则口淡无味，食欲不振，唇色黯淡无华。

常见病症

❖【脾气虚】 是指脾气不足、运化失健的表现。多因饮食失调、劳累过度，以及其他急慢性疾患耗伤脾气所致。表现为纳少腹胀，饭后尤甚，大便溏薄，肢体倦怠，少气懒言，面色萎黄或㿠白，形体消瘦或浮肿。

❖【脾阳虚】 是指脾阳虚衰、阴寒内盛的表现。多由脾气虚，或过食生冷，或肾阳虚，火不生土所致。表现为腹胀纳少，腹痛绵绵，喜温喜按，畏寒肢冷，大便溏薄清稀，或肢体困重，或周身浮肿，小便不利，或白带量多质稀，舌淡胖，苔白滑。

❖【中气下陷】 是指脾气亏虚、升举无力而反下陷的表现。多由脾气虚，或久泻久痢，或劳累过度所致。表现为脘腹重坠作胀，食后尤甚；或便意频数，肛门坠重；或久痢不止，甚或脱肛；或子宫下垂；或小便混浊如米泔，伴见气少乏力，肢体倦怠，声低懒言，头晕目眩。

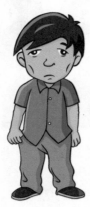

↑中气下陷

❖【脾不统血】 是指脾气亏虚，不能统摄血液的表现。多由久病脾虚，或劳倦伤脾等引起。表现为便血、尿血、肌衄、齿衄，或妇女月经过多、崩漏等，常伴见食少便溏，神疲乏力，少气懒言，面色无华。

肺 【肺主气，司呼吸】

功能说明

肺主宣发肃降，通调水道。肺主呼吸之气是指肺通过呼吸运动，吸入自然界的清气，呼出体内的浊气，实现体内外的气体交换。肺通过呼吸参与气的生成，并有调节气机的作用。肺的宣发和肃降对体内水液输布、运行和排泄具有调节作用。肺将脾所转输的津液和水谷精微布散到全身，外达于皮毛，以温润、濡养五脏六腑、四肢百骸、肌腠皮毛。

中医视点

▶▶ *肺开窍于鼻，主皮毛，其华在毛。*

肺通过气管、喉、鼻直接与外界相通，因此，肺的生理功能最易受外界环境的影响。肺主皮毛，其华在毛，肺宣发卫气和津液于毫毛，则毫毛光彩润泽；若肺气失调，不能行气与津液以温养毫毛，毫毛营养不足，就会憔悴枯槁。

常见病症

❖【肺气虚】 是指肺气不足和卫表不固的表现。多由久病咳喘，或气的生化不足所致。表现为咳喘无力，呼吸困难，活动后加重，体倦懒言，说话无力，痰多清稀，面色白，自汗畏风，易于感冒，舌淡苔白。

❖【肺阴虚】 是指肺阴不足、虚热内生的表现。多由久咳伤阴、痨虫袭肺或热病后期阴津损伤所致。表现为干咳无痰，或痰少而黏，口燥咽干，形体消瘦，午后发热，五心烦热，盗汗，颧红，严重者则痰中带血，声音嘶哑，舌红少津。

❖【风寒犯肺】 是指风寒外袭，肺卫失宣的表现。表现为咳嗽，痰稀薄、色白、鼻塞、流清涕，微微恶寒，轻度发热，无汗，苔白。

↑风寒犯肺

❖【风热犯肺】 是指风热侵犯肺系、肺卫受病的表现。表现为咳嗽，痰稠色黄，鼻塞、流黄浊涕，身热，微恶风寒，口干咽痛，舌尖红，苔薄黄。

❖【燥邪犯肺】 是指秋令燥邪耗伤津液，侵犯肺卫的表现。表现为干咳无痰，或痰少而黏，不易咳出，唇、舌、咽、鼻干燥，或身热恶寒，或胸痛咯血。

❖【痰湿阻肺】 是指痰湿阻滞肺系的表现。多由脾气亏虚，或久咳伤肺，或感受寒湿等病邪引起。表现为咳嗽，痰多、质黏、色白、易咳，胸闷，甚则气喘痰鸣，舌淡，苔白腻。

肾 【肾藏精，主纳气】

功能说明

肾为藏精之腑，对于人体的生长发育以及繁衍后代起着重要的作用。古代早就认识到女子14岁左右月经来潮；男子16岁左右精气充满，并能排精，说明生殖功能开始成熟，男女在生殖功能成熟的情况下交合就能生育。人到了50岁左右，肾气衰微，不仅显得老了，随着女子更年期经闭和男子精少体衰，生殖能力也逐步丧失。肾亏精虚髓少的人往往会腰酸骨弱，精神疲惫，头昏健忘，动作疲沓迟缓。肺虽是主呼吸的，但肾有摄纳肺气（纳气）的作用。在临床上，久病咳喘特别是年老肾虚患者多有纳气困难，气喘的特点是呼多吸少。例如老年慢性支气管炎合并肺气肿主要表现为吸气困难，中医称之为肾不纳气，需要用补肾纳气的方法来进行治疗。

中医视点

▶▶ 肾开窍于耳和二阴（生殖器和肛门），主骨，其华在发。

耳是听觉器官，内通于脑，听觉的灵敏与否，与肾中精气有密切关系。临床上常常以耳的听觉变化作为判断肾精及肾气盛衰的重要标志。肾功能正常的情况下，水液的分布正常，排泄各走其道，大小便正常。肾中精气亏损，气化失司，即可形成耳聋、耳鸣和二便异常（小便无力、尿频、遗尿、尿少、尿闭、便秘）。肾虚还会导致性功能减退，引起阳痿、早泄等症。人体毛发的生机根源在于肾，因为肾藏精，精能化血，精血旺盛，则毛发壮而润泽；若肾虚，则头发脱落、枯槁。

常见病症

❖【肾阳虚】 是指肾脏阳气虚衰的表现。多由素体阳虚，或年高肾亏，或久病伤肾，或房劳过度等因素引起。表现为腰膝酸软而痛，畏寒肢冷，尤以下肢为甚，精神委靡，面色惨白或暗黑，舌淡胖苔白；或男子阳痿，女子宫寒不孕；或大便久泻不止，完谷不化，五更泄泻；或浮肿，腰以下为甚，按之凹陷不起，甚则腹部胀满，全身肿胀，心悸咳喘。

17

❖【肾阴虚】是指肾脏阴液不足的表现。多由久病伤肾，或禀赋不足，房事过度，或过服温燥劫阴之品所致。表现为腰膝酸痛，眩晕耳鸣，失眠多梦，男子遗精早泄，女子经少经闭，或见崩漏，形体消瘦，潮热盗汗，五心烦热，咽干颧红，小便黄大便干，舌红少津。

❖【肾精不足】是指肾精亏损的表现。多因禀赋不足、先天发育不良，或后天调养失宜，或房劳过度，或久病伤肾所致。表现为男子精少不育，女子经闭不孕，性功能减退。小儿发育迟缓，身材矮小，智力和动作迟钝，囟门迟闭，骨骼萎软；成人早衰，发脱齿摇，耳鸣耳聋，健忘恍惚，动作迟缓，下肢无力，精神呆钝等。

↑肾精不足

❖【肾所不固】是指肾气亏虚、固摄无权的表现。多因年高肾气亏虚，或年幼肾气未充，或房事过度，或久病伤肾所致。表现为神疲耳鸣，腰膝酸软；小便次数多而清，或尿后余沥不尽，或遗尿失禁，或夜尿频多；男子滑精早泄，女子白带清稀、胎动易滑，舌淡苔白。

◆ 何谓精 ◆

精，是构成人体和推动人体生命活动的基本物质，故《素问·金匮真言论》说："夫精者，身之本也。"人体之精，有广狭两义：广义的精，泛指一切精微和作用十分重要的物质，如机体中的气、血、津液及水谷精微等；狭义的精，指生殖之精，因其与生俱来，在出生之前已经形成，故称为先天之精。

❖【肾不纳气】是指肾气虚衰、气不归元的表现。多由久病咳喘，肺虚及肾，或劳伤肾气所致。表现为久病咳喘，呼多吸少，气不得续，活动后则喘息益甚，自汗神疲，说话无力，腰膝酸软，舌淡苔白；或喘息加剧，冷汗淋漓，四肢发冷，面色青；或气短息促，面赤心烦，咽干口燥，舌红。

胆 【胆贮藏和排泄胆汁，主决断】

功能说明

胆腑贮藏胆汁，在肝的疏泄作用下使胆汁排泄，注入肠中，以促进食物的消化。胆主决断，对于防御和消除某些精神刺激的不良影响，以维持和控制气血的正常运行，确保脏器之间的协调关系有着重要的作用。

常见病症

❖【肝胆湿热】是指湿热蕴结肝胆的表现。多由感受湿热之邪；或好吃肥甘厚腻、湿热上火的食品；或脾胃失健，体内生湿邪，郁而化热所致。表现为胁肋胀痛，或有肿块，口苦，腹胀，纳少呕恶，大便失调，小便短赤，舌红，苔黄腻；或寒热往来，或身目发黄，或阴囊湿疹，或睾丸肿胀热痛，或带浊阴痒等。

❖【胆郁痰扰】是指胆失疏泄，痰热内扰的表现。多由情志不遂，疏泄失职，生痰化火而引起。表现为头晕眼花，耳鸣，惊悸不宁，烦躁不寐，口苦呕恶，胸闷太息，舌苔黄腻。

❖【胆气虚弱】在受到精神刺激等不良影响时，则易形成疾病，表现为胆怯易惊、善恐、失眠、多梦等。

↑胆气虚弱

胃 【胃主受纳，腐熟水谷】

功能说明

食物入口后经过食管，容纳并暂存于胃腑，这一过程称为胃受纳，即接受由口摄入的食物并使其在胃中短暂停留，进行初步消化，依靠胃的腐熟作用，将水谷变成食糜。如果胃的腐熟功能低下，就会出现胃脘疼痛、嗳腐酸臭等食滞胃脘的症状。

常见病症

❖【胃阴虚】 是指胃阴不足的表现。多由胃病久延不愈；或热病后期阴液未恢复；或平素好食辛辣；或情志不畅，气郁化火使胃阴耗伤所致。表现为胃脘隐痛，饥不欲食，口燥咽干，大便干结；或脘胀不舒，干呕见逆，舌红少津。

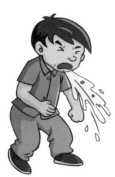
↑食滞胃脘

❖【食滞胃脘】 是指食物停滞于胃脘，不能腐熟水谷的表现。多由饮食不节，暴饮暴食；或脾胃素弱，运化失健等因素引起。表现为胃脘胀闷疼痛，嗳气吞酸或呕吐酸腐食物，吐后胀痛得减，或放屁便溏，大便酸腐臭秽，舌苔厚腻。

❖【胃寒】 是指阴寒凝滞胃腑的表现。多由腹部受凉，过食生冷，过于劳累，重复感受寒邪所致。表现为胃脘冷痛，轻则绵绵不已，重则拘急剧痛，遇寒加剧，得温则减，口淡不渴，口泛清水，或恶心呕吐，或伴见胃中水声辘辘，舌苔白滑。

❖【胃热】 是指胃火内炽的表现。多由平素嗜食辛辣肥腻，化热生火；或情志不畅，

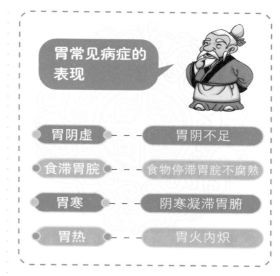

胃常见病症的表现

- 胃阴虚 --- 胃阴不足
- 食滞胃脘 --- 食物停滞胃脘不腐熟
- 胃寒 --- 阴寒凝滞胃腑
- 胃热 --- 胃火内炽

气郁化火；或热邪内犯等所致。表现为胃脘灼痛，反酸，或食入即吐；或渴喜冷饮，消谷善饥；或牙龈肿痛，齿衄口臭，大便秘结，小便少且黄，舌红苔黄。

小肠 【小肠主受盛化物，泌别清浊】

功能说明

小肠能承受胃中腐熟的水谷，分出清浊，使吸收的营养归于五脏贮藏，剔出糟粕归于六腑排泄，并将糟粕中的水液归于膀胱、残渣归于大肠。

常见病症

❖【小肠实热】 是指小肠里热盛的表现。多由心热下移所致。表现为心烦口渴，口舌生疮，小便赤涩，尿道灼痛，尿血，舌红苔黄。如果胃的腐熟功能低下，就会出现胃脘疼痛，尿血，舌红苔黄。

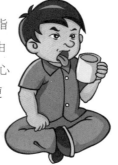
↑小肠实热

大肠 【大肠主传导糟粕，吸收津液】

功能说明

大肠主传导糟粕，是指大肠接受由小肠下移的食物残渣，使之形成粪便，经肛门排出体外的作用。吸收津液是指大肠接受由小肠下移的食物残渣和剩余水分之后，将其中的部分水液重新再吸收，使残渣糟粕形成粪便而排出体外。

常见病症

❖【大肠湿热】 是指湿热侵袭大肠的表现。多由感受湿热外邪或饮食不节等所致。表现为腹痛、下痢脓血、里急后重（感觉急着要上厕所，但排便后仍有便意及下坠感），或暴注下泻、色黄而臭，伴见肛门灼热、小便短赤、身热口渴、舌红、苔黄腻。

❖【大肠液亏】 是指津液不足，不能濡润大肠的表现。多由素体阴亏、久病伤阴、热病后津伤未复或妇女产后出血过多等因素所致。表现为大便秘结干燥，难以排出，常数日一行，口干咽燥，或伴见口臭、头晕等症，舌红少津。

❖【肠虚滑泄】 是指大肠阳气虚衰，不能固摄的表现。多由泻、痢久延不愈所致。表现为利下无度或大便失禁，甚则脱肛，腹痛隐隐，喜按喜温，舌淡，苔白滑。

何谓三焦气化

全身的水液代谢是由肺、脾和肾的协同作用而完成的，但必须以三焦为通道，才能正常地升降出入。如果三焦的水道不够通利，则肺、脾、肾等输布、调节水液的功能将难以实现，所以中医把水液代谢的协调平衡作用称为三焦气化。正如《类经·藏象类》所说："上焦不治则水泛高原，中焦不治则水留中脘，下焦不治则水乱二便。三焦气治，则脉络通而水道利，故曰决渎之官。"

三焦 【三焦主通行元气，疏通水道，运行水道】

功能说明

三焦关系到饮食水谷受纳、消化吸收与输布排泄的全部气化过程。

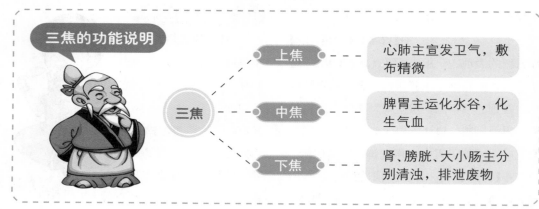

三焦的功能说明

三焦 —— 上焦 —— 心肺主宣发卫气，敷布精微

三焦 —— 中焦 —— 脾胃主运化水谷，化生气血

三焦 —— 下焦 —— 肾、膀胱、大小肠主分别清浊，排泄废物

膀胱 【膀胱主贮存尿液、排泄小便】

功能说明

膀胱司气化，是人体水液滞汇之处。气化不利，则小便癃闭；气化不约，则遗溺、小便不禁。因为膀胱的气化与肾有关系，小便出现问题，要先温肾。

常见病症

膀胱湿热证，是湿热蕴结膀胱所表现的证候。多由感受湿热，或饮食不节，湿热内生，下注膀胱所致。

❖【临床表现】尿频尿急，排尿艰涩，尿道灼痛，尿黄赤混浊或尿血；或有砂石，小腹痛胀迫急；或伴有发热，腰酸胀痛，舌红苔黄腻，脉滑数。

奇恒之腑 【奇恒之腑主贮藏精气】

功能说明

奇恒之腑是脑、髓、骨、脉、胆、女子胞（即子宫）六个脏器组织的总称。奇恒是异常的意思，六者在组织结构上异于脏，但在生理功能上具有脏的贮藏精气的作用。又因其形态及生理功能均异于六腑，且不与水谷直接接触，而是一个相对密闭的组织器官，以此而得名。

奇恒之腑与五脏的《关系》

脑与心、肝有关系，又因脑与髓有关系，髓与骨有关系（骨属于肾），所以，脑又与肾有关系。女子胞属肝，由于行经、养胎等与血有关系，故又与心、脾有关。

传化之腑 【传化之腑主消化】

与奇恒之腑对称的还有传化之腑，即胃、大肠、小肠、三焦、膀胱。这五腑在六腑中属于消化系统。

内脏的亲密关系

每一个脏或腑都有它的主要功能，并在相互协作中发挥各自的作用。脏与脏之间有相主的关系，主是主持的意思，即相互制约，以维持平衡。

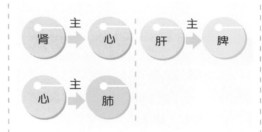

肾 主 心　　肝 主 脾

心 主 肺

脏与腑之间有相合关系，合是配合的意思，即以脏为体，以腑为用，配合起来完成两者的综合功能。脏为阴，属里，腑为阳，属表，所以这种配合关系在中医里又被称为"表里"。

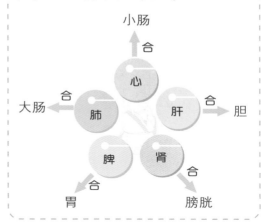

小肠
合
心
大肠 合 肺　　肝 合 胆
脾 肾
合 合
胃 膀胱

04 打通经络病自消

经络辨证是以经络学说为理论依据，对患者的若干症状和体征进行综合分析，以判断病属何经、何脏、何腑，从而进一步确定发病原因、病变性质、病理机制的一种辨证方法，是中医诊断学的重要组成部分。

我们经常说"经络所过，主治所及"，意思就是，凡是经络经过之处发生的疾病，都可以通过刺激该经络来预防和治疗。例如肝病患者通常都出现两胁下痛，痛引少腹。胁下、少腹都是肝经循行的地方，可以通过推两侧胁肋、推腹部的两侧、敲腿的内侧来治疗肝病。

正因为经络系统能够有规律地反映疾病的症状，因此可以根据疾病的症状，用经络辨证的方法，确定究竟是哪条经络出现了问题，然后刺激该经络进行治疗。经络病症主要论述经脉循行部位出现的异常反应。

01 肺经病的表现

肺经病是指肺经经脉循行部位及肺脏功能失调所表现的症状。肺主气，负责呼吸功能，连接咽喉，属于手太阴经。

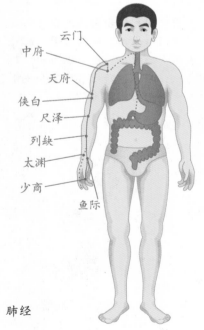

肺经

肺经有病，有可能出现以下问题：呼吸不畅，咳喘，胸堵；脖子下锁骨窝中疼痛；肩背痛，或肩背寒，气不够用，稍动即喘；身体发冷或发热，不活动亦出汗；手臂阴面靠拇指侧那条线疼痛，手心发热；小便次数多，或小便颜色发生改变等。

02 胃经病的表现

胃经病是指胃经经脉循行部位及胃腑功能失调所表现的症状。脾与胃相连，五行都属土，以阴阳而言，脾属于阴而胃属于阳；以运化而言，脾主运而胃主化。

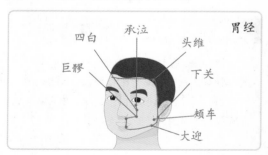

中医入门一点通——专家教你读懂国医养生精髓

胃经有病，就有可能出现以下问题：发高烧，出汗，头痛，脖子肿，咽喉肿痛，牙齿痛；或口角歪斜，流浊鼻涕，流鼻血；或精神方面容易受惊、狂躁；或吃得多而且容易饿，胃胀，腹胀；或膝盖肿痛，胸乳部、腹部、大腿、下肢外侧、足背、足中趾等多处疼痛，足中趾活动受限。

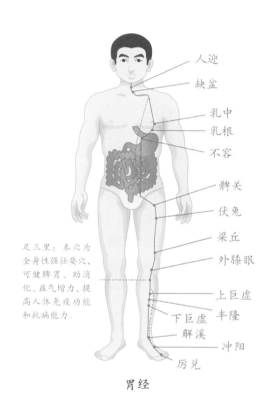

足三里：本穴为全身性强壮要穴，可健脾胃、助消化、益气增力，提高人体免疫功能和抗病能力。

人迎
缺盆
乳中
乳根
不容
髀关
伏兔
梁丘
外膝眼
上巨虚
丰隆
下巨虚
解溪
冲阳
厉兑

胃经

03 大肠经病的表现

大肠经病是指大肠经经脉循行部位及大肠功能失调所表现的症状。大肠负责身体中的津液代谢，属于手阳明经。

大肠经有病，就会出现以下问题：牙齿痛，脖子肿，咽喉肿痛，流鼻血，眼睛发黄，口干；手臂阳面食指靠拇指侧那条线疼痛，拇、食指疼痛，活动障碍。

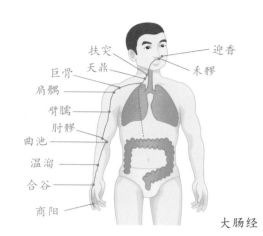

扶突
巨骨
肩髃
臂臑
肘髎
曲池
温溜
合谷
商阳
迎香
天鼎
禾髎

大肠经

04 脾经病的表现

脾经病是指脾经经脉循行部位及脾脏功能失调所表现的症状。脾为胃运行津液，为十二经脉的根本，属于足太阴经。

脾经有病，就会出现以下问题：舌僵硬，进食即呕吐，胃痛，腹胀，呃逆，放屁后腹胀即减轻，身体沉重；舌根痛，舌不能动，食不下；心烦，心下急痛；腹泻，腹部有肿块坚硬不移，固定的地方疼痛或者肿块聚散无常，推之游移不定，痛无定处；浮肿，黄疸，不能躺卧；大腿膝盖内肿或麻木，足大趾不能动。

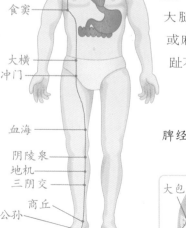

周荣
食窦
大横
冲门
血海
阴陵泉
地机
三阴交
商丘
公孙
隐白

脾经

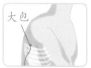

大包

心经病是指心经经脉循行部位及心脏功能失调所表现的症状。手少阴心经少血多气，十二经的气都能被心感应，十二经的精气都供养心，所以是生命之本，精神的归宿，血液的主宰。

心经有病，就会出现以下问题：心胸烦闷疼痛，咽干，口渴，眼睛发黄，胁痛，手臂阴面靠小指侧那条线疼痛或麻木，手心热。

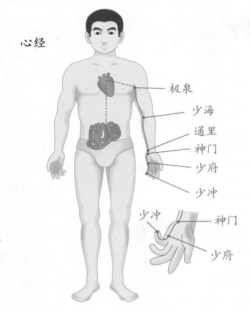

心经

极泉
少海
通里
神门
少府
少冲

少冲
神门
少府

膀胱经病是指膀胱经经脉循行部位及膀胱功能失调所表现的症状。膀胱藏水液，属于足太阳经。

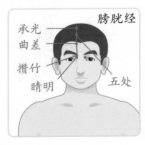

膀胱经

承光
曲差
攒竹
睛明
五处

膀胱经有病，就会出现以下问题：发热，穿厚衣服也害怕风寒，流鼻涕，头痛，项背僵硬疼痛，眼珠疼

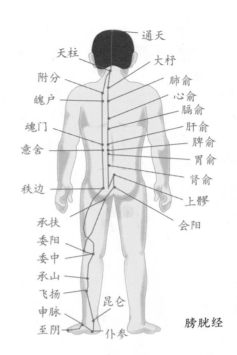

通天
天柱
大杼
附分
肺俞
魄户
心俞
魂门
膈俞
肝俞
意舍
脾俞
胃俞
肾俞
秩边
上髎
会阳
承扶
委阳
委中
承山
飞扬
昆仑
申脉
至阴
仆参

膀胱经

痛似欲脱出，颈项好像被人拉拔一样难受，腰好像要折断一样疼痛，膝弯部位好像打结一样不能弯曲，小腿肚像撕裂一样疼痛，股关节屈伸不灵活；癫痫，狂证，痔疮；膀胱经所经过部位均疼痛，足小趾不能随意活动。

肾经病是指肾经经脉循行部位及肾脏功能失调所表现的症状。肾脏藏精管理水液，属于体内阳气刚刚生成的足少阴经。

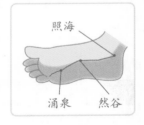

照海
涌泉
然谷

肾经

肾经有病，就会出现以下问题：面黑如干柴，头晕目眩；气短喘促，咳嗽咯血；肚子饿，却不想进食；腰脊下肢无力或肌肉萎缩麻木，脚底热痛；心胸痛，心烦，易惊，易恐，口热舌干，咽肿。

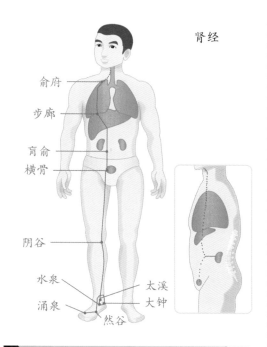

肾经

俞府
步廊
肓俞
横骨
阴谷
水泉
涌泉
太溪
大钟
然谷

08 小肠经病的表现

小肠经病是指小肠经经脉循行部位及小肠功能失调所表现出的症状。小肠容纳经过消化的食物，与心互为表里，属手太阳经。

小肠经有病，就会出现以下问题：耳聋，眼睛发黄，咽痛；肩好像被拔起来一样难受，活动时好像折了一样痛，脖子和肩疼痛；手臂阳面靠小指侧那条线疼痛。

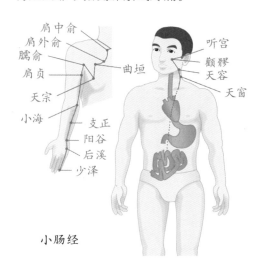

肩中俞
肩外俞
臑俞
肩贞
天宗
小海
支正
阳谷
后溪
少泽
听宫
颧髎
天容
天窗
曲垣

小肠经

09 心包经病的表现

心包经病是指心包经经脉循行部位及心包络功能失常所表现的症状。心包经是心的宫城，职位就像宰相，代君行事，属于手厥阴经。

心包经有病，就会出现以下问题：手心热，手臂肘部疼挛，腋窝肿；胸胁胀满，心烦，心悸，心痛，喜笑不能自行停止，面红，眼睛发黄。

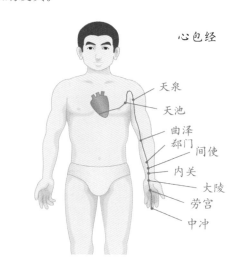

心包经

天泉
天池
曲泽
郄门
间使
内关
大陵
劳宫
中冲

十二经脉病的 表现

十二经脉包括手足三阴经和三阳经。它们的病理表现有三个特点：

1. 经脉受邪、经气不利出现的病症与其循行部位有关。如膀胱经受邪，可有腰背、腋窝、足跟等处疼痛。

2. 与经脉特性和该经所属脏腑的功能失调有关。如肺经为十二经之首，易受外邪侵袭而致气机壅塞，故见胸满、咳喘气逆等肺失宣降的症状。

3. 一经受邪，常影响其他经脉。如脾经病可致胃脘疼痛、食后作呕等胃经病的症状。

10 三焦经病的表现

三焦经病是指三焦经经脉循行部位及三焦功能失调所表现的症状。三焦是人体水谷精气产生和水液代谢的通路，总领人体的气化，属手少阳经。

三焦经有病，就会出现以下问题：耳聋，心胁痛，眼睛内侧痛，面颊部耳后疼痛，咽喉肿痛，出汗；手臂阳面靠无名指那条线疼痛，无名指活动障碍。

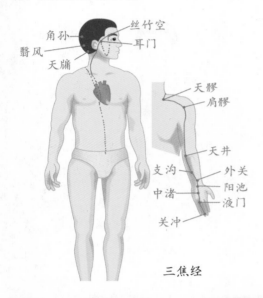

三焦经

11 胆经病的表现

胆经病是指胆经经脉循行部位及胆腑功能失常所表现的症状。十一经都取决于胆，属于足少阳经。

胆经有病，就会出现以下问题：口苦，喜欢唉声叹气，心胁痛不能转侧，甚至脸像蒙了一层薄薄的灰尘，皮肤表面无光泽，脚面外侧发热；头痛、腮痛，脖子下锁骨窝中肿痛，腋窝肿，出汗，打寒战；胸、胁、肋、大腿外侧，膝和小腿外侧，外踝前及各关节都痛，足小趾、次趾不能活动。

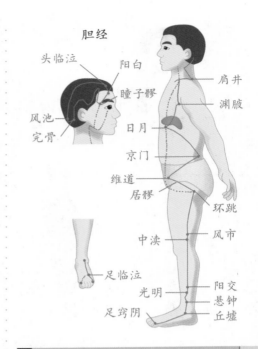

胆经

12 肝经病的表现

肝经病是指肝经经脉循行部位及肝脏功能失调所表现的症状。肝藏血，管理气机的疏泄，属于足厥阴经。

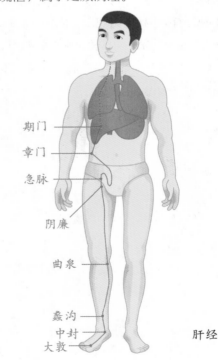

肝经

肝经有病，就会出现以下问题：腰痛得不能弯腰和伸腰，面色晦暗，咽干，胸堵，腹泻，呕吐，遗尿或尿不出，疝气或妇女小腹部两侧疼痛。

经会于头部巅顶，主身后的阳气。

督脉有病，就会出现以下问题：腰背痛，腰臀部痛，项背僵硬，头重眩晕；成人发癫，小儿风痫。

13 督脉病的表现

督脉病是指督脉循行部位及与其相关的脏腑功能失调所表现的症状。督脉起于会阴（即阴部和肛门之间），行在后背正中线，为阳脉的总督，故又称为阳脉之海。督脉和肝

督脉、任脉的重要作用

督脉、任脉为十二经脉以外的奇经八脉，它们的循行与体内器官相连接，并通过十二经脉与五脏六腑发生间接联系，与人体的生理、病理都存在着密切的关系。督脉、任脉具有调节人体阴阳气血的作用。总之，督脉总督一身之阳，任脉总任一身之阴。

14 任脉病的表现

任脉病是指任脉循行部位及与其相关的脏腑功能失调所表现的症状。任脉起于中极穴（肚脐下一手掌宽的地方），行在腹正中线，主宰身前之阴，又称阴脉之海；任脉又主宰胞胎。

任脉有病，就会出现以下问题：脐下、腹部两侧生殖器疼痛，男子疝气，女子带下、下腹部肿块。

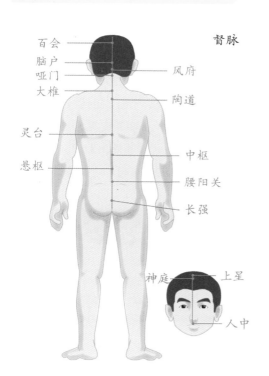

督脉

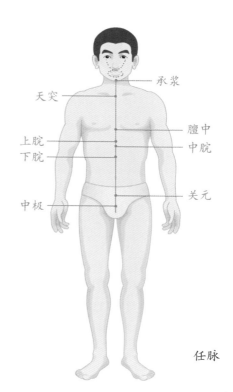

任脉

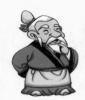

气是很抽象的概念，可以简单理解为：只要人活着就有气，即俗话说的"人活一口气"。血，即血液，是循行于脉中的富有营养的红色液态物质，是构成人体和维持人体生命活动的基本物质之一。

01 气从哪里来

就生命形成而论，人体之气首先来源于父母，即先天之气，它是人体之气的重要组成部分。先天之气的好坏是父母所给予的，所以说优生优育十分重要。后天之气包括饮食中的营养物质和存在于自然界的清气。如初生婴儿，一日不食则饥，七日不食则肠胃枯竭而死，可见人类一有此身，必资谷气入胃。

02 气有什么用

气是构成人体和维持人体生命活动的最基本物质，对人体有多种十分重要的生理功能。

气的推动作用

气具有激发和推动作用，能推动血液的生成、运行以及津液的生成、输布和排泄等。所以说，只要保证脾胃之气、肺之气强健，很多慢性病都可以迎刃而解。

气的温煦作用

人的体温，需要气的温煦作用来维持；人体各脏腑、经络的生理活动，需要在气的温煦作用下进行。血得温则行，水、血和津液等液态物质都需要在气的温煦作用下才能正常循行。

气的防御作用

气具有护卫肌肤、抗御邪气的作用。正气，是人体机能的总称，与邪气相对而言。

❖**【护卫肌表，抵御外邪】** 皮肤是人体的藩篱，具有屏障作用。如卫气不足而表虚，易于感冒，用玉屏风散以益气固表；体弱不耐风寒而恶风、汗出，用桂枝汤调和营卫，均属重在固表而增强皮毛的屏障作用。

❖**【正邪交争，祛邪外出】** 邪气侵入机体之后，机体的正气奋起与之抗争，正盛邪

◀ **经络之气** ▶

气是构成经络系统和维持经络功能活动的最基本的物质，谓之经络之气。经络之气是人体真气的一部分，这就是身体越好的人针灸的时候越容易得气的原因所在，只有得气，针灸的效果才会好。

祛，邪气迅即被祛除，这样疾病便不能发生。发热就是体内正气和疾病在斗争的表现，发热后，汗出，热退，是正气打胜仗的表现。中医治病就是用药物和各种方法来帮助正气祛邪。有些人病了不吃药也能很快康复，这是体内正气所起的作用。

03 如何调养气血

食物是化生血液的最基本的物质精髓，故脾胃为气血生化之源。脾为五脏之轴，胃为六腑之首，脾胃合为后天之本，胃气一败，百药难施。所以平时膳食保健以健脾益胃的药食为好，比如山药，即是保健上品。

肺为体内外之气交换的场所，通过肺的呼吸，吸入自然界的清气，呼出体内的浊气，实现体内外之气的交换，所以要身体好，必须呼吸清新的空气。定期到空气清新的地方进行有氧运动是一种很好的保健方法。

津液可以化生为血，不断补充血液量，以使血液满盈。所以多喝水有很大的好处，但不能一下子喝几杯就一天都不喝了，最好隔几个小时喝一杯。

04 血有什么用

血主于心，藏于肝，统于脾，布于肺，根于肾，有规律地循行于脉管之中，在脉管内川流不息，充分发挥灌溉一身的生理效应。

营养滋润全身

血的濡养作用可以从面色、肌肉、皮肤、毛发等方面反映出来。血的濡养作用正常，则面色红润，肌肉丰满壮实，肌肤和毛发光滑；当血的濡养作用减弱时，除引起脏腑功能低下外，还可见面色不华或萎黄，肌

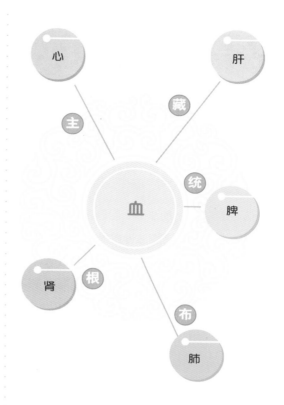

肤干燥，肢体或肢端麻木，运动不灵活等临床表现。

血的安神作用

心血虚、肝血虚时常有惊悸、失眠、多梦等神志不安的表现，失血甚者还可出现烦躁、恍惚、癫狂、昏迷等神志失常的表现，可见血液与神志活动有着密切关系。

气虚与 阳虚

气虚为阳虚之渐，阳虚为气虚之极。如果气虚则温煦作用减弱，可出现畏寒肢冷、脏腑功能衰退、血液和津液的运行迟缓等寒性病理变化。

06 养好津液至关重要

津液包括各脏腑组织的正常体液和正常的分泌物，如胃液、肠液、唾液、关节液等，习惯上也包括代谢产物中的尿、汗、泪等。

01 津液是什么

分布于体表的津液，使肌肉丰润，毛发光泽；体内的津液能滋养脏腑，维持各脏腑的正常功能；注入孔窍的津液，使口、眼、鼻等九窍滋润；流入关节的津液，能滑利关节；渗入骨髓的津液，能充养骨髓和脑髓。津液是化生血液的基本成分之一，还可以通过转化成为汗和尿液排泄废物。

	津	液
特性	清稀，易流动	稠厚，不易流动
分布	体表皮肤、肌肉和孔窍等部位	骨节、脏腑、脑、髓等组织器官
作用	渗入血脉，起滋润作用	起濡养作用

02 津液从哪里来

津液来源于饮食，是通过脾、胃、小肠和大肠消化、吸收饮食中的水分和营养而生成的。津液的生成取决于两方面的因素：一是充足的水饮类食物，这是生成津液的物质基础；二是脏腑功能正常，特别是脾胃、大小肠的功能正常。津液的生成需要多个脏腑的综合调节，其中尤以肺、脾、肾三脏为要。

津液有恙的表现

津液不足 → 阴液亏虚、脱液亡阴 → 治宜滋液生津、滋补阴液、敛液救阴

津液停聚 → 为湿，为饮，为水，为痰 → 治宜发汗、化湿、利湿（尿）、逐水、祛痰

03 利用五液滋养五脏

❖**【汗为心之液】** 血为心所主，血之液气化而为汗。汗出过多，可耗血伤津；反之，津亏血少，则汗源不足。故临床上出现血虚之候时，应慎用汗法。

❖**【涕为肺之液】** 肺正常时，鼻涕润泽鼻窍而不外流。肺感风寒，鼻流清涕；肺感风热，鼻流浊涕；肺燥，鼻干涕少或无涕。

❖**【涎为脾之液】** 涎液应上行于口但不溢于口外。若脾胃不和，则易导致涎液分泌急剧增加，发生口涎自出等现象。

❖**【泪为肝之液】** 肝的阴血不足，则泪液分泌减少，导致两目干涩，如风火赤眼；肝经湿热，可见目眵增多、迎风流泪等症状。

❖**【唾为肾之液】** 唾为肾精所化，多唾或久唾，则易耗肾精，所以气功家常吞咽津唾，以养肾精。

中医入门一点通——专家教你读懂国医养生精髓

07 顺四时养身体，祛病又延年

所谓顺四时，就是通过人体内部的调节使之与外界自然环境的变化相适应，从而保持正常的生理功能。如果外界自然环境发生反常的变化，而人体的调节功能又不能适应，人体内外环境的相对平衡即遭到破坏，从而产生疾病。

01 春季着重开发阳气

春季万物萌生，阳气生发，利于人体化生气血津液，应注意养阳，以促进新陈代谢。

❖【精神】 可结合踏青、春游等室外活动，使人的精神愉快，阳气畅达。

❖【起居】 宜晚睡早起，初春乍暖还寒之际要注意衣着保暖，防止感冒。

❖【饮食】 宜选用辛甘微温之品，辛甘发散以助阳气生发，温食以护其阳。

❖【运动】 选择轻柔舒缓的户外锻炼项目，动形以养生，以利人体吐故纳新，气血调畅。

02 夏季着重保养阳气

夏天万物繁茂，阳旺之时，人体的阳气最易发泄，因而养生活动要注意养阳。

❖【精神】 应神清气和，保证气机宣畅。

❖【起居】 宜晚睡早起，暑热盛时宜午睡。

❖【饮食】 宜清淡爽口，易于消化，切忌贪凉饮冷太过，注意保养阳气。

❖【运动】 安排在傍晚或清晨时适度进行，以避暑热，避免对人体的阳气津液消耗太过。

03 秋季着重收敛养阴

秋天万物成熟，阳气开始收敛，阴气渐长，自然界呈现清肃收敛景象，养生活动应注意收敛精气，保津养阴。

❖【精神】 保持乐观安宁，使神气收敛。

❖【起居】 宜早睡早起，根据气候增减衣物。秋燥季节，要注意保持一定的室内湿度。

❖【饮食】 要防燥护阴。

❖【运动】 宜静功锻炼。

04 冬季着重敛阳护阴

冬季万物收藏，阴寒盛极，阳气闭藏，养生活动应注意敛阳护阴，以养藏为本。

❖【精神】 勿使情志过极，以免扰乱阳气。

❖【起居】 宜早睡晚起，注意保暖。

❖【饮食】 宜热食，以护阴潜阳为原则。燥热或辛辣的食物不宜多吃，以免造成化热化燥伤阴。

❖【运动】 早上锻炼以太阳出来后为宜；大雪浓雾时底层空气多有污染，不宜锻炼。

养生八防

春	防风，又防寒
夏	防暑热，又防因暑而致感寒
长夏	防湿
秋	防燥
冬	防寒，又防风

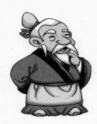

08 远离六淫，疾病不侵

六淫是风、寒、暑、湿、燥、火六种外感病邪的统称。风、寒、暑、湿、燥、火其实是六种正常的自然气候。如果气候变化异常，六气发生太过或不及，或非其时而有其气（如春天当温而反寒，秋季当凉而反热），以及气候变化过于急骤（如暴寒、暴暖），超过了一定的限度，使机体不能与之相适应的时候，就会导致疾病的发生。

01 六淫易在何时出现

由于六淫本为四时主气的太过或不及，故容易形成季节性多发病，如春季多风病，夏季多暑病，长夏初秋多湿病，深秋多燥病，冬季多寒病等，这是一般规律。

但是，气候变化是复杂的，不同体质对外邪的感受性不同，所以同一季节可以有不同性质的外感病发生。

另一方面，即使气候变化正常，即在风调雨顺、气候宜人的情况下，也会有人因其适应能力低下而生病。所以也可以说，只有在人体的正气不足、抵抗力下降时，六气才能成为致病的六淫，侵犯人体而发病。

02 六淫易在何处出现

工作或居处环境失宜，也能导致六淫侵袭而发病，如久处潮湿环境多有湿邪为病，

高温环境作业常有暑邪、燥热或火邪为害，干燥环境可因燥邪而致病。

03 六淫如何在体内转化

六淫的转化与体质有关，人的体质有强弱，气有盛衰，脏有寒热，因此，病邪侵入人体，多从其脏气而转化。阴虚体质最易化燥，阳虚体质最易化湿。另外，六淫又与邪侵久暂有关，一般而言，邪气初感不易转化，邪郁日久多能转化。

04 如何分辨六淫

风邪

▶▶ 风为春令主气，与肝木相应。

❋【致病特征】 风邪为病，其病症范围较广，风病来去急速，病程不长。

❋【侵袭部位】 遍及全身，无处不至，上至头部，下至足膝，外而皮肤，内而脏腑，全身任何部位均可受到风邪的侵袭。

❋【典型症状】 多有汗出恶风、全身瘙痒、游走不定、麻木以及动摇不宁等。

❋【特别提示】 能与寒、湿、暑、燥、火等相合为病。

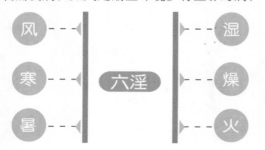

寒邪

▶▶ 寒为冬季主气，与肾水相应。寒病多发于冬季，也可见于其他季节。

❖【致病特征】 寒邪为病，其致病特征是寒为阴邪，易伤阳气。

❖【侵袭部位】 寒邪致病，全身或局部有明显的寒象。

❖【典型症状】 寒胜则痛，所以疼痛为寒证的重要特征之一。因寒则气收，故其病有毛窍闭塞、筋脉拘急的特性，表现为无汗、拘急疼痛或屈伸不利等。

暑邪

▶▶ 暑邪有明显的季节性，主要发生在夏至以后、立秋以前。

❖【致病特征】 暑邪伤人多表现出一系列阳热症状，如高热、心烦、面赤、烦躁、脉象洪大等，称为伤暑（或暑热）。暑邪致病的基本特征为热盛、津伤、耗气，又多夹湿，所以临床上以壮热、津亏、气虚、湿阻为特征。

❖【侵袭部位】 暑为阳邪，阳性升发，故暑邪侵犯人体多直入气分，可致腠理开泄而大汗出。

❖【典型症状】 汗多伤津，津液亏损，则可出现口渴喜饮，唇干舌燥，尿赤短少。在大量出汗的同时，往往气随津泄而导致气虚，因而会气短乏力，甚至突然昏倒，不省人事，即中暑。中暑兼见四肢厥逆，称为暑厥。暑热引动肝风而兼见四肢抽搐，颈项强直，甚则角弓反张，称为暑风。暑热之邪不仅耗气伤津，还可扰动心神，引起心烦闷乱而不宁。

湿邪

▶▶ 湿为长夏主气、与脾土相应。

❖【致病特征】 湿邪有阻遏气机，易伤阳气之性，其性重浊黏滞，且有趋下之势。

❖【典型症状】 湿邪为病，引起人体气机阻滞，脾阳不振，水湿停聚而表现为胸闷脘胀，肢体困重，呕恶泄泻，以及分泌物和排泄物（如泪、涕、痰、带下、二便等）秽浊不清。

燥邪

▶▶ 燥为秋季主气，与肺相应。

❖【致病特征】 燥邪以干涩伤津和易于伤肺为最重要特征。

❖【典型症状】 不论是外燥还是内燥，均可见口、鼻、咽、唇等官窍干燥之象，以及皮肤、毛发干枯没有光泽等。燥邪犯肺，使肺津受损，宣肃失职，从而出现干咳少痰、痰黏难咳、痰中带血以及喘息胸痛等症状。

火邪

▶▶ 火有生理性火和病理性火，本节所讲的为病理性火，又名火邪。

❖【致病特征】 火邪致病广泛，发病急骤，易成燎原之势。就来源看，有外火和内火之分，外火多由外感而来，而内火常自内生。

❖【典型症状】 火邪具有向上走的特点，常常导致咽喉肿痛，还具有伤津耗气、生风动血、易生肿疡和扰乱心神的特征，在临床上表现为高热津亏、气少、肝风、出血、神志异常等。

33

09 劳逸结合不生病

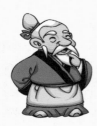

劳逸包括过度劳累和过度安逸两个方面。正常的劳动和体育锻炼有助于气血流通，增强体质；必要的休息可以消除疲劳，恢复体力和脑力，不会使人致病。只有比较长时间的过度劳累，或体力劳动，或脑力劳动，或房劳过度，或过度安逸（完全不劳动，又不运动），才能成为致病因素而使人发病。

01 过劳之患

过劳是指过度劳累，包括劳力过度、劳神过度和房劳过度三个方面。

劳力过度

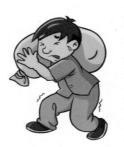

主要指长期的不当活动和超过体力所能负担的过度劳力。劳力过度可以损伤内脏功能，致使脏气虚少，出现少气无力、四肢困倦、懒于语言、精神疲惫、形体消瘦等，即所谓"劳则气耗"。

劳神过度

指思虑劳神过度。劳神过度可耗伤心血，损伤脾气，出现心悸、健忘、失眠、多梦及纳呆、腹胀、便溏等症，甚则耗气伤血，使脏腑功能减弱，正气亏虚，乃至积劳成疾。

房劳过度

指性生活不加节制，房事过度。正常的性生活一般不损伤身体，但房劳过度会耗伤肾精，可致腰膝酸软、眩晕耳鸣、精神委靡，或男子遗精滑泄、性功能减退，甚至阳痿。

02 过逸之患

过逸是指过度安逸，既不劳动，又不运动。人体每天需要适当的活动，气血才能流畅，若长期不劳动，又不从事体育锻炼，易使人体气血不畅，脾胃功能减弱，出现食少、精神不振、体弱神倦、筋骨柔脆、肢体软弱，或发胖臃肿，动则心悸、气喘及汗出等，还可继发其他疾病。

久卧伤气

久卧伤气是过于安逸所引起的。现代人在劳逸观念上的偏差，导致部分人认为平卧是最好的休息方式，故而只要一有时间，就躺在床上。读书、看报、看电视都半卧在床上；如果在家吃饭，饭后也是直接躺倒。虽然平卧很舒适，可以帮助我们恢复精力、体能，但长时间的平卧会使气机无力循行，从而导致气机受损。这样不但不能帮助我们恢复体能，还能引起不适感，如乏力感、昏睡感、不愿多说话、性欲减退，对原本的爱好没有了兴趣。如果您有这样的生活方式，那就必须引起重视了。调节的方法很简单，那就是参加各种体育活动，在体育锻炼的同时放松自己疲惫的身体和紧张的神经。

中医入门一点通——专家教你读懂国医养生精髓

10 调养情志身不伤

心是五脏六腑之大主，情志首先影响心的功能，然后才分别影响其他各脏腑。另外，肝主疏泄，可以调畅气机，调节情志。肝脏疏泄功能受阻可导致气机紊乱，这是发生情志疾病的关键。

01 损伤身体的七种情志

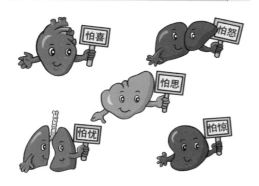

七情，即喜、怒、忧、思、悲、恐、惊七种情志变化。七情分属于五脏，以喜、怒、思、悲、恐为代表，称五志。突然、强烈或长期持久的情志刺激，超过了人体的可调节范围，可导致气机紊乱、脏腑阴阳气血失调，从而发生疾病。六淫之邪主要从口鼻或皮毛侵入，而七情能直接影响脏腑的功能，故称内伤七情。七情是导致内伤杂病的主要因素之一。

02 七情如何伤身

七情内伤最易导致脏腑气机逆乱的病理变化，中医称之为气病。

❀**【怒则气止】** 大怒、暴怒导致肝气勃发，气血上冲，轻则面红目赤，烦躁失眠；重则血不能藏，出现呕血、咯血，甚至突然昏迷不醒。

❀**【喜则气缓】** 包括缓和紧张情绪和致心气涣散两个方面。暴喜过度，使心气涣散，神不守舍，出现乏力、懈怠、注意力不集中、心悸、失神，甚至狂乱等。

❀**【悲忧则气消】** 悲哀太过，往往通过耗伤肺气而涉及心、肝、脾等多脏的病变。

肺	悲忧耗伤肺气，致气短胸闷、精神委靡。
肝	悲忧伤肝，肝伤则精神错乱，或出现筋脉挛急、胁肋不舒等。
心	悲忧伤心气，导致心悸、精神恍惚等。
脾	思虑伤脾则三焦气机阻滞，运化无权，导致脘腹胀满、四肢萎弱等。

❀**【恐则气下】** 恐惧过度，可使肾气不固，气泄于下，导致大小便失禁、遗精早泄等。

❀**【惊则气乱】** 自知为恐，不知为惊。惊能动心，亦可伤肝胆，使心胆气乱，致神志昏乱，惊慌失措；或影响胎儿，造成先天性癫痫。

❀**【思则气结】** 思为脾之志，思虑太过，可导致气结于中，损伤脾胃消化功能。思发于脾而成于心，思虑太过，也可伤心血，使心血虚弱，神失所养，而致心悸、怔忡、失眠、健忘、多梦等。

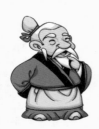

饮食是人体摄取营养、维持生命活动不可缺少的，饮食失宜可导致疾病发生。饮食所伤，主要受病之脏腑是脾胃，可导致宿食积滞，或聚湿、生痰、化热，亦可累及其他脏腑而变生他病。另外，大病之后余邪未尽，脾胃功能虚弱，亦可因伤食而复发。临床上，因为饮食所伤而致病主要有三方面，即饮食不节、饮食偏嗜、饮食不洁等。

01 饮食应有度

早饭宜好，午饭宜饱，晚饭宜少，若饮食无时，会损伤脾胃而致病。不宜极饥而食，食不可过饱；不宜极渴而饮，饮不可过多。饮食过多，则生积聚；渴饮过多，则聚湿生痰。

❀**【过饥】** 摄食不足，化源缺乏，终致气血衰少。气血不足，则形体消瘦，正气虚弱，抵抗力降低，易于继发其他病证。

❀**【过饱】** 超过脾胃的消化、吸收能力可导致饮食阻滞，出现脘腹胀满、嗳腐反酸、厌食、吐泻等食伤脾胃之病。婴幼儿食滞日久会出现手足心热、心烦易哭、脘腹胀满、面黄肌瘦等症，称为疳积。成人如果久食过量，会阻滞肠胃经脉的气血运行，发生下利、便

何谓食复

在疾病初愈阶段，饮食不节，可使初愈之病复发，故有"食复"之说。如热病初愈时，脾胃尚虚，饮食过量或吃不易消化的食物，常常导致食滞化热，与余热相合，使热邪久留而引起疾病复发或迁延时日。

血、痔疮等。过食肥甘厚味，易于化生内热，甚至引起痈疽疮毒等。

02 五味调和保健康

饮食结构合理，五味调和，寒热适中，无所偏嗜，才能使人体获得各种需要的营养。若饮食偏嗜或膳食结构失宜，或饮食过寒过热，或饮食五味有所偏嗜，可导致阴阳失调，或某些营养缺乏而发生疾病。

❀**【种类偏嗜】** 人的膳食结构应该谷、肉、果、菜齐全，且以谷类为主，肉类为副，蔬菜为充，水果为助，调配合理，根据需要，兼而取之，才有益于健康；若结构不适，调配不宜，有所偏嗜，则味有所偏，脏有偏胜，从而导致脏腑功能紊乱。如过嗜酒类，会导致湿热积聚；过嗜甜食，则水湿内生，发为肿满泻痢。

❀**【寒热偏嗜】** 饮食宜寒温适中，否则多食生冷寒凉，可损伤脾胃阳气，寒湿内生，发生腹痛泄泻等症；偏食辛温燥热，可使胃肠积热，出现口渴、腹满胀痛、便秘，或酿成痔疮。

五味与五脏的相克关系

五味	五脏
多食咸味的东西	会使血脉凝滞，面色失去光泽
多食苦味的东西	会使皮肤干燥，毫毛脱落
多食辛味的东西	会使筋脉拘急，爪甲枯槁
多食酸味的东西	会使皮肉坚厚皱缩，口唇干薄而揭起
多食甘味的东西	会使骨骼疼痛，头发脱落

❖【五味偏嗜】 人的精神气血都由五味资生，五味与五脏各有其亲和性，如酸入肝，苦入心，甘入脾，辛入肺，咸入肾。如果长期嗜好某种食物，就会使相应的脏腑功能偏

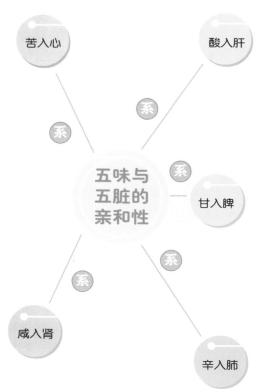

五味与五脏的亲和性

苦入心—系 酸入肝—系 甘入脾—系 辛入肺—系 咸入肾—系

盛或偏衰，久之可以按五脏间相克关系转变，损伤他脏而发生疾病。

此外，嗜好太过可致营养不全，缺乏某些必要的营养而殃及脏腑为病，例如，脚气病、夜盲症、瘿瘤等都是五味偏嗜的结果。所以，饮食五味应当适宜，平时饮食不要偏嗜，病时应注意饮食宜忌，食与病变相宜，能辅助治疗，促进疾病好转，反之，疾病就会加重。只有谨和五味才能长有天命。

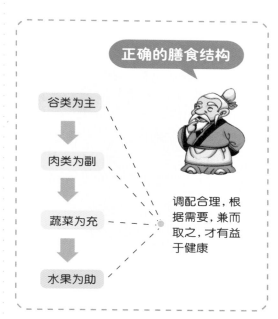

正确的膳食结构

谷类为主 → 肉类为副 → 蔬菜为充 → 水果为助

调配合理，根据需要，兼而取之，才有益于健康

03 饮食洁净不可忽视

饮食不洁，会引起多种胃肠道疾病，出现腹痛、吐泻、痢疾等；或引起寄生虫病，如蛔虫病、蛲虫病、钩虫病等，临床表现为腹痛、嗜食异物、面黄肌瘦等症。若蛔虫窜进胆道，还可出现上腹部剧痛、时发时止，吐蛔，四肢厥冷的蛔厥证。若进食腐败变质的有毒食物，可致食物中毒，常出现腹痛、吐泻，重者可出现昏迷或死亡。

人体内的正邪之争

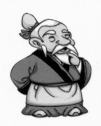

所谓正气，是指人体的功能活动（包括脏腑、经络、气血等功能）和抗病修复（新生）能力。

所谓邪气，泛指各种致病因素，如外感六淫、内伤七情、疠气、痰饮、瘀血及食积等。

中医学认为，在正邪相争的过程中，由于邪气侵入机体有其一定的途径，正与邪两者之间的力量对比亦有其盛衰消长的变化。

01 实的病机

所谓实，主要指邪气亢盛，是一种以邪气盛为主要矛盾的病理反应。主要表现为致病邪气的毒力和机体的抗病能力都比较强盛，脏腑功能亢进，或邪气虽盛，而机体正气未衰，尚能积极与邪气抗争，故正邪相搏，斗争剧烈，反应明显，在临床上可出现一系列病理性反应比较剧烈的证候表现。

02 虚的病机

所谓虚，主要指正气不足，是一种以正气虚损为主要矛盾的病理反应。主要表现为人体生理功能减退，抗病能力低下，因而正气不足，无法与邪气抗争，难以出现较剧烈的病理反应，在临床上多出现一系列虚弱或脏腑功能衰退的证候表现。

03 虚实错杂的病机

❖【虚中夹实】指病理变化以正虚为主，但又兼夹邪实的病理状态。

❖【实中夹虚】指病理变化以邪实为主，兼见正气虚损的病理状态。

04 虚实转化的病机

❖【由实转虚】主要指病变属实，但由于失治或误治等原因，致使病情迁延日久，虽然邪气渐退，或余邪羁留未清，但人体正气和脏腑功能亦受到损伤，因而疾病的病机由实转虚，出现一系列虚证的病理反应。

❖【因虚致实】主要指正气本虚，脏腑组织生理功能减退，以致气、血、水等不能正常代谢运行，从而产生气滞、血瘀、痰饮等实邪滞留于体内。由于这种邪实是因正虚所致，故称为因虚致实。所谓因虚致实，其虚象仍然存在，乃是一种正气不足、邪实亢盛的虚实错杂的病理状态，只不过是实证占主导地位而已。

邪正盛衰的 概念

邪正盛衰，是指在疾病的发展过程中，正邪相争，即机体的功能活动和抗病能力奋起与致病邪气进行斗争所发生的或盛或衰的病理变化。

虚实病机的形成及表现

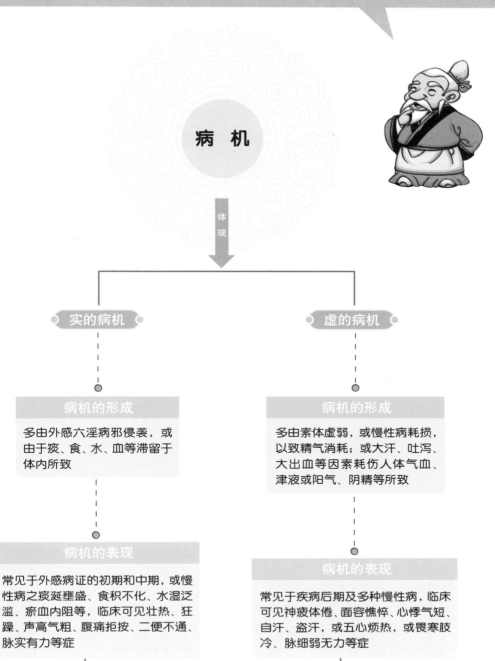

病 机

体现

实的病机

病机的形成

多由外感六淫病邪侵袭，或由于痰、食、水、血等滞留于体内所致

病机的表现

常见于外感病证的初期和中期，或慢性病之痰涎壅盛、食积不化、水湿泛滥、瘀血内阻等，临床可见壮热、狂躁、声高气粗、腹痛拒按、二便不通、脉实有力等症

虚的病机

病机的形成

多由素体虚弱，或慢性病耗损，以致精气消耗；或大汗、吐泻、大出血等因素耗伤人体气血、津液或阳气、阴精等所致

病机的表现

常见于疾病后期及多种慢性病，临床可见神疲体倦、面容憔悴、心悸气短、自汗、盗汗，或五心烦热，或畏寒肢冷、脉细弱无力等症

所谓的虚实病机都是人体正邪之争的临床表现

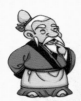

13 了解自己的抗病能力

中医学认为体质与先天禀赋有关，即父母的身体素质可遗传或影响到后代，从而使其体质具有不同的特点。各人之禀赋不同，其性格有刚强、柔弱之分，其体质有强壮或瘦弱、偏阴或偏阳之别。而人体素质禀赋表现在生理上的差异性，对于发病亦有一定的意义。

01 你的体质易患哪些病

阳虚或阴盛之体，感邪后易从寒化，即从阴而化寒，多反映为寒性病理变化，或为实寒证，或为虚寒证。

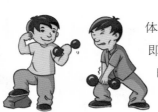

阴虚或阳盛之体，感邪后易从热化，即从阳而化热，多反映为热性病理变化，或为实热证，或为虚热证。

02 疾病是怎样侵入身体的

中医学认为，疾病的发生主要分为外因、内因。

外因

一指病邪由外侵袭机体。其侵袭途径有由皮毛至经络再至脏腑，或由口鼻而入，包括现代临床中常见的多种呼吸道或消化道传染病的传染途径在内。其中，疫病的发生除了与病邪致病毒力的强弱、正气的盛衰有关外，还与气候的反常有关。

二指跌仆、刀枪、虫兽伤等意外损伤，可使机体皮肉、经络破损，气血亏耗，同样可以导致脏腑组织阴阳气血功能紊乱而发病。

内因

指精神刺激、饮食、房事、劳逸所伤，以及年老体衰等因素作用于机体，导致机体对周围环境的适应能力低下，从而使脏腑组织阴阳气血的功能发生失调、紊乱或减退，因而导致病由内生。

中医保健智慧

1. 提前预防调理：流感、腮腺炎流行期间，可用板蓝根、大青叶预防；夏秋季菌痢多发时，可用马齿苋预防。

2. 防止病变加重：患病初期，病情轻浅，正气未衰，应及时治疗，否则病邪会由表入里，正气受到严重耗损，以致病情危重。因此既病之后，就要争取时间及早诊治，防止疾病由小到大，由轻到重，由局部到整体，防微杜渐，这是治病的重要原则。如头目眩晕、肢端麻木、口眼和肌肉不自主地跳动为中风预兆，必须重视防治，以免酿成大患。

3. 中西医结合治疗：患了慢性病的朋友可以用西药控制病情，用中药调理身体并逐渐地减少西药的用量。比方说，得了高血压，可以先吃降压药以控制血压，加入中药以整体调理身体，慢慢使血压稳定下来，然后减少降压药的用量，降低西药的副作用。但中药和西药要分开吃，最少相隔1小时。

中医入门一点通——专家教你读懂国医养生精髓

穴位按摩，
打通经络百病消

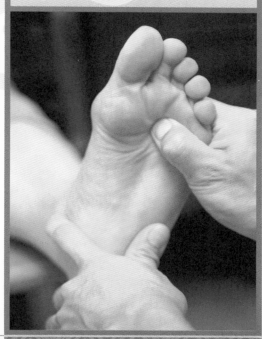

01 按摩如何疏通经络

中医认为，人体内外上下、脏腑器官的互相联系，气血调和输养，要靠人体中的十二经脉、奇经八脉等经络起传导作用。经络遍布全身，使气血通达全身，发挥其生理效应，营养组织器官，抗御外邪，保卫机体。不良的生活习惯或工作压力大等原因可导致经络堵塞不通，从而出现一系列不适症状。按摩特定的人体反应点，将经络打通，可以达到经络畅通的目的。疏是疏通的意思，因为经络既可以从里至表反映疾病，又可以从外达内治疗疾病，具有疏通的作用。所以，疏通经络对治疗疾病、保健、养生都有重要作用。

02 何时可以按摩

当身体疲劳时，最快的恢复方法就是做一个保健按摩或足底按摩。按摩可以解除肌肉疲劳，加快新陈代谢，松弛神经，并具有很好的催眠作用。

当得了急性损伤、慢性劳损的时候，服用药物往往只能缓解一时的病痛，长期服药带来的副作用也是不可避免的。而通过按摩不仅可以减轻病痛，而且还可起到标本兼治的作用。

按摩对于各种寒证，如肩周炎、关节炎等，可以收到活血化瘀、祛风散寒的效果。

足底按摩随时都可以进行，对足底反射区的按摩刺激，可以增强五脏六腑的功能，调节内分泌系统的平衡，提高机体免疫力，促进消化和吸收，从而达到防病健身的作用。

按摩中的独特手法——小儿捏脊法，对治疗婴幼儿的厌食症具有很好的功效。

03 怎样按摩最有效

按摩讲究"有力、持久、柔和、均匀"八个字，这样才能达到深透的目的。有力，即需要一定力度，以身体产生酸胀感且能耐受为宜；持久，就是要维持一定的时间；柔和，就是说动作忌粗暴；均匀，即保持一定的频率，不能忽快忽慢。进行摩擦、揉捏、叩击时，要注意力量适中，不宜用力过猛，以免使皮下微细血管破裂或是擦伤皮肤表面。另外，以早晨起床按摩头面部，晚上休息前按摩全身为好。

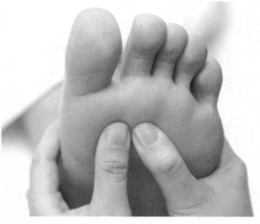

穴位按摩，打通经络百病消

42

04 何时不宜按摩

首先，严禁在空腹、饱食后进行按摩，因为人体在饱食后血流加快，胃蠕动增强，此时按摩易引起呕吐、胸闷等不良反应。若在空腹状态进行按摩，因体表有很多穴位通过经络与胃相联系，当体表的按摩刺激引起胃的反射性蠕动时，易损害胃黏膜而诱发胃病。所以饥饿或饭后半小时内不宜做按摩。

如果皮肤有破损或出血，就不要做该部位的按摩。

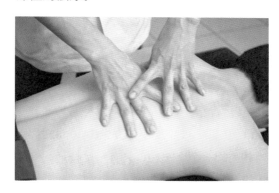

忌在有痈疖、肿瘤的部位按摩，因为这些部位多有相应的毛细血管与病变组织相连，按摩使得毛细血管扩张，局部血流量增加，易导致病变扩散而加重病情。

骨折、骨裂、骨结核患者严禁按摩，因为骨质受损后会有大量的渗出物，骨质本身也变得十分脆弱，按摩只能促使病情恶化，同时也会造成巨大的痛苦。

皮肤病患者、传染病患者在传染期内不能按摩，以免造成疾病传播。淋巴管炎、血友病、恶性肿瘤患者若接受按摩，易使病情加剧或引发皮下出血。

骨质疏松或严重缺钙的人不宜接受按摩，因为外力的作用会导致骨折或骨裂。

皮肤有破损或出血不宜按摩

痈疖、肿瘤的部位

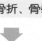
骨折、骨裂、骨结核患者

皮肤病、传染病患者

骨质疏松症患者或严重缺钙的人

脑血栓、心脏手术后、严重的高血压等循环系统疾病患者

脑血栓、心脏手术后、严重的高血压等循环系统疾病患者也不宜接受按摩治疗，因为按摩可以加快血流速度，从而加剧循环系统的负担。

孕妇不宜做腹部按摩。脊髓型颈椎病患者也应该慎用按摩。

另外，露天按摩也是非常不可取的，因为按摩可使毛细血管张开，很容易导致受寒。

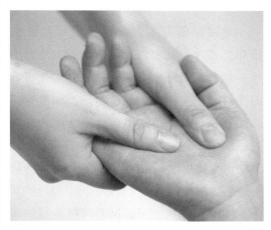

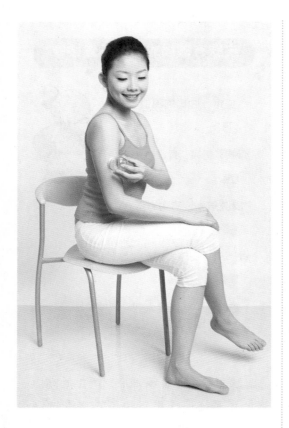

官间的平衡，加速新陈代谢，修复各种损伤，以达到防病治病之目的。由此可见，经络腧穴对指导按摩治疗具有十分重要的意义。腧穴是人体脏腑经络之气血输注、会聚于体表的穴位，这些部位大都处于经络循行的路线上，当指压、点穴后反应比较强烈时，疗效比较显著。经络与腧穴的关系是

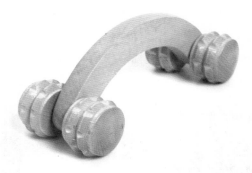

经络以穴位为据点，穴位则以经络为通道。通俗地说，经络犹如火车的铁轨，而穴位则为其上的一个个车站，只有车站畅通，气血才能在轨道上畅行。在闲暇时间，如乘车、等候、看电视时揉捏一些比较容易触摸到的穴位，对身体也大有好处，比如合谷、外关（在前臂阳面腕横纹上三指宽处，两骨之间）、内关、神门（位于手腕和手掌关节处小指那一侧的腕横纹中）等穴位。

05 按摩自疗的诀窍

　　按摩时，环境以20～25℃为宜，姿势应以舒服为主。按摩前指甲要剪平齐，以免把自己划伤；穿宽松棉质衣服。按摩结束后应喝些白开水，以调节血液循环，利于毒素排出。

　　家里要备有人体经络图，因为按摩是和经络穴位紧密联系在一起的，比如治疗头痛取风池（入发际一指宽左右，用两拇指从颈椎正中分别往两侧一推，推到凹陷处）、合谷（在拇指和食指之间的虎口处），治疗胃脘痛取足三里（在膝盖骨外侧下四指宽处），治疗心痛取内关（在前臂阴面正中线腕横纹上三指宽处，两肌腱之间）等。按摩经络穴位可以调节脏腑各组织器

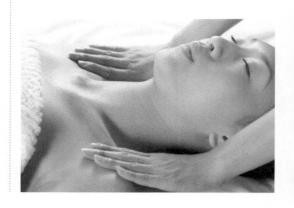

穴位按摩，打通经络百病消

02 一用就灵的保健按摩法

01 头面部保健按摩

这套头部按摩手法可以预防和治疗头部的疾病，如头痛、鼻炎等，还可以起到美容和延缓衰老的效果。

步骤1 ● 分抹前额 ▶▶

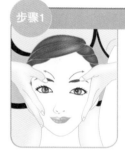

用大拇指从额中线分别向两侧分抹，力量不宜过重，共抹5~10次。

步骤2 ● 从印堂按压到百会 ▶

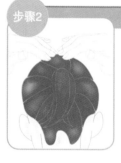

按压印堂（在两眉头的中间、百会（在头顶部两耳尖连线的中点处），来回反复按压3~5次，用双手手指同时或交替按压。

步骤3 ● 分抹眉毛 ▶▶

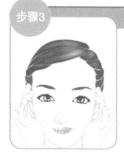

从印堂开始，两手拇指分别向两侧眉毛推，推至太阳（在眉梢与外眼角的中间向后一指宽的凹陷处），力量不宜过重，共推5~10次，并顺势在太阳按揉几次。

步骤4 ● 轻揉眼眶 ▶▶

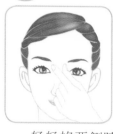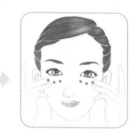

轻轻掐两侧睛明半分钟，然后自睛明起，由内向外、由下至上轻揉眼眶3~5圈。

步骤5 ● 从鼻翼旁推到颧骨 ▶

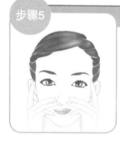

先点按鼻翼旁的迎香30秒，再从鼻翼旁推到颧骨，共推3~5次。

步骤6 ● 从人中推到嘴角 ▶

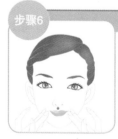

从人中推到嘴角，共推3~5次。

步骤7 ● 从下巴揉按到耳前 ▶

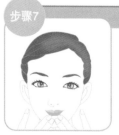

用中指旋转揉按，从下巴到颊车（咬牙时，咬肌的最高点），每次30秒，共3~5次。

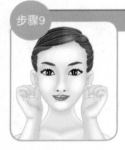

步骤8 ● 手指梳理头皮 ▶▶

双手十指略分开，自然屈曲，梳理头皮，从前到后，并收手交叉搓动，如洗头状，时间2～3分钟。

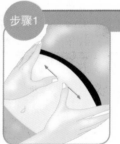

步骤9 ● 轻揉耳朵 ▶▶

用两手拇指和食指捏揉两侧耳郭1～2分钟，并向下牵拉耳垂3～5次。

02 胸腹部保健按摩

这套胸腹部按摩手法可以调节胃肠功能，胃肠功能好，营养吸收得好，免疫力自然会变强；还可以预防妇科或男科病。

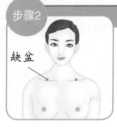

步骤1 ● 分推胸部至两肋 ▶

双手虎口张开，以双手大鱼际（拇指在掌部隆起的肌肉）自正中线两侧分别推至两侧腋窝下，由上至下分推3～5次；然后，沿肋间隙由内向外分别推至腋窝下，由上至下分推3～5次。

步骤2 ● 掌根按压双肩 ▶

缺盆

双手掌根同时按压双肩6～8次，重点按压缺盆（在锁骨上窝）30秒。

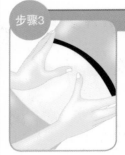

步骤3 ● 轻拿腹肌 ▶▶

两手分别放在腹部的两侧，同时一松一紧推拿两侧腹肌，自上而下推拿30次。

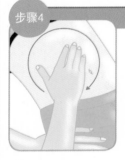

步骤4 ● 摩腹 ▶▶

将掌心放在肚脐上，以肚脐为中心，先顺时针后逆时针，各旋转轻摩脐周30次。

步骤5 ● 点压腹部正中线 ▶▶

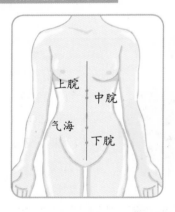

上脘
中脘
气海
下脘

腹部正中线上有上脘、中脘、下脘、气海等穴位。用拇指指面由上至下点压每个穴位1分钟，再点压天枢（在肚脐旁开三指宽左右）1分钟。

如果有上腹部不适，以点压肚脐以上的穴位为主；如果有下腹部不适，以点压气海为主（在肚脐下二指宽处）；便秘者以点压天枢为主。

03　上肢保健按摩

这套上肢按摩手法有很好的放松作用，不但可以放松上肢肌肉，还可以放松精神，缓解紧张的工作压力。

步骤1　　●拿揉上肢　▶▶

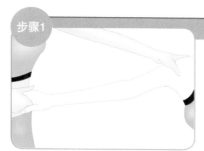

一手托住被按摩者的一侧腕部，另一手拇指和其余四指相对，拿揉上肢肌肉，由肩至臂，反复拿揉3～5遍。

步骤2　　●拔伸手指　▶▶

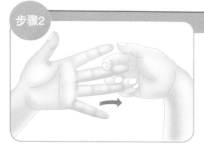

以食指和中指夹住另一只手的手指，依次从拇指到小指拔伸各手指，并急速滑脱，发出响声。

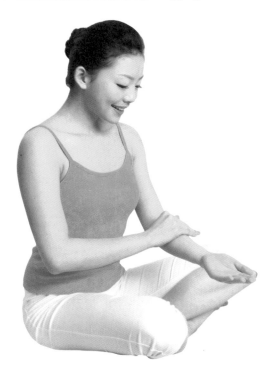

步骤3　●轻揉腕关节　▶▶

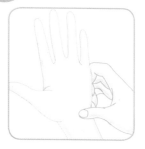

用拇指轻揉腕关节1～2分钟，然后摇动腕关节数次。

步骤4　●点按曲池　▶▶

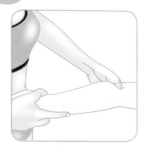

点按曲池（屈肘时，肘横纹外端凹陷处）。

步骤5　●点按手三里　▶▶

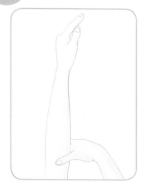

点按手三里（在肘横纹尽头下二指宽处）。

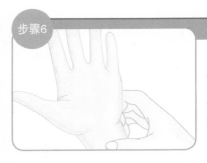

步骤6 ● 点揉内关 ▶▶

点揉内关（在前臂阴面正中线腕横纹上三指宽处，两肌腱之间）。

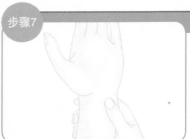

步骤7 ● 点揉神门 ▶▶

点揉神门（位于手腕和手掌关节处小指那一侧的腕横纹中）。

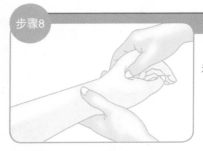

步骤8 ● 点揉合谷 ▶▶

点揉合谷（在拇指和食指之间的虎口处）。

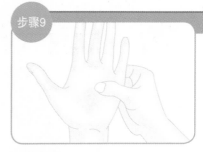

步骤9 ● 点揉劳宫 ▶▶

点揉劳宫（在手掌中心），双手各点30秒，先点后揉。

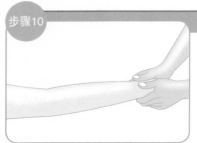

步骤10 ● 抖动上肢 ▶▶

双手握住大、小鱼际，在用力拔伸的基础上抖动上肢1～2分钟。

步骤11 ● 推掌面 ▶▶

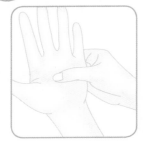

推摩掌骨间隙，按揉掌心和手背各3～5次。

步骤12 ● 摇肩关节 ▶▶

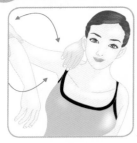

一手按住肩膀，一手握住肘部，先顺时针后逆时针，环转摇动各3～5次。

步骤13 ● 揉捏手臂 ▶▶

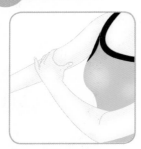

将五指平伸，举上臂，另一手拇指及掌部由上而下，从手腕部到上臂最上端做不停的移动按摩，反复数次。

这套背部按摩手法能强肾健骨，是补益身体的有效方法。

按摩时，被按摩者俯卧，按摩者站在其一侧。

步骤1 ● 拿揉颈部 ▶▶

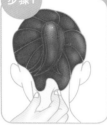

一手拇指和其余四指相对，拿揉颈部肌肉2~3分钟。

步骤2 ● 指压颈部两侧 ▶▶

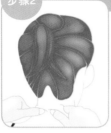

两手拇指分别放在颈部棘突两侧，自上而下按压2~3遍，按压后轻揉1分钟。

步骤3 ● 拍打腰背部 ▶▶

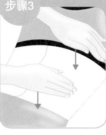

握拳或用手掌由上至下叩击、拍打腰背部2分钟，力量要适中。

步骤4 ● 直推腰背部 ▶▶

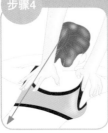

用双手掌根推脊柱两侧5次。

步骤5 ● 按揉肾俞 ▶▶

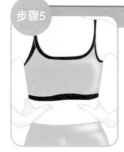

两手拇指分别放在肾俞（第二腰椎旁开二指宽处）上，按揉2分钟，拿揉2分钟。

步骤6 ● 擦命门 ▶▶

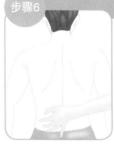

用手掌快速擦命门（第二腰椎下凹陷处）2分钟，以热感穿透腹部，腹部感到温热为止。

步骤7 ● 按压腰背部 ▶▶

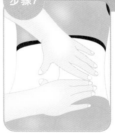

分五条线按压，分别是背部正中线、旁开二指宽的两侧线、旁开四指宽的两侧线。后四条线是膀胱经的所在。

用双手拇指按压，需要增加力量时，按摩者可以身体前倾，借助上身的重量往下压。

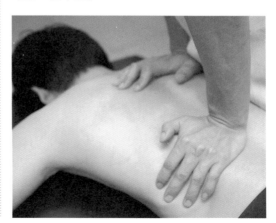

05 下肢保健按摩

这套下肢按摩手法可以放松腿部肌肉，其中可刺激到很多穴位，起保健作用。另一方面，足底是全身信息反映区，可以调节全身功能。

按摩时，被按摩者俯卧，按摩者站在其一侧。

步骤1

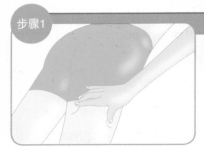

● 拿揉臀部肌肉 ▶▶

一手拇指与四指相对，自上而下拿揉臀部及大腿肌肉3分钟。拿起3秒后放松，一松一紧，有节律地拿。

步骤2

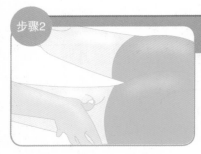

● 按压大腿和小腿后正中线 ▶▶

用拇指按压，逐渐加力，按住5秒，慢慢减力，再移动到下一点按压。

步骤3

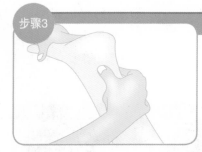

● 拿捏脚跟 ▶▶

一手拇指和食指、中指相对，轻轻拿起脚跟上的大筋，拿捏2分钟。

步骤4

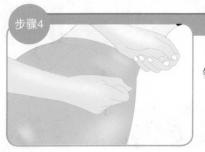

● 叩击臀部 ▶▶

握拳，叩击臀部1分钟，力量稍重。

步骤5 ● 拔伸足趾 ▶▶

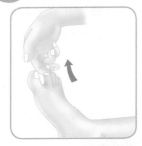

以食指和中指夹住足趾，依次由大趾到小趾拔伸各足趾，并急速滑脱，发出响声。

步骤6 ● 擦、按、叩足底

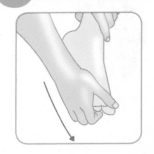

用掌根擦足底，以温热为度；用拇指按足底。

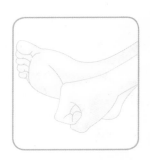

握拳，有节奏地叩击足底，双足各做2分钟。

◆ 穴位按摩，打通经络百病消 ◆

03　自我按摩，祛除常见病

01　肥胖的自我按摩

　　每当看到因积聚了大量脂肪而变粗的大腿和腰围，你一定会很发愁，怎样才能将多余的脂肪去掉？其实，摩擦、揉捏、拍打，均可起到刺激神经末梢、促进血液循环以及化解脂肪的作用。按摩前，最好洗个温水浴，在身上涂些水或润肤霜，以减少摩擦力，避免皮肤受损。

步骤1　●抓提肌肉　▶▶

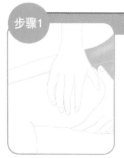

　　以拇指和其他四指抓提肌肉，像揉捏面团一样，将肌肉边捏边揉，自踝部向上揉捏至臀腰部。可以左右交替进行，也可左右同时进行。最后用双手捏揉腹部。

步骤2　●拍打全身　▶▶

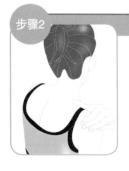

　　五指并拢，手背稍拱起，用掌心适力、有节奏地拍打全身，顺序也是自下而上，以产生震动但又不感到疼痛为宜。拍打全身可使肌肉结实，皮肤富有弹性。

步骤3　●摩擦抚摸　▶▶

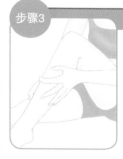

　　用两手掌从足踝向上擦至大腿，再继续向上，一手擦臀，一手擦腹。先做左侧，再做右侧。

02　脱发的自我按摩

　　头发的好与坏是人体五脏六腑功能的外在表现。中医有"肾主骨生髓，其华在发，发为血之余"之说，而按摩可以加强头皮的血液循环，改善毛囊的营养，促进头发再生，有防止头发再次脱落的作用。自我按摩每日早晚各一次，每次约10分钟，最好能做到持之以恒。但要注意劳逸适度，保持充足的睡眠，保持头发的清洁，防止油脂过多。

步骤1　●敲头部五条线　▶▶

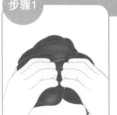

　　五指捏拢，敲击头部正中线、正中线旁开二指宽的两侧线、绕耳朵轮廓外的两侧线，力量不宜过大，皮下有微痛感觉即可。分别由前向后做依次敲击，每条线操作5遍。可单手操作，也可两手同时操作。

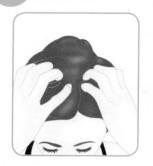

用双手十指自前发际向后发际梳理头发，共做20次。

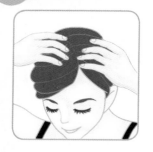

五指张开，拿搓头皮，由前向后反复拿搓2分钟，使头皮部有温热的感觉。

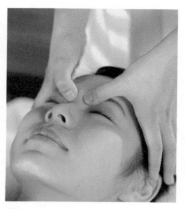

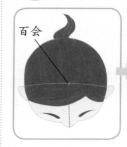
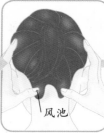
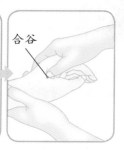

用中指按揉头顶中央的百会（在头顶部两耳尖连线的中点处）20次，再用双手拇指按揉耳后高骨下方的风池（入发际一指宽左右，用两拇指从颈椎正中分别往两侧一推，推到凹陷处）20次，最后用拇指按揉对侧的合谷（在拇指和食指之间的虎口处）20次。再用同法按揉对侧。

03 痛经的自我按摩

按摩时间可自行经前3天开始，每天按摩1～2次，待疼痛缓解后1～2天停止。接摩时要保持室温适宜，以防受凉。按摩宜选择在餐后1～2小时进行。月经过多者不宜做按摩治疗。

关元
气海
中极

腹部脐下正中线是关元（肚脐下四指宽处）、气海（肚脐下二指宽处）、中极（肚脐下五指宽处）的所在，可按压3分钟。

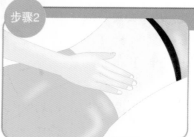

左右横擦1分钟，以温热为宜。

穴位按摩，打通经络百病消

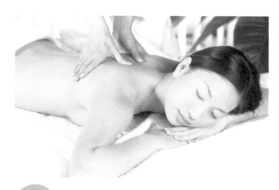

04 丰胸的自我按摩

按摩对丰胸有一定的效果，可紧实乳房，还可以预防乳腺增生，但须坚持做。

步骤1 ●圆形按摩

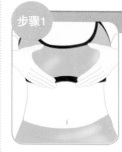

把双手放在腋下，沿着乳房外围做圆形按摩1分钟。

步骤3 ●擦后腰脊柱两侧

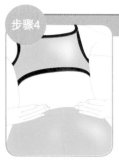

上下擦1分钟，以温热为宜。

步骤2 ●左右上提

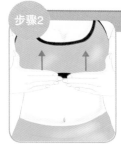

双手从乳房下面分别向左右两侧往上提拉，直到锁骨的位置，共做10次。

步骤4 ●横擦腰骶

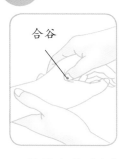

左右横擦1分钟，以温热为宜。

步骤3 ●拿腋下肌肉

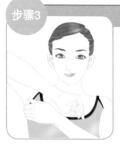

抓拿腋下肌肉有疏肝解郁的作用，时间为1分钟。

步骤5 ●按揉合谷、三阴交

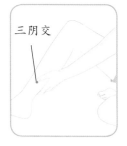

合谷　三阴交

按揉合谷（在拇指和食指之间的虎口处）、三阴交（在小腿内踝尖上四指宽处），每穴1分钟。

步骤4 ●按压膻中、乳根、足三里

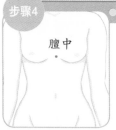

膻中

足三里

按压膻中（两乳头之间连线的中点）、乳根（在乳头下二指宽处）、足三里（在膝盖骨外侧下四指宽处），每穴1分钟。

失眠使人的精力无法恢复，不仅影响精神状态，还会影响机体的其他功能，最突出的表现是引起胃肠道疾病，长期下去会对身体脏腑造成慢性损害。睡眠好是人体气血阴阳平衡的表现，失眠的人体内的阴血不足。按摩对失眠非常有效，是调整气血阴阳的好办法。

1.睡前按摩

可在每晚睡觉前，坐于床上进行如下按摩，每个穴位操作1分钟。

步骤1 ●揉百会 ▶▶

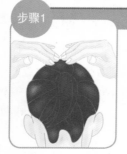

揉百会（在头顶部两耳尖连线的中点处）。

步骤2 ●擦肾俞 ▶▶

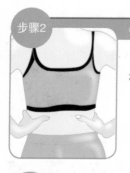

擦肾俞（在第二腰椎旁开二指宽处）。

步骤3 ●摩气海、关元 ▶▶

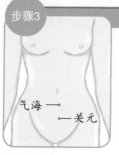

摩气海（在肚脐下二指宽处）、关元（在肚脐下四指宽处）。

步骤4 ●揉按足三里、三阴交 ▶▶

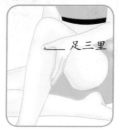 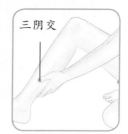

揉按足三里（在膝盖骨外侧下四指宽处）、三阴交（在内踝尖上四指宽处），轻轻拍打至有酸麻胀感即可。

步骤5 ●擦涌泉 ▶▶

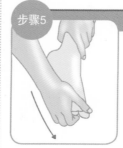

擦涌泉（在足底中线前1/3处）。

步骤6 ●全身放松 ▶▶

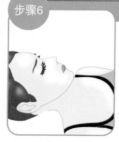

仰卧于床上做细而均匀的深呼吸1分钟，全身放松。

2.白天按摩

白天可进行以下按摩。

步骤1 ●分抹、按压眉弓 ▶▶

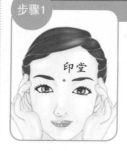

双拇指从印堂依次分抹至太阳，再用拇指压印堂，并沿眉弓向两侧对揉至太阳。

步骤2 ● 分抹眼睑 ▶ ▶

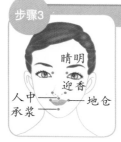

双拇指点压睛明处，然后分别按抹上下眼睑。

步骤3 ● 点压面部穴位 ▶ ▶

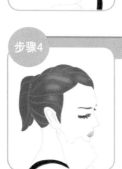

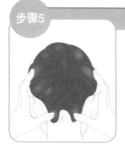

用双拇指指腹从印堂开始，依次点压睛明、迎香、人中、地仓、承浆、大迎、颊车（咬牙时，咬肌的最高点）、下关（在面部耳前方，颧骨弓下）、耳门、听宫、窍阴、翳风、太阳（在眉梢与外眼角的中间向后一指宽的凹陷处），每穴各点压3遍。

步骤4 ● 推角孙 ▶ ▶

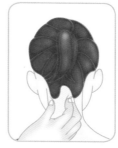

推角孙，自耳前向耳后直推1分钟，两侧交替进行。

步骤5 ● 点压风池 ▶ ▶

点压风池（入发际一指宽左右，用两拇指从颈椎正中分别往两侧一推，推到凹陷处）。

步骤6 ● 拿颈后 ▶ ▶

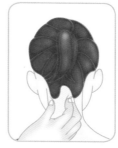
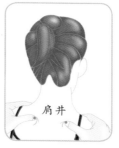

拿颈后大筋、肩井（在两侧肩膀的最高点）约2分钟，以按压穴位时有酸胀感为宜。

步骤7 ● 搓手浴面 ▶ ▶

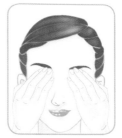

先将两手搓热，如手掌过于粗糙可涂抹适量护肤霜；随后掌心紧贴前额，用力向下摩擦，直到下颌，连续做1分钟。

步骤8 ● 按摩耳郭 ▶ ▶

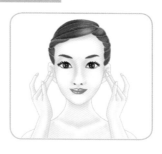

人体躯干和内脏在耳郭均有一定的反应部位，按摩耳郭有助于调节全身脏器的功能，促进血液循环，更有利健康。

感冒俗称伤风，西医指的是上呼吸道感染，表现为鼻塞、流涕、咽痛等，是临床上最常见的呼吸道疾病之一，绝大多数由病毒感染所致。中医认为，感冒是腠理不固，外邪乘机而入，伤及肺络所致。临床常见风寒感冒、风热感冒两种。风寒感冒的特点是发热头痛，全身疼痛，咳嗽痰白，口不渴；风热感冒的特点是发热咽痛，头胀痛，口渴，咳嗽痰黄。感冒时进行日常按摩可以有效缓解不适症状。

1.风寒感冒

步骤1 ● 按揉头部穴位 ▶▶

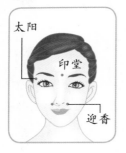
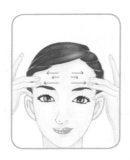

按揉印堂（在两眉头的中间）、太阳（在眉梢与外眼角的中间向后一指宽的凹陷处）、迎香，分抹前额。

步骤2 ● 拿按合谷 ▶▶

拿按合谷（在拇指和食指之间的虎口处）。

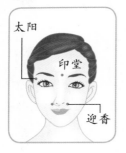

步骤3 ● 拿按外关 ▶▶

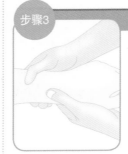

拿按外关（在前臂阳面腕横纹上三指宽处，两骨之间），以出汗为度。

步骤4 ● 按摩项后、背部穴位

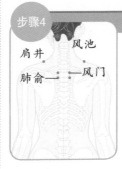

用力拿捏风池（入发际一指宽左右，用两拇指从颈椎正中分别往两侧一推，推到凹陷处）、肩井（分别在两侧肩膀的最高点），依次按揉中府（在靠近肩膀的锁骨下窝下一指宽处）、风门（第二胸椎旁开二指宽处）、肺俞（第三胸椎下旁开二指宽处），每穴1分钟。

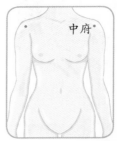

步骤5 ● 拿捏肺经和大肠经 ▶▶

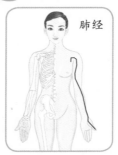
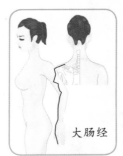

最后拿捏肺经和大肠经各2遍。肺经为手臂阴面靠拇指的那条线，大肠经为手臂阳面靠拇指的那条线。

穴位按摩，打通经络百病消

2．风热感冒

步骤1 ● 按揉头部穴位 ▶ ▶

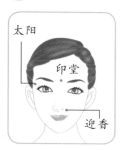

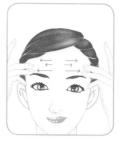

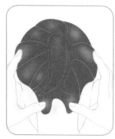

按揉印堂、太阳、迎香，分抹前额，拿揉风池。

步骤2 ● 按揉上肢 ▶ ▶

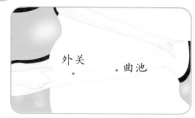

从肩部沿大肠经和肺经向手指末端按揉2遍，重点按揉曲池（屈肘时，肘横纹外端凹陷处）、外关（在前臂阳面腕横纹上三指宽处，两骨之间）、合谷（在拇指和食指之间的虎口处）、鱼际。

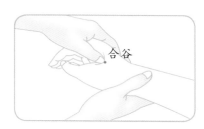

步骤3 ● 按揉颈部、胸部穴位

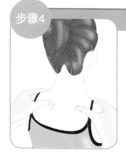

着力按揉中府、天突（位于颈部，前正中线上，两锁骨中间）、膻中（在两乳头连线的中点处）。

步骤4 ● 拿捏肩井 ▶ ▶

拿捏肩井（在两侧肩膀的最高点）。

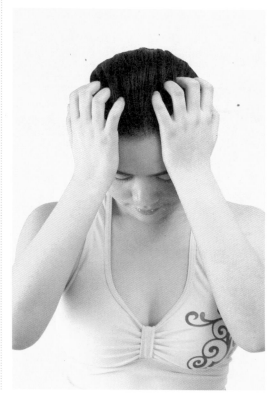

在生活中，时常有人会突然出现上腹疼痛，有的人疼痛剧烈以致难以忍受，有的人则是隐隐作痛。这些情况多见于胃炎、溃疡病、胃痉挛等消化道疾病。出现上腹痛时应该及时就医，明确诊断。但是，在到达医院前可以做些自我按摩以缓解症状，减少痛苦。

步骤1 ● 点揉腹部穴位 ▶▶

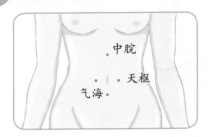

点揉中脘（在肚脐上约一横掌的位置）、天枢（在肚脐旁二指宽处）、气海（在肚脐下二指宽处）。

步骤2 ● 轻擦两肋 ▶▶

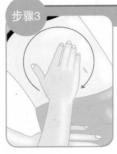

用手掌轻擦两侧肋部3~4分钟。

步骤3 ● 摩腹 ▶▶

用手掌摩上腹部3分钟，再移至下腹部摩2分钟。

步骤4 ● 点揉外关 ▶▶

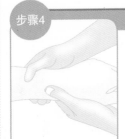

点揉外关（在前臂阳面正中线腕横纹上三指宽处，两肌腱之间）。

步骤5 ● 按揉足三里 ▶▶

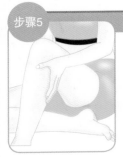

按揉足三里（在膝盖骨外侧下四指宽处）。

步骤6 ● 擦两肋 ▶▶

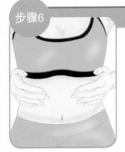

用双手掌反复擦两肋，约3分钟。

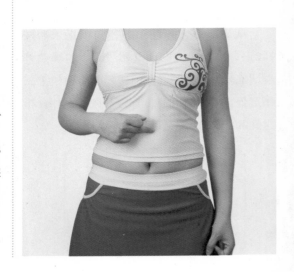

刮痧自疗，身体有病早知道

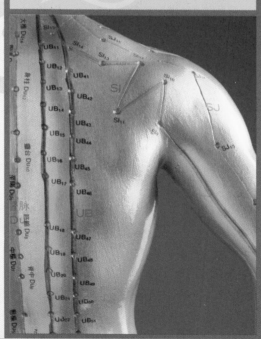

一学就会的刮痧自疗法

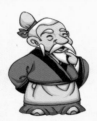

刮痧疗法是中医学的宝贵遗产之一，该法使用各种刮痧器具对人体某些部位及穴位进行刮拭刺激，刮拭至皮肤或皮下组织出痧，可有效排出体内毒素，补氧祛瘀，活化细胞，加强新陈代谢，从而治疗某些疾病。而没有毒素的部位，微循环及毛细血管通透性正常，怎么刮也不会出痧。刮痧疗法有发汗解表、舒筋活络、消肿止痛、清热解毒、调和阴阳、温经散寒、行气活血、增强皮肤渗透性、调和气血、改善脏腑功能、增强免疫功能等多种功效。

01 刮痧能排毒

当人生病时血液循环较差，无法将体内的有毒物质顺利经由排泄系统排出，而这些物质黏附于组织之间，身体便有了瘀结，也就出现了疼痛、僵硬、酸麻的感觉。刮痧可以促进新陈代谢，将体内毒素借由血管和毛细孔排出体外，使病症得以解除。

用工具在表皮经络穴位上进行刮治，直到皮下出血凝结成米粒样的红点，通过发汗使汗孔张开，痧毒（也就是病毒）随即排出体外，使病症得以解除。

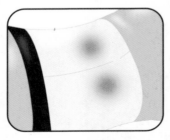

刮痧同按摩一样，可以促进体液循环，但刮痧的力道不同，产生的效果也不同。强刺激是泻火，力量可达肌肉、肌腱；轻刺激是补益，力量仅止于皮下组织或是皮下组织

什么是 痧

痧就是在皮肤下面可以看得见的一种红色或者紫红色的斑点和斑片，实际上是附着于血管壁上含有废物的瘀血。有病源之处，就会出痧甚至疙瘩，且会有痛感；如果没有病，就刮不出痧来。较重的病，痧就出得多，颜色也深；如果病情较轻，痧就出得少些，颜色也较浅。一般情况下，皮肤上的痧在3～5天内逐渐消退，不超过1周就会恢复正常。

到肌膜层之间。凡有病源之处，可能出现红紫色瘀点或疙瘩，且会有痛感；如果没有病，就刮不出痧来。

02 哪些不适能用刮痧解决

刮痧是治疗疾病初期症状的物理性疗法，主要用于疾病早期预防、病后康复、改善功能性病症、缓解亚健康症候以及减肥美容、消除疲劳、提高脏器功能等。比如，头痛、颈痛、肩痛、背腰痛、腿痛、感冒、牙痛、

刮痧疗法的 雏形

刮痧起源于旧石器时代，那个时候人们患病时，出于本能用手或者石片捏揉，或捶击身体表面的某一部位，有时竟然能使疾病得到缓解。而后，人们通过长期的实践与积累，逐步形成了砭石治病的方法，也就是刮痧疗法的最初形式。

便秘、腹泻、食欲不振、痛经、疲劳、发热、中暑、落枕、肩周炎、腰肌劳损、肌肉痉挛、风湿性关节炎、失眠等均可用刮痧治疗。

03 何时何处禁用刮痧

1.孕妇的腹部、腰骶部禁刮，否则会引起流产。

2.有严重的心脑血管疾病、肝肾功能不全、全身浮肿者禁止刮痧，因为刮痧会导致皮下充血，促进血液循环，从而增加心、肺、肝、肾的负担，加重病情，甚至危及生命。

3.凡体表有疖肿、破溃、疮痈、斑疹和不明原因的包块处禁止刮痧，否则会导致创口的感染和扩散。

4.急性扭伤、创伤的疼痛部位或骨折部位禁止刮痧，因为刮痧会加重伤口处的出血。

5.皮肤病患者忌用刮痧，因为这会将疾病传染给他人。

6.有出血倾向者，如糖尿病晚期、严重贫血、白血病、再生障碍性贫血和血小板减少症患者不要刮痧，因为这类患者刮痧时所产生的皮下出血不易被吸收。

7.过度饥饱、过度疲劳、醉酒者不可接受重力、大面积刮痧，否则会引起虚脱。

8.眼睛、口唇、舌体、耳孔、鼻孔、乳头、肚脐等部位禁止刮痧，因为刮痧会使这些部位的黏膜充血，而且不能康复。

9.精神病患者禁用刮痧法，因为刮痧会刺激其发病。

04 刮痧的工具

古钱币曾是刮痧疗法最常用的工具，发展到现在，刮痧板替代了古钱币。

❖【刮痧板】天然水牛角的刮痧板对人体肌表无毒性刺激和不良化学反应，而且水牛角本身是一种中药，具有清热解毒、抗炎、抗感染的作用。也可以简单一些，例如用家里的瓷汤勺代替。

目前，市场上还有水晶玉石制成的刮痧板，更增加了水晶的保健功能。

❖【润滑剂】可用活血润滑剂或止痛灵，两者由天然中草药提炼浓缩而成，具有消毒杀菌、止痛行血的作用。使用专门的刮痧活血剂当然更好，简单一些的话，也可用烧菜的花生油或橄榄油，甚至酒或水。

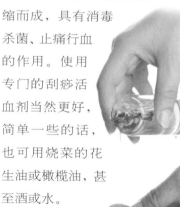

值得注意的是，刮痧治疗后1小时内，不要用冷水洗脸及手足，更不能洗冷水澡；如有特殊情况，只能用热水洗。刮完后，饮用一大杯热开水，最好是淡糖盐水，以助新陈代谢，然后休息15～20分钟。

刮痧治疗时应注意室内保暖，尤其是在冬季，应避免在寒冷与处于风口的地方刮痧。夏季刮痧时，应避免风扇或空调直接吹到刮痧部位。

前一次刮痧部位的痧斑未退之前，不宜在原处进行再次刮痧。两次刮痧时间须间隔3～6天，以皮肤上痧退为标准。

治疗下肢静脉曲张时，刮的方向应从下向上刮，用轻手法。

晕刮 反应

刮痧时出现头晕、面色苍白、心慌、出冷汗、四肢发冷、吐或神昏仆倒，即为晕刮。此时应迅速平卧，饮用一杯温糖开水。空腹、过度疲劳时忌刮，低血压、低血糖、过度虚弱和神经紧张特别怕痛时轻刮。

刮痧的方向、次序、手法、强度、时间以及操作前后的注意事项都是非常有讲究的，这样做是为了确保身体健康和安全。

❖【准备】　先将准备刮痧的部位擦净，用刮痧板的边缘蘸上刮痧油或按摩油，在确定部位进行刮痧。刮痧板一定要消毒。

❖【刮痧方向】　刮痧要顺一个方向刮，不要来回刮，力量要均匀合适，不要忽轻忽

重。刮的方向应从颈到背、腹，从上肢到下肢，即从上向下刮；胸部从内向外刮。刮痧时，刮痧板与刮的方向一般保持在45°～90°。

❖【刮痧强度】　刮痧时间一般每个部位刮3～5分钟，最长不超过20分钟。对于一些不出痧或出痧少的部位，不可强求出痧，以感到舒服为原则。刮痧次数一般是第一次刮完等3～5天痧退后再进行第二次刮治。出痧后1～2天，皮肤可能有轻度疼痛、发痒，这些反应属正常现象。

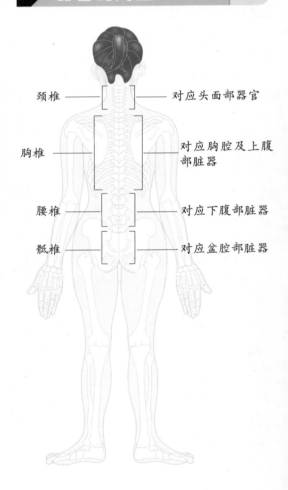

颈椎 ——— 对应头面部器官

胸椎 ——— 对应胸腔及上腹部脏器

腰椎 ——— 对应下腹部脏器

骶椎 ——— 对应盆腔部脏器

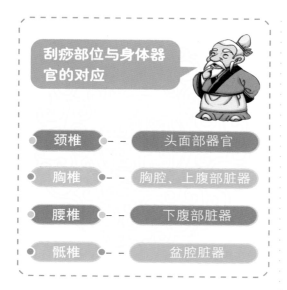

刮痧部位与身体器官的对应

颈椎	--	头面部器官
胸椎	--	胸腔、上腹部脏器
腰椎	--	下腹部脏器
骶椎	--	盆腔脏器

阴面正中线腕横纹上三指宽处，两肌腱之间）、足三里（在膝盖骨外侧下四指宽处）及腹部的关元、中极、气海。后三个穴位在肚脐下的正中线上，从上往下刮。

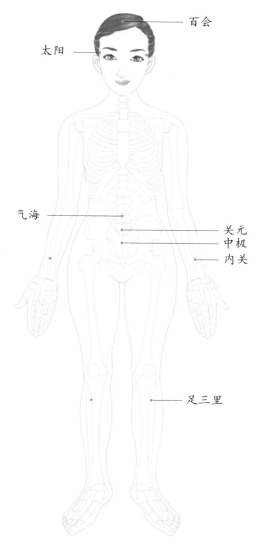

百会
太阳
气海
关元
中极
内关
足三里

也就是说，哪个器官发生毛病，就找与脏器水平线相当的脊柱及两侧膀胱经（背部正中线、旁开二指宽的两侧线、旁开四指宽的两侧线，后四条线是膀胱经的所在）。刮痧前，先用拇指在所选穴区内按压，找出最敏感的压痛点，再以该压痛点为中心来刮拭。

08 保健刮痧法

经常刮以下穴位：太阳（在眉梢与外眼角的中间向后一指宽的凹陷处）、百会（在头顶部两耳尖连线的中点处）、风池（入发际一指宽左右，用两拇指从颈椎正中分别往两侧一推，推到凹陷处）、内关（在前臂

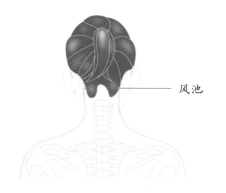

风池

刮痧可改善人体脏腑的气血功能，调整机体内外阴阳平衡，从而达到预防保健、延年益寿之功效，还能预防疲劳、失眠，养颜美容。

刮痧治疗常见病

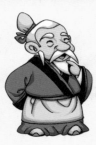

刮痧对很多疾病有奇效，如对于高血压、中暑、肌肉酸疼等有立竿见影之效。经常刮痧，可起到调整经气、解除疲劳、增强免疫力的作用。比如家里有人发热了，在其后背抹些白酒，用瓷勺刮后背正中线两侧旁开二指宽的那两条线，从上往下朝一个方向刮，一直刮到起痧为止（大概需要10分钟）。热马上就会退，效果立竿见影。

实际上，刮痧是在调动人体内部的一种康复能力。人有病不一定非得打针吃药，我们体内就有一个很好的大药库，这个药库就是自身的经络系统。比如，心脏不好的人可以经常刮一刮内关（在前臂阴面正中线腕横纹上三指宽处，两肌腱之间）。

01 刮痧治疗肩周炎

肩周炎的主要表现为：早期呈阵发性疼痛，常因天气变化及劳累而诱发；以后逐渐发展到持续性疼痛，昼轻夜重，不能向患侧侧卧。肩关节的各项活动受限，例如，梳头、穿衣等动作均难以完成，严重者屈肘时手摸不到肩，日久可以发生肌肉萎缩，上臂不能上举、后伸。肩周炎好发于50岁左右的人，女性的发病率高于男性，多见于体力劳动者。

┤刮痧部位├

❖**【颈部】** 哑门（入发际一指宽左右，在颈椎正中）、风池（入发际一指宽左右，用两拇指从颈椎正中分别往两侧一推，推到凹陷处）、大椎（第七颈椎下，即低头时最高的椎骨下）。

❖**【肩背部】** 肩井（在两侧肩膀的最高点）、天宗（在后背肩胛骨中心）。

❖**【胸部】** 中府（在靠近肩膀的锁骨下

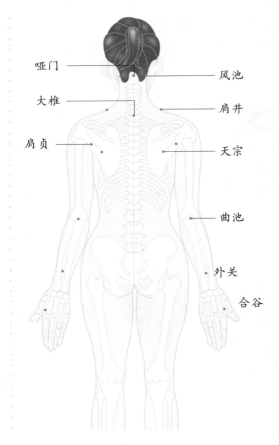

哑门
风池
大椎
肩井
肩贞
天宗
曲池
外关
合谷

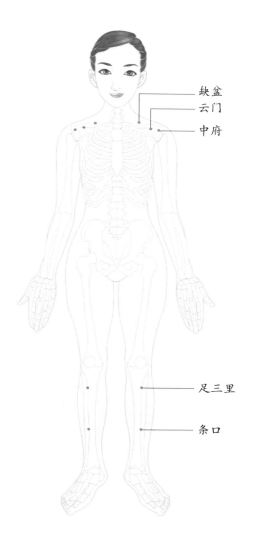

缺盆
云门
中府

足三里

条口

沿脊背两侧、颈部、胸部肋间、肩肘、肘窝及腘窝等处轻轻刮动，刮至皮肤微红发紫为止，每个地方刮5分钟。发热轻者，每天1次；发热重者，每天2次。刮痧后最好饮一杯温开水，以助发汗。

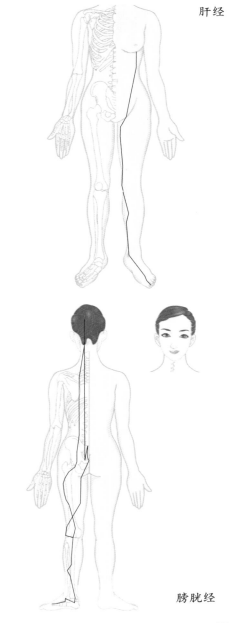

肝经

膀胱经

窝下一指宽处）、云门（在靠近肩膀的锁骨下窝里）、缺盆（在脖子下的锁骨下窝里）。

❖【上肢】 肩贞（在后背腋窝纹头上一指宽处）、外关（在前臂阳面腕横纹上三指宽处，两骨之间）、曲池（屈肘时，肘横纹外端凹陷处）、合谷（在拇指和食指之间的虎口处）。

❖【下肢】 足三里（在膝盖骨外侧下四指宽处）、条口（在膝盖骨外侧到外踝尖连线的中点旁开二指宽处）。

病症表现在膀胱经循行的路线上时，可以刮背部正中线、旁开二指宽的两侧线、旁开四指宽的两侧线，后四条线是膀胱经的所在。自上而下反复刮，直至皮肤出现红紫条

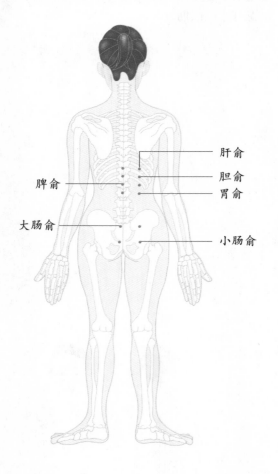

肝俞
胆俞
脾俞
胃俞
大肠俞
小肠俞

块为止，每天刮2次。膀胱经上有肝俞（第九胸椎旁开二指宽处）、胆俞、脾俞（第十一胸椎旁开二指宽处）、胃俞（第十二胸椎旁开二指宽处）、大肠俞（第四腰椎下旁开二指宽处）、小肠俞（第一骶椎旁开二指宽处）等专管消化系统的穴位，所以会有立竿见影的效果。

高血压是指收缩压高于140毫米汞柱，舒张压大于90毫米汞柱，伴有头痛、头晕、头胀、耳鸣、眼花、失眠、心悸等症状的一种疾病，其中头痛及头晕为本病的常见症状；也可见头部沉重、颈项僵硬。高血压是一种严重危害健康的常见病和多发病，其发病率随年龄的增长而增高，40岁以上的人发病率更高。

中医认为高血压多因精神紧张、忧思郁结，或多食肥甘、饮酒过度，使肝肾阴阳失去平衡所致。针对高血压除应用各类降压药物以外，采用刮痧疗法也有一定的效果。

刮痧取穴部位：

1.百会（在头顶部两耳尖连线的中点处）。

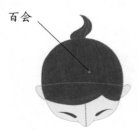

百会

2.天柱（在项部入发际一指宽左右，颈椎正中向外旁开二指宽处）。

3.风池（入发际一指宽左右，用两拇指从颈椎正中分别往两侧一推，推到凹陷处）。

4.肩井（分别在两侧肩膀的最高点）。

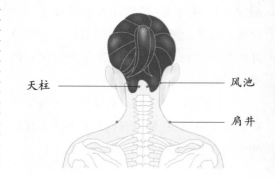

天柱
风池
肩井

拔罐疗法，找准痛点，一拔就见效

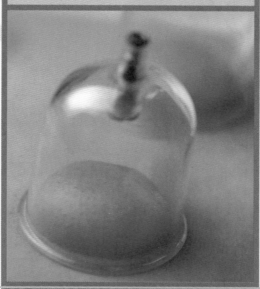

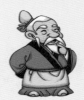

拔罐疗法是以罐为工具，利用燃烧罐内空气、抽气等造成负压，使罐吸附于穴位，产生吸拔刺激，使局部发生充血或瘀血现象，从而激发人体自身的免疫力来调理脏腑阴阳气血之间的平衡。这里主要介绍适合于普通家庭使用的抽气拔罐。

01 抽气罐的操作方式

把罐扣在须上罐的部位上，抽出罐内空气，使之产生负压，即能吸住。起罐时，一手拿住罐子，另一手大拇指向罐口边缘往里按，让空气进入罐内。不可硬拔，以免损伤皮肤，产生疼痛。

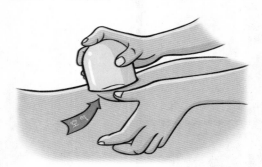

起罐后，若有水疱，不用害怕，可用无菌针刺破，抹干后涂消毒水即可。水疱是由于拔罐时间过长，或者压力过大造成的，一般情况下不会出现。起罐后应休息5～10分钟，避风寒。

02 拔罐前的准备

还须选用具有药性的油剂，如正骨水、红花油、松节油、按摩乳等。先按摩要拔罐的地方，以增强活血功能。使用润滑剂不仅

能提高治疗效果，还有保护皮肤的作用。

这里推荐大家用正骨水，其优点是具有活血化瘀作用，而且拔罐后印痕消失得快，一般2天就下去了，否则可能要4～7天。拔罐前后都用正骨水按摩一下，效果会更好。

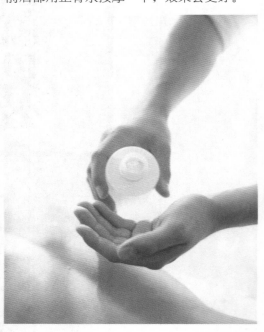

03 拔罐的常用体位

拔罐时应根据不同部位的疾病来选择不同的体位，原则上要求体位舒适并能持久，便于施术。每次拔罐治疗时间约10分钟，时

拔罐疗法，找准痛点，一拔就见效

间虽不长，但要求患者保持某种姿势，不能大范围活动，否则易发生漏气而掉罐。

拔罐治疗的常用体位

姿势	部位
俯卧位	取俯卧位，暴露背部、下肢，有利于吸拔腰背、脊椎两侧及下肢后侧等部位
侧卧位	取侧卧位，有利于吸拔胸胁、髋和下肢外侧等部位
仰卧位	取仰卧位，暴露胸、腹部及上、下肢前内侧，有利于吸拔前胸、腹部、上肢、下肢前侧等部位
坐位	吸拔背、腰、颈、膝、肩时，宜取坐位

04 罐具的选择和准备

根据拔罐部位的大小，应选择相应型号的罐具。

拔罐的工具与类型

型号	拔罐部位
大罐	适用于较宽平、软组织较丰富的部位，如胸背部、腰部、臀部、大腿处
中罐	适用于颈部、肩部、上臂、前臂和小腿处
小罐	适用于软组织薄弱、骨骼凸起不平的部位，如关节、头面、前臂远端、手背

05 拔罐方法

密排法 指罐与罐之间的距离不超过一指宽。用于身体强壮且有疼痛症状者。有镇静、止痛、消炎之功，又称强刺激法。

疏排法 指罐与罐之间的距离相隔三指宽。用于身体衰弱、肢体麻木、酸软无力者。又称弱刺激法。

06 拔罐次数

每日或隔日1次，一般10次为一疗程，中间休息3～5日。

07 拔罐后皮肤变化解读

拔罐后常见的皮肤变化有潮红、紫红或紫黑色瘀斑、紫红色的点状疹子，同时还伴有不同程度的热痛感。皮肤的这些变化属于拔罐疗法的治疗效应，可持续一至数天。

拔罐后出现的这些皮肤反应，是体内病理的反映。

湿象

如在拔罐后，皮肤表面出现水肿或水气（在罐内壁上挂满水珠，或起罐后有水流出），表示患者体内湿盛，或因感受潮湿而致病。

热象

如在拔罐后，皮肤表面出现深红、紫黑的罐斑或丹痧，触之微痛，兼见身体发热，表示患者有热毒证。

瘀象

如在拔罐后只出现紫红或紫黑色罐斑，无丹痧和发热现象，多提示患者有瘀血证。

寒象

如在拔罐后，皮肤表面无皮色变化，触之不温，多表示患者有虚寒证。

风象

如拔罐后，皮肤表面出现微痒或出现皮纹，多表示患者有风证。

注意事项

凡有中度或重度心脏病、全身性水肿、血友病、过敏性紫癜、咯血、白血病、高热、全身剧烈抽搐或痉挛、高度神经质、活动性肺结核、皮肤失去弹性、极度衰弱、醉酒、过度疲劳、过饥、过饱、过渴、全身性皮肤病，或相应部位有静脉曲张、癌肿、皮肤病、皮肤破损、外伤骨折，或妇女月经期，孕妇腰骶部和腹部等均禁拔罐。

拔罐时须保暖避风，或在罐上加盖衣被以免受凉。拔5分钟后，观察罐内皮肤隆起程度及皮色变化，以防起水疱。

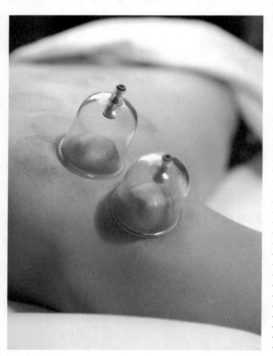

08 拔罐疗法的选穴原则

拔罐疗法不同于针刺，其穴位的取法虽同针刺一样，但因罐的面积大，往往一个罐可以覆盖除穴位之外的其他部位，所以拔罐有时比针刺疗法更简单、更有效果，而用针刺疗法对穴位的准确性要求高些。

就近拔罐

就近拔罐是指在病痛处拔罐，这是由病痛因经气不通所致，在病痛处拔罐，就可以使经气通畅，通则不痛，从而达到治疗疾病的目的。

远端拔罐

远端拔罐就是在病痛远端处拔罐。远端部位的选择是以经络循环为依据的，刺激经过病变部位经络的远端或疼痛所属内脏经络的远端，以调整经气，治疗疾病。如牙痛拔合谷（在拇指和食指之间的虎口处），胃腹疼痛、颈椎疼痛拔足三里（在膝盖骨外侧下四指宽处）。

特殊部位拔罐

某些穴位具有特殊的治疗作用，因此可以根据疾病的特点来选择拔罐部位。如治疗发热时，可拔大椎（第七颈椎下，即低头时最高的椎骨下）、曲池(屈肘时，肘横纹外端凹陷处)、外关（在前臂阳面腕横纹上三指宽处，两骨之间）等穴位，有退热作用。如治疗心跳过缓、过急，可以选择内关穴（在前臂阴面正中线腕横纹上三指宽，两肌腱之间)，对心脏有双向调节作用。

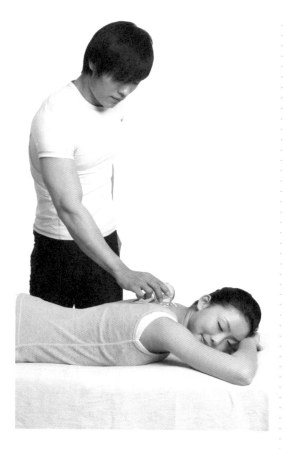

各部位的病变，如肾炎、膀胱炎、痛经、带下、阳痿、腰椎增生、椎间盘脱出、坐骨神经痛、下肢瘫痪、下肢疼痛等。

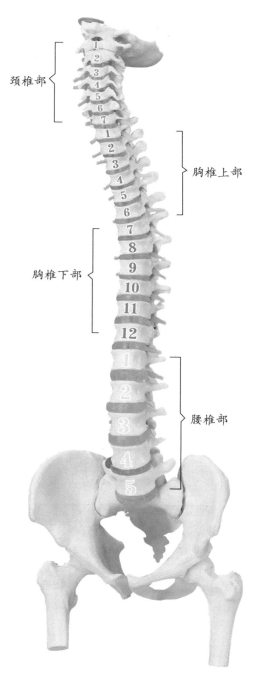

颈椎部

胸椎上部

胸椎下部

腰椎部

◆ 重视脊椎 ▶

1.颈椎部是指颈椎到胸椎的部位，主要治疗头部、颈部、肩部、上肢及手部的疾病，如头晕、头痛、颈椎病、落枕、肩周炎、手臂肘腕疼痛等。

2.胸椎上部是指第一胸椎到第六胸椎的部位，主要治疗心、肺、气管、胸廓的病变，如心悸、胸闷、气短、咳喘、胸痛等。

3.胸椎下部是指第七胸椎到第十二胸椎的部位，主要治疗肝、胆、脾、肠等器官的痛症，如肝区胀痛、胆囊炎、消化不良、急慢性胃炎、肠炎、腹痛、便秘等。

4.腰椎部是指腰椎以下的部位，主要治疗肾、膀胱、生殖系统、腰部、臀部、下肢

02 找准特效穴，拔除全身疾病

拔罐疗法可治疗多种疾病，在我国民间广为流传，深受广大民众的欢迎。拔罐疗法操作简便、经济，患者无痛苦，而且疗效显著，可治疗风寒痛、虚劳、喘息等外感内伤的数百种疾病。

方法1 ● 全身疾病 ▶▶

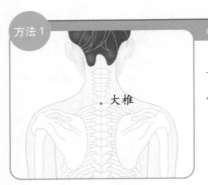

拔大椎（第七颈椎下，即低头时最高的椎骨下）。

方法2 ● 下半身疾病 ▶▶

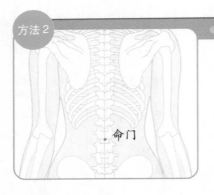

拔命门（第二腰椎下凹陷处）。

方法3 ● 呼吸系统疾病 ▶▶

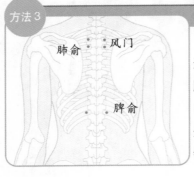

拔风门（第二胸椎旁开二指宽处）、肺俞（第三胸椎旁开二指宽处）、脾俞（第十一胸椎旁开二指宽处）、中府（在靠近肩膀的锁骨下窝下一指宽处）。

方法4 ● 循环系统疾病 ▶▶

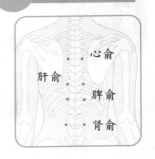

拔心俞（第五胸椎旁开二指宽处）、肾俞（第二腰椎旁开二指宽处）、肝俞（第九胸椎旁开二指宽处）、脾俞（第十一胸椎旁开二指宽处）。

方法5 ● 消化系统疾病 ▶▶

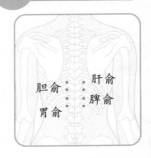

拔肝俞（第九胸椎旁开二指宽处）、胆俞（第十胸椎旁开二指宽处）、脾俞（第十一

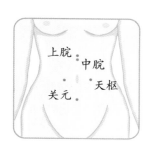

胸椎旁开二指宽处)、胃俞(第十二胸椎旁开二指宽处)、中脘(肚脐上四指宽处)、上脘(肚脐上五指宽处)、关元(肚脐下四指宽处)、天枢(肚脐旁开三指宽处)。

方法7 ●内分泌疾病 ▶▶

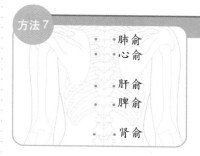

拔肺俞(第三胸椎旁开二指宽处)、心俞(第五胸椎旁开二指宽处)、肝俞(第九胸椎旁开二指宽处)、脾俞(第十一胸椎旁开二指宽处)、肾俞(第二腰椎旁开二指宽处)、中脘(肚脐上四指宽处)、关元(肚脐下四指宽处)。

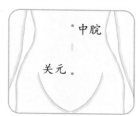

方法6 ●泌尿系统疾病 ▶▶

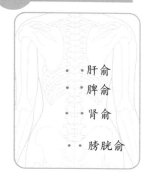

拔肝俞(第九胸椎旁开二指宽处)、脾俞(第十一胸椎旁开二指宽处)、肾俞(第二腰椎旁开二指宽处)、膀胱俞(第二骶椎旁开二指宽处)、关元(肚脐下四指宽处)、中极(肚脐下五指宽处)。

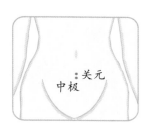

方法8 ●神经系统疾病 ▶▶

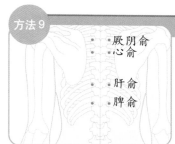

拔厥阴俞(第四胸椎旁开二指宽处)、心俞(第五胸椎旁开二指宽处)、肝俞(第九胸椎旁开二指宽处)、脾俞(第十一胸椎旁开二指宽处)、肾俞(第二腰椎旁开二指宽处)。

方法9 ●脑血管疾病 ▶▶

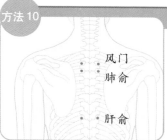

拔心俞(第五胸椎旁开二指宽处)、厥阴俞(第四胸椎旁开二指宽处)、肝俞(第九胸椎旁开二指宽处)、脾俞(第十一胸椎旁开二指宽处)。

方法10 ●五官及皮肤疾病 ▶

拔风门(第二胸椎旁开二指宽处)、肺俞(第三胸椎旁开二指宽处)、肝俞(第九胸椎旁开二指宽处)、阿是穴(以疼痛的地方为穴位)。

73

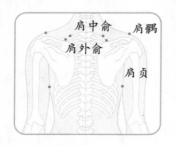

肩中俞　肩髃
肩外俞
肩贞

拔肩髃（将上臂外展平举，肩关节部即可呈现出两个凹窝，在前面一个凹窝中）、肩贞（在后背腋窝纹头上一指宽处）、肩中俞（在第七颈椎下，即大椎穴旁开三指宽处）、肩外俞（在第一胸椎旁开四指宽处）、环跳（站着时，两个臀部靠侧边最凹陷处）、阿是穴（以疼痛的地方为穴位）。

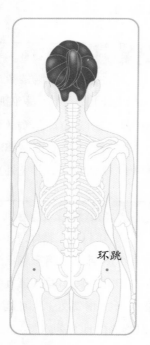

环跳

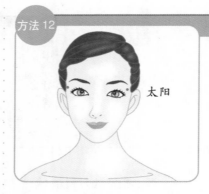

太阳

拔两侧太阳（在眉梢与外眼角的中间向后一指宽的凹陷处）。

注：用最小号的抽气罐来拔。

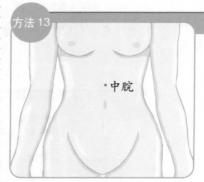

·中脘

拔中脘（在肚脐上四指宽处）。

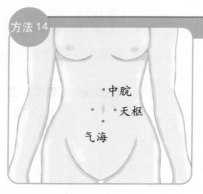

·中脘
·天枢
气海

拔中脘（在肚脐上四指宽处）、天枢（在肚脐旁开三指宽处）、气海（在肚脐下二指宽处）。

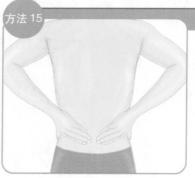

风寒湿邪所致腰背痛、腰扭伤、挫伤，可拔腰背部。

拔罐疗法，找准痛点，一拔就见效 ◆

74

方法 16 ● 颈椎病 ▶▶

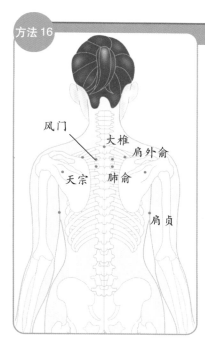

方案一

拔大椎（第七颈椎下，即低头时最高的椎骨下）、肩外俞（在第一胸椎旁开四指宽处）、风门（第二胸椎旁开二指宽处）。

方案二

在后背正中线上，拔第五、六、七颈椎棘突，用小罐拔。

大椎（第七颈椎下，即低头时最高的椎骨下）、风门（第二胸椎旁开二指宽处）、肺俞（第三胸椎旁开二指宽处）。

伴有手臂麻痛者，沿手臂疼痛路线拔罐，罐与罐之间相隔一指宽，每周治疗 2～3 次。

方案三

拔天宗（在后背肩胛骨中心，与第四胸椎相平）、肩贞（在后背腋窝纹头上一指宽处）、阿是穴（以疼痛的地方为穴位）。

用抽气罐拔，留罐 10～15 分钟。去罐后，头部作"米"字形旋转运动。每 3～5 天 1 次，一般治疗 3 次后即有好转。

方法 17 ● 肩周炎 ▶▶

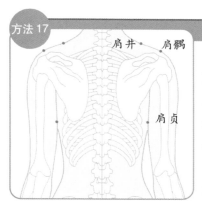

拔肩井（在两侧肩膀的最高点）、肩贞（在后背腋窝纹头上一指宽处）、肩髃（将上臂外展平举，肩关节部即可呈现出两个凹窝，在前面一个凹窝中）、合谷（在拇指

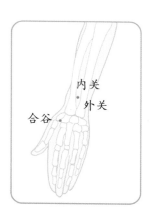

和食指之间的虎口处）、外关（在前臂阳面腕横纹上三指处，两骨之间）、内关（在前臂阴面正中线腕横纹上三指宽处，两肌腱之间）。

方法 18 ● 痔疮 ▶▶

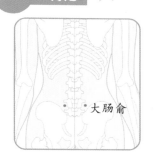

拔大肠俞（第四腰椎旁开二指宽处）、二白（在前臂阴面，腕横纹上五指宽处，桡侧腕屈肌腱的两侧）。

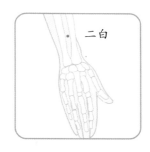

75

及其他瘫痪部位。

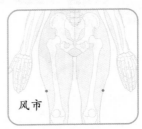

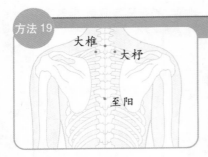

方法 19 ● 神经性头痛、枕神经痛

拔大椎（在第七颈椎下，即低头时最高的椎骨下）、大杼（在第一胸椎旁开二指宽处）、至阳（在背部第七胸椎下）。

方法 23 ● 颈肌痉挛 ▶▶

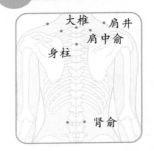

方法 20 ● 肋间神经痛 ▶▶

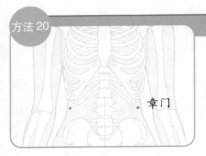

拔章门（在侧腹部，最后一根肋骨的下缘）、期门（位于乳下两肋骨间），及肋间痛区。

拔肩井（在两侧肩膀的最高点）、大椎（在第七颈椎下，即低头时最高的椎骨下）、肩中俞（在第七颈椎下，即大椎穴旁开三指宽处）、身柱（在第三胸椎下）。

方法 21 ● 坐骨神经痛 ▶▶

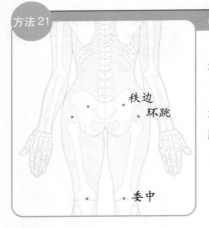

拔秩边（在第四骶椎旁开四指宽处）、环跳（站着时，两个臀部靠侧边最凹陷处）、委中（在膝关节后面,腘窝中间）。

方法 24 ● 腓肠肌痉挛

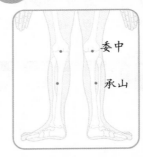

方法 22 ● 四肢瘫痪 ▶▶

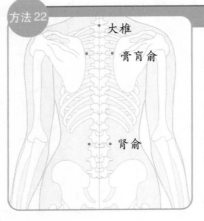

拔大椎（第七颈椎下，即低头时最高的椎骨下）、膏肓俞（在第四胸椎旁开四指宽处）、肾俞（在第二腰椎旁开二指宽）、风市(在腿外侧正中线上，直立垂手时中指尖贴着的地方)，以

拔委中（在膝关节后面，腘窝中间）、承山（在腘窝与足跟连线的中点凹陷处，小腿肚部位）。

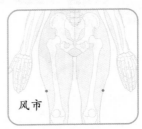

◆ 拔罐疗法，找准痛点，一拔就见效 ◆

方法 25 ● 面部肌肉跳动 ▶

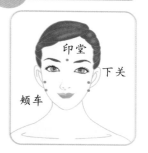

拔下关（在面部耳前方，颧骨弓下）、印堂(在两眉头的中间)、颊车（咬牙时，咬肌的最高点）。面部的穴位用最小型的罐拔，只能留罐6秒钟，起罐，反复拔10～20次，以防面部的印痕过深。

方法 26 ● 打嗝 ▶ ▶

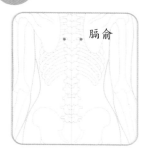

拔膈俞（在第七胸椎旁开二指宽处）、章门（在侧腹部，最后一根肋骨的下缘）。

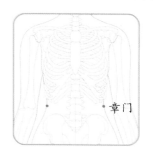

方法 27 ● 妇科疾病 ▶ ▶

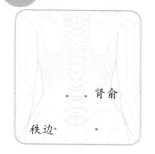
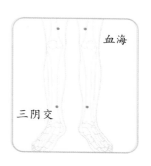

痛经 拔关元（在脐下四指宽处）、血海（在膝盖内上角上三指宽处）、阿是穴（以疼痛的地方为穴位）。

闭经 关元（在脐下四指宽处）、肾俞（在第二腰椎旁开二指宽处）。

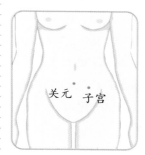

月经过多 拔关元（在脐下四指宽处）、子宫（在脐下五指宽，旁开四指宽处）。

白带 拔关元（在脐下四指宽处）、子宫（在脐下五指宽，旁开四指宽处）、三阴交（在内踝尖上四指宽处）。

盆腔炎 拔秩边(在第四骶椎旁开四指宽处)、关元(在脐下四指宽处)。

方法 28 ● 腹泻 ▶ ▶

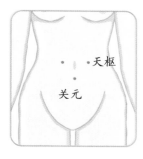
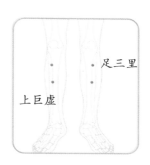

拔天枢（在脐旁开三指宽处）、关元（在脐下四指宽处）、足三里（在膝盖骨外侧下四指宽处）、上巨虚（在膝盖骨外侧下二掌宽处）、大肠俞（在第四腰椎旁开二指宽

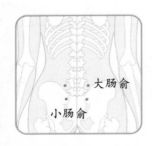

处）、小肠俞（在第一骶椎旁开二指宽处）。按腧穴的部位选择不同口径的抽气罐，每日1次。适用于脾胃虚寒型腹泻。

方法29 ●防治感冒 ▶▶

冬春季是上呼吸道感染的好发时节，鼻塞、头痛、四肢关节酸痛、浑身无力、打喷嚏等是常见症状，如果不及时治疗就会出现咳嗽、痰多、胸痛、发热，甚至并发气管炎、支气管炎、肺炎等。上呼吸道感染不仅使人痛苦，而且影响工作和生活，还可能影响家人的休息，甚至感染家人。

拔罐是防治冬春季上呼吸道感染比较安全可靠的方法，比较适合中老年人的家庭防治。临床实践说明，拔罐治疗效果明显，有时候甚至能立即消除喉部发痒和止咳。

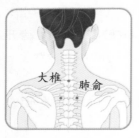

防治感冒的常用拔罐穴位有：背部的大椎（在第七颈椎下，即低头时最高的椎骨下）、肺俞（在第三胸椎旁开二指宽处）、云门（在胸部，靠近肩膀的锁骨下窝里）、中府（在靠近肩膀的锁骨下窝下一指宽处）、天突（在颈部，前正中线上，两锁骨头中间）、手部的合谷（在拇指和食指之间的虎口处）。一般可隔天拔1次，每次拔3个部位，下次再拔时，可以更换穴位操作。病情较重者拔5次为一疗程，病情较轻者可以拔1～2次；已经消除症状的，为巩固疗效，可以隔天再补充拔1～2次。

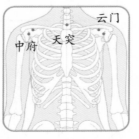

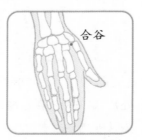

人体内脂肪积聚过多，体重超过标准20%以上时，称为肥胖症。成人标准体重（千克）=［身高（厘米）−100］×0.9，儿童标准体重（千克）=年龄×2+8。肥胖症常见于40岁以上的中老年人。

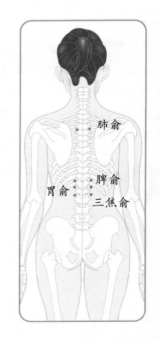

拔罐对治疗单纯性肥胖很有效。

拔胃俞（在第十二胸椎旁开二指宽处）、肺俞（在第三胸椎旁开二指宽处）、三焦俞（在第一腰椎旁开二指宽处）、脾俞（在第十一胸椎旁开二指宽处）。结合单罐法沿着膀胱经走罐10分钟（吸拔后在皮肤表面来回推拉，注意不要吸得太紧）。

◆ 拔罐疗法，找准痛点，一拔就见效 ◆

方法 31 ● 黄褐斑 ▶ ▶ ▶

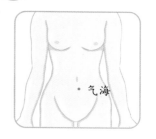

拔气海（在脐下二指宽处）、肾俞（在第二腰椎旁开二指宽处）、肝俞（在第九胸椎旁开二指宽处）。

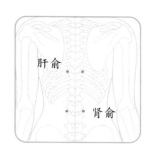

这种方法简单，屡用效佳，隔日治疗1次，5次为一疗程，一般治疗3~4个疗程后，有效率可达100%。结合刮痧效果更好，可先刮痧，再拔罐，先把表层的瘀滞散掉，再把深层的瘀滞引出。

方法 32 ● 白癜风 ▶ ▶

白癜风是由于皮肤色素脱失而发生的局限性白色斑片。本病好发于青壮年，儿童亦有之。多因七情内伤，肝气郁结，气机不畅，复感风湿之邪，搏于肌肤，致气血失和，血不荣肤所致。临床表现为皮肤突然出现色素脱失斑，以后逐渐扩大，呈现大小不等的圆形或椭圆形白斑，单发或多发，无痒、痛等自觉症状。

拔罐部位：白癜风病变部位。

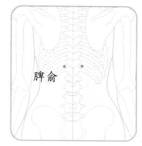

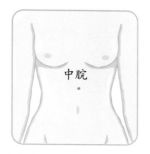

拔脾俞（在第十一胸椎旁开二指宽处）、中脘（肚脐上四指宽处）、足三里（在膝盖骨外侧下四指宽处）、三阴交（在内踝尖上四指宽处）。留罐15~20分钟，每日治疗1次，5次为一疗程。

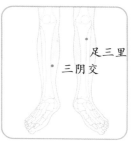

方法 33 ● 支气管哮喘 ▶ ▶ ▶

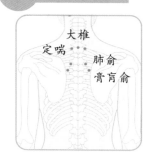

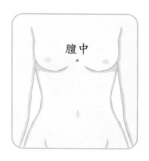

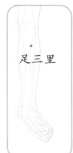

拔大椎（在第七颈椎下，即低头时最高的椎骨下）、肺俞（在第三胸椎旁开二指宽处）、膏肓俞（在第四胸椎旁开四指宽处）、定喘（在第七颈椎旁开一指宽处）、膻中（在两乳头之间连线的中点处）、足三里（在膝盖骨外侧下四指宽处）。每次可选一穴到数穴，每日或隔日拔1次，每次更换部位，10~20日为一疗程。

耳穴按摩

家庭疗法一点通

耳穴按摩是家庭推拿按摩中比较常见的辅助手法。耳穴是指耳郭上的一些特定的诊治点，按照中医学理论，它是与人体经络、脏腑、组织器官、四肢百骸相互沟通的部位。当人体某处患病时，耳郭穴位会产生阳性反应，我们通过刺激相应的耳穴，可以起到辅助治疗疾病的作用。

耳穴按摩时，通常用两种方式来进行，一种是使用推拿手法对耳穴进行按摩；一种是通过在耳穴压药籽，然后揉压药籽作用于耳穴，以达到治疗疾病的目的。

自我耳郭穴位推拿按摩

一般每日早、晚各进行一次。

1. 耳轮区（耳郭边缘向前卷曲的部分）：两手拇指、食指拿捏耳轮区，轻微揉按20次。此法可防治阳痿、癃闭、尿频、便秘、发热。

2. 三角窝区（耳轮上、下脚和耳轮包围起来呈三角

耳郭穴位示意图

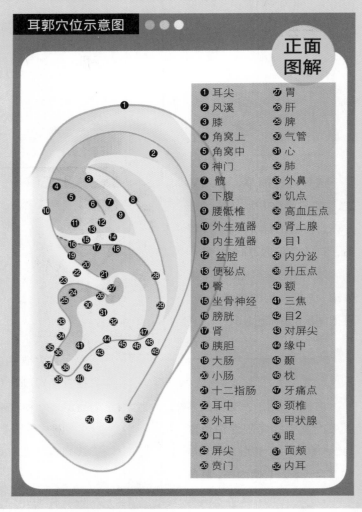

正面图解

❶ 耳尖	㉗ 胃
❷ 风溪	㉘ 肝
❸ 膝	㉙ 脾
❹ 角窝上	㉚ 气管
❺ 角窝中	㉛ 心
❻ 神门	㉜ 肺
❼ 髋	㉝ 外鼻
❽ 下腹	㉞ 饥点
❾ 腰骶椎	㉟ 高血压点
❿ 外生殖器	㊱ 肾上腺
⓫ 内生殖器	㊲ 目1
⓬ 盆腔	㊳ 内分泌
⓭ 便秘点	㊴ 升压点
⓮ 臀	㊵ 额
⓯ 坐骨神经	㊶ 三焦
⓰ 膀胱	㊷ 目2
⓱ 肾	㊸ 对屏尖
⓲ 胰胆	㊹ 缘中
⓳ 大肠	㊺ 颞
⓴ 小肠	㊻ 枕
㉑ 十二指肠	㊼ 牙痛点
㉒ 耳中	㊽ 颈椎
㉓ 外耳	㊾ 甲状腺
㉔ 口	㊿ 眼
㉕ 屏尖	51 面颊
㉖ 贲门	52 内耳

耳郭穴位示意图 ● ● ●

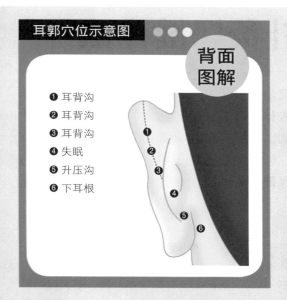

背面图解

❶ 耳背沟
❷ 耳背沟
❸ 耳背沟
❹ 失眠
❺ 升压沟
❻ 下耳根

形的部分）：两手食指或中指尖在三角窝区轻点揉按20次。此法可防治妇科病症，治疗肾虚阳痿。

3.耳甲艇区（耳轮脚以上的耳甲部）：两手食指或中指尖在耳甲艇区轻点揉按20次。此法可防治胃病、泄泻、胆石症等。

4.耳甲腔区（耳轮脚以下的耳甲部）：两手食指或指尖，在耳甲腔区轻点揉按20次。此法可防治胸痛、心悸、咳喘等。

5.耳垂区（耳郭下部柔软的部分）：两手拇指、食指拿捏耳垂区，轻微揉按9次。此法可防治眼疾、面瘫、痄腮（流行性腮腺炎）、小儿积滞。

6.耳背区（耳轮背面平坦的部分）：两手拇、食指捏拿耳背、耳腹处，轻微揉按20次。此法可防治眩晕、高血压等。

7.耳孔区：两手拇指或中指尖点按耳孔中，作拈按9次。此法可防治耳鸣、耳聋、面瘫。

8.耳根区：两手食指、中指点按耳根

处，作轻揉按转，正转20次，反转20次。此法可防治失眠、头痛。

9.全耳背：两手掌心（劳宫穴）对准耳背作轻揉按转，正转20次，反转20次。此法可防治经络、脏腑病症。

注意事项

耳郭有湿疹、破损时，不宜按摩。孕妇不宜用耳穴掐按法。

耳穴压药籽按摩法 ● ● ● ●

耳穴贴压药籽法：

此法又称耳压法，简便、易行、安全，适应证较广，奏效迅速。通常选用的药物种子有白芥子、莱菔子、王不留行、绿豆、赤小豆、六神丸等，另需准备胶布、剪刀、镊子等。将胶布剪成0.5厘米见方的小方块，将药籽贴附在胶布中央，根据需要制作相应数量的药贴。

寻找压痛点：

在耳郭上先寻找压痛点，结合临床症状进行辨证分析、选穴。然后，用75%酒精消毒耳郭，用镊子夹住药贴，对准穴位贴压，每次选3～5穴。贴压后，用手指轻压穴位1～2分钟。必要时取双耳穴进行贴压，3～5日换贴1次，5次为一疗程，两疗程间休息1周。

注意事项

夏天因易出汗，贴压穴位不宜过多，时间不宜过长，以防胶布潮湿或皮肤感染。个别人对胶布过敏，局部可出现丘疹，伴有瘙痒时，可将胶布取下，休息3～5日后再贴。耳郭有炎症或冻疮者不宜用贴压治疗。

针灸

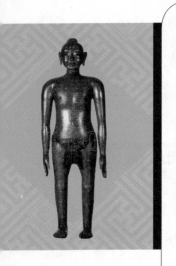

神奇的**针灸保健疗法**

　　针灸保健法就是用毫针或艾灸刺激人体一定的穴位，以激发经络之气，使人体新陈代谢旺盛起来，从而达到强壮身体、益寿延年的目的。针灸保健与针灸治病的方法虽基本相同，但着眼点不同，针灸治病着眼于纠正机体阴阳、气血的偏盛偏衰；而针灸保健则着眼于强壮身体，增进机体代谢能力，旨在养生延寿。

✳ 针刺保健　　●●●

　　针刺保健就是用毫针刺激一定的穴位，运用迎、随、补、泻的手法以激发经气，使人体新陈代谢功能旺盛起来，以达到强壮身体、益寿延年的目的，所以它是一种行之有效的养生方法。

针刺的作用

　　针刺保健与针刺治病的方法相同，但各有侧重。对健康者施以针刺，着眼于强壮身体，增进机体代谢能力，旨在养生延寿；对患者施以针刺，则着眼于纠正机体阴阳、气血的偏盛偏衰，扶正祛邪，意在祛病除疾。因而，两者在选穴、施针方面，亦有其特点。针刺保健选穴多以具有强壮功效的穴位为主，不宜过多；施针的手法、刺激强度宜适中。

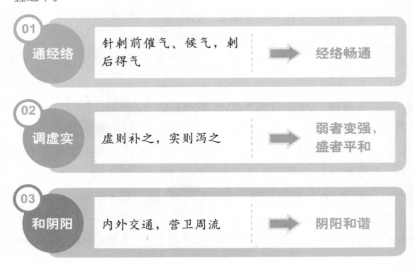

01 通经络	针刺前催气、候气，刺后得气	➡	经络畅通
02 调虚实	虚则补之，实则泻之	➡	弱者变强，盛者平和
03 和阴阳	内外交通，营卫周流	➡	阴阳和谐

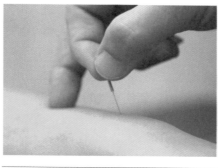
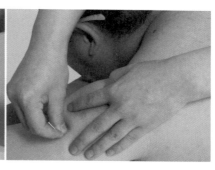

●**通经络：**针刺之所以能够养生，是由于刺激某些具有强壮效用的穴位，可以激发体内的气血运行，使正气充盛，阴阳协调。针刺的作用主要在于疏通经络，使气血流畅。《灵枢·九针十二原》中指出："欲以微针，通其经脉，调其血气。"针刺前的催气、候气，刺后的得气，都是在调整经络气血。如果机体某一局部的气血运行不利，针刺即可激发经气，促其畅达。所以，针刺的作用首先在于通，只有经络通畅无阻，机体各部分才能密切联系，共同完成新陈代谢活动，人才能健康无病。

●**调虚实：**人体的生理功能活动随时都在进行着。阴平阳秘是一种动态平衡，在正常情况下，也容易出现一些虚实盛衰的偏向。比如，体质的好坏，体力的强弱，机体的耐力、适应能力以及智力、反应灵敏度等等，在不同的个体、不同的时期，都会出现一定的偏差。针刺保健则可根据具体情况纠正这种偏差，虚则补之，实则泻之，补泻得宜，可使弱者变强，盛者平和，以保证健康。

●**和阴阳：**阴阳和谐乃是人体健康的关键，针刺则可以通经络、调虚实，使机体内外交通，营卫周流，阴阳和谐，这样，新陈代谢自然会健旺，就可以达到养生保健的目的。阴平阳秘，精神乃治就是这个道理。

现代研究证明，针刺某些强壮穴位可以提高机体的新陈代谢能力与抗病能力，还可以引起硫氢基酶系含量增高。硫氢基为机体进行正常营养代谢所必需的物质，对机体抗病防御功能有重要作用。这就进一步说明，针刺保健法确实具有保健防病、延年益寿的作用。

● 针刺治疗时需要注意：过度劳累、饥饿、精神紧张的患者，不宜立即针刺；体质虚弱的患者，尽量采用卧位，刺激也不宜过强；应避开血管针刺，以防出血；有自发性出血倾向的患者，不宜针刺。

※ 灸法保健 ● ● ●

灸，就是灼烧的意思。灸法是指利用某些燃烧材料熏灼或温熨体表一定的部位，通过调整经络、脏腑的功能，起到防治疾病目的的一种方法。实施灸法的原料很多，但以艾叶为主，其气味芳香，辛温味苦，容易燃烧，火力温和。用作灸法原料的艾绒就是用干燥的艾叶除去杂质捣碎后形成的。

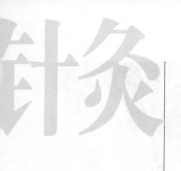

保健灸法是中国独特的养生方法之一，不仅可用于强身保健，还可用于久病体虚之人的康复。所谓保健灸法，就是在身体某些特定穴位上施灸，以达到和气血、调经络、养脏腑、延年益寿的目的。《医学入门》说："药之不及，针之不到，必须灸之。"说明灸法有时可以起到针、药不能起到的作用。至于灸法的保健作用，早在《扁鹊心书》中就有明确的记载："人于无病时，常灸关元、气海、命门……虽未得长生，亦可得百余岁矣。"

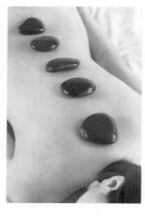

🖎 现代砭石保健结合了针灸方法，通过石刺、石温灸经穴来调整经络气血，达到养生保健的目的。

🖎 脐部温灸器是一个木质葫芦罐，罐体上下各有数个小孔，上孔可以通风出烟，下孔用以传导温热。使用时，先将艾柱或药物点燃，置灸器于应灸之处，或作来回温熨，使温热传至体内，有调和气血、温散寒邪的作用。

灸法的作用 ● ● ●

●**温经散寒**：《素问·异法方宜论》说："北方者，天地所闭藏之域也，其地高陵居，风寒冰冽……藏寒生满病，其治宜灸焫。"可见灸法具有温经散寒的功能，临床上可以治疗寒湿痹痛和寒邪为患之胃脘痛、腹痛、泄泻、痢疾等。

●**扶阳固脱**：《素问·生气通天论》说："阳气者，若天与日，失其所则折寿而不彰。"说明了阳气的重要性。阳衰则阴盛，阴盛则为寒、为厥，甚则欲脱，当此之时，就可用艾条来温补，扶助虚脱之阳气。临床上多用于脱证和中气不足、阳气下陷引起的遗尿、脱肛、阴挺、崩漏、带下、痰饮等。

●**消瘀散结**：《灵枢·刺节真邪论》说："脉中之血，凝而留止，弗之火调，弗能取之。"气为血帅，血随气行，气得温则行，气行则血亦行。灸能使气机通调，营卫和畅，故瘀结自散。所以，临床常用于气血凝滞之疾，如乳痈初起、瘰疬、瘿瘤等。

灸法的种类 ● ● ●

艾炷灸

将一小撮纯净的艾绒放置在平板上，用拇、食、中指边捏边旋转，捏成大小不同的圆锥形艾炷，小者如麦粒大，中等者如半截枣核大，大者如半截橄榄大。每燃烧一

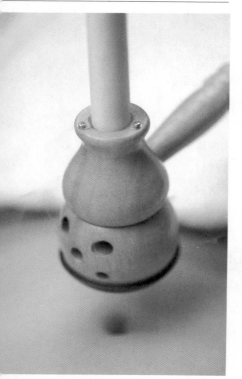

分类		名词解释
直接灸	无斑痕灸	就是在艾炷燃剩到2/5，或患者感到发烫时，便用镊子夹去，换炷再灸，一般灸3～7壮，以局部皮肤充血、红晕为度。如果掌握得好，皮肤不至于起泡，或起泡后也不至于成灸疮
	斑痕灸	又称化脓灸，临床上多用小艾炷，亦有用中艾炷者。施灸前先在施术部位上涂以少量凡士林或大蒜液，以增加黏附性。然后放置艾炷，从上端点燃，烧近皮肤时患者会有很强的灼痛感，可用手在施灸部位四周拍打以减轻疼痛。此法一般待每壮艾炷燃尽后，除去灰烬，方可换炷，每换一壮，即涂凡士林或大蒜液一次，可灸7～9壮。灸后1周会化脓，化脓时每天换膏药1次，45天左右灸疮愈合，留有斑痕

个艾炷，称为一壮。艾炷灸可分为直接灸和间接灸两类。

●**直接灸**：直接灸可以治疗慢性虚寒性疾病，如哮喘、眩晕、慢性腹泻、风寒湿痹等。由于直接灸容易造成起泡，形成灸疮，在皮肤上留有瘢痕，故现今的患者难以接受，临床上较少应用，但此法确实具有良好的临床疗效。

●**间接灸**：又称隔物灸，即在艾炷与皮肤之间垫以某种物品而施灸的一种方法。间接灸的种类很多，广泛用于临床各种疾病，既有单方，也有复方，治疗时，既发挥艾炷的作用，又发挥药物的作用，因而有特殊的治疗效果。

隔姜灸　将鲜生姜切成直径2～3厘米、厚0.2～0.3厘米的薄片，中间以针穿刺几个孔，上面放置艾炷，然后放在施灸部位，点燃艾炷，当艾炷燃尽后，可以换炷再灸。可以灸5～10壮，以皮肤红晕不起泡为度。在施灸过程中，若患者感到灼热不可忍受，可将姜片向上提起，或缓缓移动姜片。此法适用于一切虚寒病症，对呕吐、腹痛、泄泻、遗精、阳痿、早泄、不孕、痛经和风寒湿痹等疗效较好。

隔蒜灸　用鲜蒜头切成厚0.2～0.3厘米的片，中间用针穿刺几个孔，上面放置艾炷，然后放在施灸部位，点燃艾炷，当艾炷燃尽后，可以换炷再灸。可以灸5～7壮。因大蒜汁液对皮肤有刺激性，灸后容易起泡；若想避免起泡，在施灸过程中，可将蒜片向上提起，或缓缓移动蒜片。此法多用于治疗肺结核、腹中积块及疮疡等。

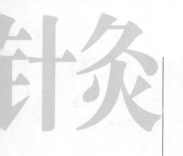

隔盐灸 用纯净干燥的食盐填敷于脐部，使其与脐平，上置艾炷施灸，如患者稍感灼痛，即更换艾炷。也可以在盐上放置姜片或蒜片施灸，以防止食盐受火暴而损伤皮肤。一般灸5～9壮。此法有回阳、救逆、固脱之功，常用于治疗急性寒性腹痛、吐泻、痢疾、淋病、中风脱证等。

艾卷灸

又称艾条灸，即用桑皮纸包裹艾绒卷成圆筒形的艾卷（也称艾条），将其一端点燃，对准穴位或患处施灸的一种方法。关于艾卷的记载见于明代，后来发展为在艾绒内加进药物，再用纸卷成条状艾卷施灸，名为雷火神针和太乙神针。在此基础上艾卷又演变为现代的单纯艾卷和药物艾卷。

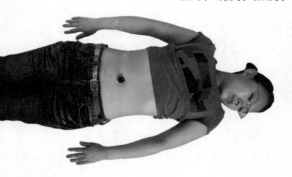

✎ 施灸前一定要选准穴位，令患者充分暴露施灸的部位，并采取舒适的且能长时间维持的体位。无论采用何种灸法，都要注意保护皮肤，特别是对局部感觉迟钝或消失者、老人、小儿施灸时更应如此，以免过分灼伤，引起不良后果。

艾卷灸按操作方法可分为悬灸和实按灸两种。

● **悬灸**：按其操作方法又可分为回旋灸、温和灸、雀啄灸等。

施灸时，艾卷点燃的一端与施灸部位的皮肤虽保持一定的距离，但水平方向不固定，而是向左右方向移动或反复进行旋转施灸。

将艾卷的一端点燃，对准穴位或患处施灸，距离皮肤2～3厘米，以局部有温热感而无灼痛感为宜，一般每穴灸10～15分钟，以皮肤红晕为度。如果为小儿或局部感觉减退的患者治疗，可将食、中两指置于施灸部位的两侧，这样可以通过手指来测知局部的受热程度，以便随时调节施灸时间和距离，防止烫伤。

雀啄灸 施灸时，艾卷点燃的一端与施灸部位皮肤之间的距离并不是固定的，而是使艾卷像鸟雀啄食一样，一上一下地在穴位或患处施灸。

● **实按灸**：施灸前，先在施灸部位垫上数层布或纸，然后将药物艾卷的一端点燃，趁热按到施术的部位上，使热力透达深部，若艾火熄灭，再点再按；或者以6～7层布包裹艾火熨于穴位，若艾火熄灭，再点再按。最常用的为太乙神针和雷火神针，适用于风寒湿痹、痿证、虚寒证。

让汤药发挥最大功效

——煎制汤剂有学问

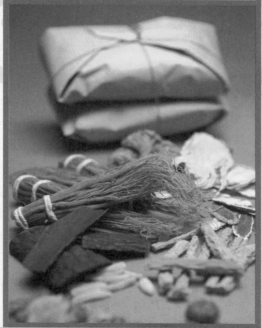

煎好汤药的技巧

汤剂是一种最古老也是最常用的中药剂型,因此汤剂的煎法是很有讲究的,它对药物的疗效有很大的决定作用。煎汤药的程序虽然简单,但其中包含的学问不小。那么,怎样煎药才能有效地发挥药物的作用呢?

01 用什么容器煎药

我们先从煎药的容器说起。很多人都知道煎中药不能用铜、铝、铁等制成的金属锅,最好用沙锅或搪瓷锅,以耐火的沙罐或陶罐最为理想,这是为什么呢?用陶罐或沙锅来煎药,是因为它的性质稳定,不容易与药物起化学反应;另外,它们传热慢,受热匀,不容易煳锅,而且价格也便宜。而金属容器的化学性质不稳定,容易发生化学发应,影响药效甚至产生毒副作用,患者服用后有可能出现恶心、呕吐等现象,使病情加重。

使用煎锅 小细节

煎锅要经常保持清洁,每次煎完药后最好立即去掉药渣,以免影响下次煎药的效果。此外,煎锅的容量宜稍大,以利煮沸时药液不断翻滚。

02 用水的技巧

煎中药只要是干净的水就行了,井水、自来水都可以。但加水的量要把握好,不同药剂的加水量是不大一样的。水少了,药物不能充分浸泡在水中,就煎煮不出药物中的有效成分;而如果水多了,不但耽误时间,还会使汤液的浓度降低,同样会影响疗效。

那么一剂汤药在煎制前加多少水才合适呢?加水量通常为药物的5~10倍,或者加到高出药面2~3厘米就可以了。第二次煎加水量可酌减。

03 煎前浸泡

在煎药前要用冷水将药物充分浸泡20~30分钟,使药物完全被水渗透,这样便于有效成分的溶解。冬天气温低,浸泡时间可长一些;夏天气温高,浸泡时间则不宜过长,以免变质。

04 入煎的特殊处理

先煎

先煎是为了延长药物的煎煮时间。一般来说,须先煎的饮片(将净选后的中药材,经过软化、切削、干燥等加工工序制成一定规格的药材,如丝、片、段、块等,可直接用于中医临床的中药,称为饮片)经大火煮沸后用小火煎煮10~20分钟,然后与用水浸泡过的其他药物合并煎煮。有些药物因临床治疗需要可适当延长煎煮时间,如矿物、动物

让汤药发挥最大功效——煎制汤剂有学问

浸泡药物的 《注意事项》

不能用开水浸泡药物，以免某些植物细胞中的蛋白质突然受热凝固，外层形成致密的包膜；或使部分高分子物质形成胶体，不利有效成分的浸出。

骨甲类饮片，因质地坚硬，有效成分不易煎出，应打碎先煎20分钟，方可与其他药物同煎，如生蛤壳、生龙骨、生龙齿、生紫石英、生寒水石、生石决明、生珍珠母、生瓦楞子、鳖甲、龟甲、鹿龟霜、生磁石、生牡蛎、生石膏、生赭石、自然铜等。某些有毒饮片可通过先煎1～2小时达到降低或消除毒性的目的，如含有毒成分乌头碱的生川乌、生草乌或生附子，经1～2小时的煎煮后，其中的乌头碱会分解为乌头次碱，进而分解为乌头原碱，使毒性大为降低。

后下

后下的目的是减少药物因煎煮时间过久所造成的成分散失。一般来说，在其他群药用小火煎煮15～20分钟后放入须后下的饮片，再煎煮5～10分钟即可。

气味芳香、含挥发性成分的饮片煎煮时间不宜过久，以免其有效成分散失，一般在其他群药煎好前5～10分钟入煎即可，如降香、沉香、薄荷、砂仁、豆蔻、鱼腥草等。

久煎后有效成分易破坏的饮片也需后下，一般在其他群药煎好前10～15分钟入煎即可，如钩藤、苦杏仁、徐长卿等。

包煎

包煎即把须煎的饮片装在纱布袋中，扎紧袋口后与群药共同煎煮。需要包煎的药物主要有以下几类：

含黏液质较多的饮片宜包煎，以免在煎煮过程中粘糊锅底，如车前子、葶苈子。

富含绒毛的饮片宜包煎，以免脱落的绒毛混入煎液后刺激咽喉引起咳嗽，如旋覆花、枇杷叶等。

花粉等微小饮片因总表面积大，疏水性强，故也宜包煎，以免因其漂浮而影响有效成分的煎出，如蛤粉、蒲黄、海金沙、六一散等。

烊化

一些胶类、蜜膏类中药不宜与群药同煎，以免煎液黏稠而影响其他有效成分的煎出或结底焦化。可以把此类药置于已煎好的药液中加热溶化后一起服用；也可将此类药置于容器内，加适量水，加热溶化或隔水炖化后，再兑入群药煎液中混匀分服，如阿胶、鳖甲胶、鹿角胶、龟鹿二仙胶等。

另煎

对于一些贵重中药，为使其有效成分充分煎出，减少有效成分被其他药渣吸附引起的损失，须另外单独煎煮取汁，再将渣并入其他群药合煎，然后将两者的药液混匀后分服。一般饮片通常需另煎30～40分钟，如人参、西洋参、西红花等；质地坚硬的贵重药，如羚羊角、水牛角应另煎2～3小时。

兑服

对于液体中药，若放置于其他药中煎煮，往往会影响其成分，故应待其他药物煎煮去渣取汁后，再行兑入服用，如黄酒、竹沥水、鲜藕汁、姜汁、梨汁、蜂蜜等。

冲服

一些用量少的贵细中药，宜先研成粉末，再用群药的煎液冲服，避免有效成分被其他药渣吸附而影响药效，如雷丸、蕲蛇、羚羊角、三七、琥珀、鹿茸、紫河车、沉香、金钱白花蛇等。

煎汤代水

对于质地泡松、用量较大，或泥土类不易滤净药渣的药物，可先煎15～25分钟，去渣取汁，再与其他药物同煎，如葫芦壳、灶心土等。

05 煎药的火候和时间

由于药物的质地不同，煎药的方法、程序也各有不同，比如，有些药要先煎后下，有些药要另煎，有些药要包煎，等等。至于煎药的时间，要根据药物的性质来定，通常头遍煎时，应在中药煮开后再熬20分钟左右，第二遍煎的时间可以稍微短一些，但也要视具体药物而有所不同。

中药有效成分的溶出是治病的关键，一般都认为煎药还是煎两遍好（头一遍叫头煎，第二遍叫二煎），这样可以使药物的有效成分充分溶出，增强疗效。通常把这两次煎出的药汤混在一起服用，总量为300～500毫升。对于服中药困难的患者，可以少量多次分服，或者是浓缩给药。但是有些药，像解表类的就不能浓缩给药，而应煎多少服多少。

煎中药的火力按大小有文火、武火之分，文火就是小火，武火就是大火、旺火。武火的火焰大，力道猛烈，可以使温度急速上升，使药液很快沸腾，但也容易烧焦；而文火的火焰较小，力道比较温和。煎药时，通常先用武火将药液烧开，再用文火慢慢地煎。

滋补类药物

头煎一般在煮沸后，用文火煎半小时至1小时，二煎在煮沸后再煎半小时左右。对于一些植物根茎、果实，动物的甲、角、壳等质地坚硬厚实、难以溶解的药物，煎前常须捣碎，并适当延长煎药时间，有的须焖煮数小时。

解表发汗类药物

一般用武火煮沸后再煎3～6分钟即可。此类药多系植物全草或花、叶，质地轻扬，气味辛香，富含挥发油，如煎煮太久容易使药物有效成分挥发掉，从而降低药效。

一般性药

一般在煮沸后再煎半小时即可。药物的煎煮时间与药物的质地有关，一般来说，凡质地硬、气味难出的药物，煎煮时间宜长；质地软松、气味易出的药物，煎煮时间宜短。

06 正确保存剩余药材

药物应放在冷暗干燥的地方，以防虫蛀或腐烂变质，不过矿物类药物不受此影响。

有的人习惯于把一些暂时未用的中药材存放在冰箱里，认为这样可以长时间保存，但是实际上放在冰箱的时间久了，药材容易被各种细菌侵入，而且易受潮，从而丧失药性。

古代中药计量单位换算：
1分 = 10厘 = 0.3克　1厘 = 10毫 = 0.03克
1钱 = 10分 =3克　　　1两 = 10钱 = 30克
1斤 = 10两 =300克

让汤药发挥最大功效——煎制汤剂有学问

02 正确服用汤药的方法

01 服药时间

【饭前服】 一般在饭前30~60分钟服药。病位在下，应在饭前服药，以使药性容易下达，如肝肾虚损或腰以下的疾病。治疗肠道疾病，也宜在饭前服药，因为在胃空状态下，药液能直接与消化道黏膜接触，能较快地通过胃入肠，从而被较多地吸收而发挥作用，不致受胃内食物稀释而影响药效。

【饭后服】 一般在饭后15~30分钟服药。病位在上，应在饭后服药。如治疗心肺、胸膈、胃脘以上的病症，在饭后服药，可使药性上行。对胃肠有刺激作用的药，在饭后服用可减少对胃肠黏膜的损害。毒性较大的药，也宜在饭后服用，避免因吸收太快而发生毒副作用。

【餐间服】 即在两餐之间服药，避免食物对药物的影响。治疗脾胃病的药宜餐间服。

【空腹服】 具有滋补作用的汤药，宜早晨空腹服用，以利于充分吸收。用于驱虫或治疗四肢血脉病的药物也宜空腹服，这样可使药物迅速被吸收，并在体内保持较高浓度而迅速发挥药效。具有泻下作用的汤药也应空腹服，以增强药效。

【睡前服】 一般在睡前15~30分钟服用。补心脾、安心神、镇静安眠，以及治疗积滞、胸膈病等的药物，服药后宜仰卧。治疗头、口、耳病等的药物，服药后宜去枕而卧。治疗左右两肋病症的药物，服药后应按药性的升降作用选择睡姿，如药性升发，应择健侧卧；如药性沉降，应择患侧卧。

【隔夜服】 主要是指驱虫药，睡前服用1次，第二天早晨空腹再服用1次，以便将虫杀死排出体外。

02 服药方法

【频服】 凡咽喉病、呕吐患者，宜采用一口接一口喝完的方法；也可以喝一口，隔5分钟再喝一口，缓缓服下，使汤药充分接触患部，较快见效。

【顿服】 药性峻烈的小剂量汤药，如通便、化瘀血药物等，要一次一口气喝完，目的是在不伤正气的情况下，集中药力，使药物发挥其最大效应。

03 服药次数

中药的一般服法是一服汤药早、晚各服1次，或早、中、晚各服1次，但根据病情，有的一天只服1次，有的一天须服几次，有的又可以煎汤来代替茶饮。

04 服药温度

【温服】 一般药物均宜温服，药煎好后放一会儿，待其不冷不热时服，如平和补益药物。

【热服】 凡伤风感冒的药，宜趁热服下，以达到发汗目的；祛寒通血脉的药也宜热服，以利于祛寒活血。

【冷服】 一般来说，解毒药、止吐药、清热药等均应在药液冷却后服。

小药材，治大病

03

01 发散风寒药

细辛

辛，温。入心、肺、肝、肾经。

◀ 药用 ▶

本品为马兜铃科植物东北细辛或细辛的全草。

◀ 功效 ▶

发散风寒，祛风止痛，温肺化饮。

◀ 临床应用 ▶

❶用于风寒感冒，症见发热恶寒、头痛身痛、鼻塞等。❷用于头痛、齿痛、风湿痹痛。❸用于痰多咳嗽。

◀ 一般用量与用法 ▶

3～4.5克，煎服。外用适量。

方剂举例

方 **小青龙汤** 出处：《伤寒论》
麻黄、桂枝、细辛、芍药、五味子、干姜、半夏、甘草。
治痰饮、咳嗽、气喘。

方 **麻黄附子细辛汤** 出处：《伤寒论》
麻黄、附子、细辛。
治阳虚而兼外感，身发热，恶寒甚剧，虽厚衣重被其寒不减，神衰欲寐。

桂枝

辛、甘，温。入心、肺、膀胱经。

◀ 药用 ▶

本品为樟科植物肉桂的细枝。

◀ 功效 ▶

发汗解表，温通经脉，通阳化气。

◀ 临床应用 ▶

❶用于风寒表证。❷用于寒湿痹痛与经闭腹痛、痛经等症。❸用于水湿停滞所致的痰饮咳喘、小便不利等症。

◀ 一般用量与用法 ▶

3～9克，煎服。

方剂举例

方 **桂枝汤** 出处：《伤寒论》
桂枝、芍药、甘草、生姜、大枣。
治外感风寒、头痛发热、汗出恶风、口不渴等。

方 **桂枝茯苓丸** 出处：《金匮要略》
桂枝、茯苓、牡丹皮、桃仁、芍药。
治妇女月经失调、瘀血阻滞的腹痛及胎死腹中。

方 **桂枝附子汤** 出处：《伤寒论》
桂枝、附子、甘草、生姜、大枣。
治风寒湿邪阻滞，身体疼痛，举动困难，不能自由转侧。

芫荽

辛，温。入肺、胃经。

药用

本品为伞形科植物胡荽的全草。

功效

发表透疹。

临床应用

用于小儿麻疹初起、透发不快、发热无汗等症。

一般用量与用法

3～6克，煎服。外用适量，煎汤趁热熏洗。

方剂举例

 透疹方 出处：《中医儿科学》
芫荽、西河柳。
治疹出不快，或透发不出。

 # 麻黄

辛、微苦，温。入肺、膀胱经。

药用

本品为麻黄科植物草麻黄及木贼麻黄或其他含麻黄碱的同属植物的草质茎。

功效

发汗解表，宣肺平喘，利水。

临床应用

❶用于风寒感冒、麻疹透发不畅、风疹身痒等症。❷用于咳嗽、气喘。❸用于水肿等症。

一般用量与用法

1.5～9克，煎服（先煎）。

方剂举例

 麻黄汤 出处：《伤寒论》
麻黄、桂枝、杏仁、甘草。
用于外感风寒，症见恶寒、无汗、头痛、身痛等。

三拗汤 出处：《和局方剂》
麻黄、杏仁、甘草。
用于风寒感冒、咳嗽气喘。

 # 防风

辛、甘，微温。入膀胱、肝、脾经。

药用

本品为伞形科植物防风的根。

功效

祛风解表，胜湿解痉，止泻止血。

临床应用

❶用于风寒感冒，症见发热恶寒、头痛、身痛。❷用于风湿痹痛。

一般用量与用法

3～9克，煎服。

方剂举例

 防风汤 出处：《证治准绳》
防风、葛根、秦艽、桂枝、甘草、当归、杏仁、黄芩、赤茯苓、生姜。
治感冒头痛。

 玉真散 出处：《医宗金鉴》
防风、白芷、天麻、羌活、白附子、南星。
治破伤风。

生姜

辛，微温。入肺、脾、胃经。

药用

本品为姜科植物姜的新鲜根茎。

功效

发汗解表，温中止呕，解毒。

临床应用

❶用于风寒感冒，症见发热、恶寒等。❷用于胃寒呕吐。❸用于中鱼蟹毒、呕吐腹泻等症。

一般用量与用法

2～3片（每片0.6～0.9克），煎服。

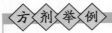

方 小半夏汤　　出处：《金匮要略》
生姜、半夏。
治似呕不呕、似哕不哕。

白芷

辛，温。入肺、胃经。

药用

本品为伞形科植物白芷或川白芷的根。

功效

祛风解表，止痛，消肿排脓，燥湿止带。

临床应用

❶用于风寒感冒，症见头痛、鼻塞等。❷用于头痛、眉棱骨痛、齿痛。❸用于疮疡肿痛。❹用于妇女白带。

一般用量与用法

3～9克，煎服。外用适量。

方 白芷葱豉汤　　出处：《卫生宝鉴方》
白芷、豆豉、葱白、甘草、生姜、大枣。
治寒热头痛、眉棱骨痛。

紫苏叶

辛，温。入肺、脾经。

药用

本品为唇形科植物紫苏的茎叶。

功效

发汗解表，行气宽中，解鱼蟹毒。

临床应用

❶用于风寒感冒。❷用于胸闷、呕恶等症。❸用于食鱼蟹后引起的吐泻腹痛。

一般用量与用法

3～9克，煎服。

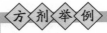

方 香苏散　　出处：《太平惠民和剂局方》
香附、紫苏叶、陈皮、甘草。
治外感风寒，内有气滞，头痛无汗，胸膈满闷，噫气恶食。

方 苏羌达表汤　　出处：《通俗伤寒论》
紫苏叶、防风、光杏仁、羌活、白芷、广橘红、生姜、茯苓皮。
治风寒感冒、发热恶寒、头项强痛、骨节烦疼、无汗而喘、胸痞恶心。

方 紫苏汤　　出处：验方
生紫苏、生姜、葱白。
治风寒感冒。

让汤药发挥最大功效——煎制汤剂有学问

薄荷

辛,凉。入肺、肝经。

药用

本品为唇形科植物薄荷的茎叶。

功效

疏散风热,清利咽喉,透疹。

临床应用

❶用于风热感冒、温病初起有表证者。❷用于咽喉红肿疼痛。❸用于麻疹透发不通畅。

一般用量与用法

2.4~4.5克,煎服。宜后下。

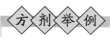

薄荷汤 出处:《普济方》

薄荷叶、牛蒡、甘菊花、甘草。

治风热攻目,昏涩疼痛。

葛根

甘,辛,平。入脾、胃经。

药用

本品为豆科植物粉葛的根。

功效

解表,透疹,生津,止泻。

临床应用

❶用于感冒,症见发热、恶寒、无汗、项

强等症。❷用于麻疹透发不畅。❸用于胃热口渴等症。

一般用量与用法

9~15克,煎服。

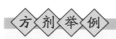

柴葛解肌汤 出处:《伤寒六书》

柴胡、葛根、石膏、羌活、白芷、黄芩、芍药、桔梗、甘草、生姜、大枣。

治三阳合病,症见头痛发热、心烦不眠、目痛鼻干、四肢酸楚、脉微洪等。

菊花

甘、苦,微寒。入肺、肝经。

药用

本品为菊科植物菊及其变种的头状花序。

功效

疏散风热,明目,清热解毒,平肝阳。

临床应用

❶用于外感风热,症见发热、恶寒、头痛等。❷用于目赤肿痛。❸用于疮疡肿痛等症。❹用于肝阳上亢引起的头晕、目眩、头胀、头痛等症。

一般用量与用法

9~15克,煎服。

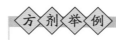

菊花散 出处:《太平惠民和剂局方》

白菊花、白蒺藜、羌活、木贼、蝉蜕。

治肝受风毒、眼目赤肿、昏暗羞明、多泪涩痛、渐生翳膜。

柴胡

苦，平。入心包络、肝、三焦、胆经。

药 用

本品为伞形科植物北柴胡或狭叶柴胡等的根或全草。

功 效

解表，退热，疏肝解郁，升举阳气。

临床应用

❶用于感冒、发热等症。❷用于寒热往来、疟疾等症。❸用于肝气郁结、胁肋疼痛、月经失调等症。❹用于气虚下陷、久泻脱肛、子宫下垂等症。

一般用量与用法

3~9克，煎服。

方剂举例

 小柴胡汤　出处：《伤寒论》

柴胡、黄芩、半夏、人参、甘草、生姜、大枣。

治寒热往来、胸胁苦满、心烦喜呕、口苦咽干。

 消郁散　出处：《太平惠民和剂局方》

柴胡、当归、白芍、白术、茯苓、甘草、薄荷、煨生姜。

治肝气抑郁、血虚火旺、头痛目眩、两胁作痛、月经失调。

 清胰汤　出处：天津南开医院方

柴胡、黄芩、胡黄连、白芍、木香、延胡、生大黄、芒硝。

治急性胰腺炎，腹中阵痛或串痛，拒按，口渴，便秘，尿赤。

升麻

甘、辛，微寒。入肺、脾、大肠、胃经。

药 用

本品为毛茛科植物西升麻或关升麻的根茎。

功 效

发表透疹，清热解毒，升阳举陷。

临床应用

❶用于麻疹透发不畅。❷用于热毒斑疹、牙龈浮烂恶臭、口舌生疮、咽喉肿痛、疮疡等症。❸用于气虚下陷、久泻脱肛、子宫下垂等症。

一般用量与用法

3~9克，煎服。

方剂举例

升麻葛根汤　出处：《阎氏小儿方论》

升麻、葛根、芍药、炙甘草。

治麻疹未发，或发而不透。

升陷汤　出处：《医学衷中参西录》

生黄芪、知母、柴胡、桔梗、升麻。

治胸中大气下陷，气短不足以息。

宣毒发表汤　出处：《痘疹仁端录》

升麻、葛根、前胡、杏仁、枳壳、荆芥、防风、薄荷叶、木通、连翘、牛蒡子、桔梗、淡竹叶、生甘草。

治麻疹初期，欲出不出。

普济消毒饮　出处：《东垣试效方》

黄芩、黄连、连翘、牛蒡子、炒白僵蚕、元参、马勃、板蓝根、桔梗、生甘草、橘红、人参、升麻、柴胡。

治头面红肿痛，目不能开，咽喉疼痛，恶寒发热，舌燥口渴，舌红苔黄。

蝉 蜕

甘，寒。入肺、肝经。

药用

本品为蝉科昆虫黑蚱等的幼虫羽化后所脱落的皮壳。

功效

散风热，利咽喉，退目翳，定惊痫。

临床应用

❶ 用于外感风热，症见发热恶寒、咳嗽，以及风疹、皮肤瘙痒等症。❷ 用于麻疹透发不畅。❸ 用于咽喉肿痛以及音哑等症。❹ 用于目赤肿、翳膜遮睛。❺ 用于破伤风、小儿惊风、夜啼等症。

一般用量与用法

3～6克，煎服。治破伤风可用15～30克。

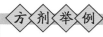

 蝉蜕散 出处：《证治准绳》

蝉蜕、薄荷。

治感冒风热，皮肤瘙痒。

牛蒡子

辛、苦，寒。入肺、胃经。

药用

本品为菊科植物牛蒡的成熟果实。

功效

疏散风热，祛痰止咳，清热解毒。

临床应用

❶ 用于外感风热，咽喉红肿疼痛。❷ 用于麻疹透发不畅。❸ 用于咳嗽咳痰不畅。❹ 用于疮痈肿痛等症。

一般用量与用法

3～9克，煎服。

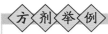

 牛蒡汤 出处：《证治准绳》

牛蒡子、大黄、防风、薄荷叶、荆芥穗、甘草。

治咽喉肿痛，丹毒。

桑 叶

苦、甘，寒。入肺、肝经。

药用

本品为桑科植物桑树的叶。

功效

疏散风热，清肝明目。

临床应用

❶ 用于外感风热，症见头痛、咳嗽等。❷ 用于目赤肿痛等症。

一般用量与用法

3～9克，煎服。

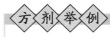

 桑菊饮 出处：《温病条辨》

桑叶、菊花、连翘、薄荷、甘草、杏仁、桔梗、苇根。

治风温初起，身热不甚，头痛鼻塞，咳嗽、咳痰不畅。

石膏

辛、甘，大寒。入肺、胃经。

药用

本品为单斜晶系的硫酸钙矿石。

功效

清热泻火，收敛生肌。

临床应用

❶用于温热病所致的肺胃大热、高热不退、口渴、烦躁、脉洪大等症。❷用于温病高热，身发斑疹。❸用于胃火亢盛所致的头痛、齿痛、牙龈肿痛等症。❹用于肺热咳嗽、气喘。❺用于湿疹水火烫伤、疮疡溃后不敛及创伤久不收口。

一般用量与用法

15～60克，打碎，先煎。外用适量。

方 **白虎汤** 出处：《伤寒论》
石膏、知母、甘草、粳米。
治阳明病发热，大烦大渴，大汗出，脉洪大。

方 **竹叶石膏汤** 出处：《伤寒论》
竹叶、石膏、半夏、麦冬、人参、粳米、炙甘草。
治身热多汗，渴喜冷饮，神疲少气，咽干唇燥，不思饮食。

方 **玉女煎** 出处：《景岳全书》
生石膏、熟地黄、麦冬、知母、怀牛膝。
治热病烦热口渴，头痛，牙痛。

寒水石

辛、咸，大寒。入胃、肾经。

药用

本品为天然沉积矿物单斜晶系硫酸钙或三方晶系碳酸钙矿石。

功效

清热泻火。

临床应用

用于温热病壮热、烦渴等症。

一般用量与用法

9～30克，煎服，先煎。

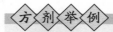
方 **三石汤** 出处：《温病条辨》
飞滑石、寒水石、生石膏、杏仁、竹茹、金银花、白通草、金汁。
治暑温邪在气分，大热烦渴，苔黄。

莲子心

苦，寒。入心经。

药用

本品为睡莲科植物莲的子实的清嫩胚芽。

功效

清心热。

临床应用

用于温热病高热神昏谵语及心火亢盛、烦躁不安等症。

一般用量与用法

1.5～3克，煎服。

荷叶

苦，平。入肝、脾、胃经。

药用

本品为睡莲科植物莲的叶片。

功效

解暑清热，升发清阳。

临床应用

❶ 用于感受暑热，头胀胸闷、口渴、小便短赤等症。❷ 用于夏季暑热烦渴、暑湿泄泻等症。

一般用量与用法

一角（全叶的1/4），煎服。

 方剂举例

清震汤　出处：《活法机要》

荷叶、升麻、苍术。

治雷头风（雷头风：病名，多由风邪外袭或痰热生风所致。其症为头面起核块肿痛，或憎寒壮热，或头痛，头中如雷鸣）头痛，头胀，舌苔滑腻。

荷叶散　出处：《证治准绳》

荷叶、鬼箭羽、桃仁、刘寄奴、蒲黄。

治产后恶露不下，腹痛闷胀。

 # 夏枯草

辛、苦，寒。入肝、胆经。

药用

本品为唇形科植物夏枯草的花序及果穗。

功效

清肝火，散郁结。

临床应用

❶用于肝火上炎所致的目赤肿痛、目珠疼痛、头痛、晕眩等症。❷用于瘰疬痰核。

一般用量与用法

9～15克，煎服。

方剂举例

夏枯草膏　出处：《医宗金鉴》

夏枯草、当归、白芍、玄参、乌药、浙贝、僵蚕、昆布、陈皮、桔梗、抚芎、甘草、香附、红花。

治肝燥血旺，瘰疬坚硬。

 # 栀子

苦，寒。入心、肝、肺、胃经。

药用

本品为茜草科栀子树的成熟果实。

功效

清热泻火，凉血解毒。

临床应用

❶用于热病发热、心烦不宁等症。❷用于热毒、实火引起的吐血、鼻衄、尿血、目赤肿痛和疮疡肿毒等症。

一般用量与用法

3～9克，煎服。外用适量。

方剂举例

栀子大黄汤　出处：《金匮要略》

栀子、大黄、枳实、豆豉。

治酒疸心中懊恼，热痛。

04 清肝明目药

 05 清热凉血药

决明子

甘、苦、咸，微寒。入肝、胆经。

药用

本品为豆科植物决明的成熟种子。

功效

清肝明目。

临床应用

用于目赤肿痛、羞明多泪、青盲内障。

一般用量与用法

9～15克，煎服。

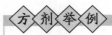

 决明子散 出处：《济生方》
决明子、石决明、菊花、蔓荆子、黄芩、石膏、芍药、川芎、木贼、羌活、甘草。
治风热头痛，或目赤肿痛。

 决明子汤 出处：《圣济总录》
决明子、柴胡、黄芩、防风、苦竹叶、升麻、甘草、菊花、细辛。
治肝脏实热，目生赤肉、涩痛。

 洗肝明目汤 出处：《万病回春》
川芎、连翘、防风、蔓荆子、黄连、黄芩、栀子、生地黄、石膏、甘草、当归、决明子、桔梗、蒺藜、荆芥、薄荷、羌活、菊花、赤芍。
消邪热，消肿明目。

 七子汤 出处：《验方大全》
决明子、枸杞子、菟丝子、女贞子、金樱子、沙苑子、桑葚。
治肝肾阴虚性高血压，症见头昏、头痛、失眠多梦、腰膝酸软、四肢麻木。

牛黄

苦、甘，凉。入心、肝经。

药用

本品为牛科动物黄牛或水牛的胆囊结石。

功效

清心开窍，豁痰定惊，清热解毒。

临床应用

❶ 用于高热烦躁、神昏谵语及惊痫抽搐等症。❷ 用于咽喉肿痛腐烂、各种热毒疮痈。

一般用量与用法

每次吞服0.15～0.6克。多入丸、散剂应用。入汤剂宜冲服。外用适量。

方剂举例

方 **牛黄清心丸** 出处：《痘疹心法》
牛黄、黄连、黄芩、栀子、郁金、朱砂。
治热盛神志不清。

方 **抗热牛黄丸** 出处：《温病条辨》
牛黄、郁金、犀角、黄连、朱砂、梅片、麝香、珍珠、雄黄、黄芩、栀子。
治温病邪入心包，神昏谵语，身热烦躁，以及小儿惊厥，中风窍闭。

方 **牛黄解毒丸** 出处：《证治准绳》
牛黄、甘草、金银花、草河车。
治小儿胎毒疮疖。

生地黄

甘、苦，寒。入心、肝、肾经。

药用

本品为玄参科植物地黄的新鲜块根。

功效

清热凉血，生津。

临床应用

❶ 用于热病热邪入营，舌绛口渴，或身发斑疹。❷ 用于阴虚火旺，咽喉红肿。❸ 用于血热妄行引起的吐血、衄血等症。

一般用量与用法

15～60克，煎服。

方剂举例

地黄煎 出处：《证治准绳》
生地黄汁、生门冬汁、白沙蜜酥。
治小儿壮热心烦，卧不安。

清营汤 出处：《温病条辨》
生地黄、犀角、玄参、竹叶心、金银花、连翘、黄连、丹参、麦冬。
治热病热入营血，高热神昏。

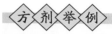 # 紫草

甘，寒。入心、肝经。

药用

本品为紫草科植物紫草及新疆紫草的根。

功效

凉血，解毒，透疹。

临床应用

用于麻疹与其他热病发斑疹因血热毒盛而疹出不透，或疹出而色不红活。

一般用量与用法

3～9克，煎服。

方剂举例

紫草快斑汤 出处：《证治准绳》
紫草、人参、白术、茯苓、甘草、当归、川芎、芍药、糯米。
治痘疹血气不足，不能透发，色不红活。

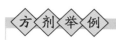 # 大青叶

苦，大寒。入心、胃经。

药用

本品为十字花科植物菘蓝的叶。

功效

清热解毒，凉血。

临床应用

❶ 用于时行热病，热入血分，高热神昏及热毒发斑等症。❷ 用于丹毒、咽喉肿痛、口疮、肿毒等症。

一般用量与用法

9～15克，大剂量可用至30克，煎服。

方剂举例

犀角大青汤 出处：《活人书》
大青、犀角、豆豉、栀子。
治伤寒发斑，咽痛。

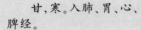 金银花

甘，寒。入肺、胃、心、脾经。

 药 用

本品为忍冬科植物忍冬的花蕾。

功 效

清热解毒。

临床应用

❶用于外感风热或温病初起。❷用于疮痛肿毒、咽喉肿痛。❸用于热毒引起的泻痢便血（粪便中夹有黏液和血液）。

一般用量与用法

9～15克，煎服。

方 剂 举 例

银翘散 出处：《温病条辨》
金银花、连翘、荆芥、薄荷、豆豉、牛蒡子、竹叶、桔梗、甘草、芦根。
治风温初起。

 漏 芦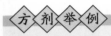

苦，寒。入胃经。

药 用

本品为菊科植物漏芦的根。

功 效

清热解毒，消痈肿，下乳汁。

临床应用

❶用治疮痛初起，以及乳汁不下、乳房

肿痛等症。 ❷用于各种肿瘤。

一般用量与用法

3～12克，煎服。

方 剂 举 例

漏芦汤 出处：《卫生宝鉴》
漏芦、升麻、大黄、黄芩、蓝叶、玄参。
治脏腑积热发毒，头面红肿，咽喉阻塞，水药不下，一切危急疬疫。

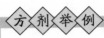 山慈姑

甘、微辛，寒。入肝、胃经。

 药 用

本品为兰科植物杜鹃兰的干燥假鳞茎。山慈姑的来源较复杂，有兰科的杜鹃兰、独蒜兰，百合科的老鸭瓣，防己科的金果榄、青牛胆等。

功 效

清热解毒，消痈散结。

临床应用

❶用于实热性疮疖肿毒、瘰疬结核等症。❷用于食管癌及淋巴肿瘤等。

一般用量与用法

3～9克，煎服。外用适量。

方 剂 举 例

玉枢丹 出处：《是斋百一选方》
山慈姑、麝香、千金子霜、雄黄、红芽大戟、朱砂、五倍子。
治感受外邪、食物中毒等引起的恶心、呕吐、腹痛、腹泻。

四季青

苦、涩，寒。入肺、心经。

药用

本品为冬青科植物冬青的叶。

功效

清热解毒，凉血止血。

临床应用

❶用于感冒发热、肺热咳嗽、咽喉肿痛、小便淋沥涩痛及痢疾、腹泻等病症。❷用于热疖痈肿初起、下肢溃烂、烫伤、烧伤及外伤出血等症。

一般用量与用法

15～30克，大剂量可用至60克，煎服。外用适量。

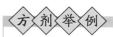

 感冒宁　出处:《上海中成药》

四季青、大青叶、防风、紫苏、荆芥。

治感冒发热头痛，鼻塞流涕。

紫花地丁

苦、辛，寒。入心、肝经。

药用

本品为堇菜科植物紫花地丁的全草。

功效

清热解毒。

临床应用

用于疔疮热毒、痈肿发背等症。

一般用量与用法

9～15克，大剂量可用至30克；新鲜的可用30～60克，煎服。外敷适量。

 紫花地丁散　出处:《证治准绳》

紫花地丁、当归、大黄、赤芍、金银花、黄芪、甘草。

治诸疮肿痛。

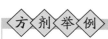

连翘

苦，微寒。入心、胆经。

药用

本品为木犀科植物连翘的果实。

功效

清热解毒。

临床应用

❶用于外感风热或温病初起。❷用于热病所致的高热、烦躁、口渴或发斑疹等症。❸用于疮疡肿毒、瘰疬、丹毒、乳痈等症。

一般用量与用法

9～15克，煎服。

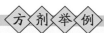

 连翘解毒汤　出处:《疡医大全》

连翘、牡丹皮、牛膝、天花粉、木瓜、桃仁、金银花、薏苡仁、甘草、白僵蚕。

治腋窝疮。

连翘汤　出处:《圣济总录》

连翘、玄参、木香、昆布、枳壳、水牛角、柴胡、黄芩、甘草、升麻、沉香、当归、芍药、木通、生姜、大枣、柳枝。

治瘰疬结核在项腋下，项僵背痛。

蒲公英

苦、甘,寒。入肝、胃经。

药用

本品为菊科植物蒲公英或其他同属植物的全草。

功效

清热解毒。

临床应用

用于乳痈肿痛、疔疮热毒、咳吐脓血痰。

一般用量与用法

9~30克,煎服。

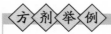

方 五味消毒饮　　出处:《医宗金鉴》
蒲公英、地丁草、野菊花、金银花、紫背天葵。
治疔肿毒疮。

方 阑尾清解汤　　出处:经验常用方
金银花、蒲公英、冬瓜仁、大黄、牡丹皮、木香、川楝子、生甘草。
治阑尾炎热毒期,腹痛拒按,甚至腹硬、发热、口渴、唇燥、呕恶不能进食等。

白蔹

苦,微寒。入心、胃经。

药用

本品为葡萄科植物白蔹的根。

功效

清热解毒,消痈肿。

临床应用

用于疮疡痛肿。

一般用量与用法

3~9克,煎服。外用适量。

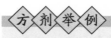

方 内托白蔹散　　出处:《沈氏尊生书》
白蔹、赤芍、当归、连翘、黄芩、白芷、瓜蒌仁、川芎、天花粉、乳香、防风、桔梗、柴胡、白蒺藜、生甘草。
治痈疽溃疡不收。

方 白蔹散　　出处:《证治准绳》
白蔹、黄柏。
治冻耳成疮,或痒或痛。

土茯苓

甘、淡,平。入肝、胃经。

药用

本品为百合科植物光叶菝葜的块茎。

功效

清热解毒,除湿通络。

临床应用

用于湿热疮毒、梅毒、筋骨拘挛疼痛及瘰疬疮肿等症。

一般用量与用法

15~60克,煎服。据文献记载,服药时不可饮茶。

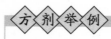

方 搜风解毒汤　　出处:《本草纲目》
土茯苓、薏苡仁、金银花、防风、木瓜、木通、白鲜皮、皂荚子。
治梅毒,筋骨挛痛。

黄连

苦,寒。入心、肝、胆、胃、大肠经。

药用

本品为毛茛科植物黄连或同属植物的根茎。

功效

清热燥湿,泻火解毒。

临床应用

❶用于湿热内蕴,胸中烦热痞满、舌苔黄腻、黄疸,以及肠胃湿热、呕吐、泻痢、痔疮等症。❷用于热病高热,口渴烦躁,甚至神昏谵语;心火亢盛,失眠,心烦;血热妄行,吐血衄血,以及热毒疮疡等症。

一般用量与用法

1.5～4.5克,煎服;研粉吞服,每次0.9～1.5克,每日服2～3次。

 方剂举例

方 **黄连解毒汤**　出处《外台秘要》
黄连、黄芩、黄柏、栀子。
治疮毒。

方 **香连丸**　出处《太平惠民和剂局方》
黄连、木香。
治下痢腹痛,里急后重。

方 **左金丸**　出处《丹溪心法》
黄连、吴茱萸。
治肝火犯胃,脘胁疼痛,口苦嘈杂,呕吐酸水,不喜热饮。

黄芩

苦,寒。入心、肺、胆、大肠、小肠经。

药用

本品为唇形科植物黄芩的根。

功效

清热燥湿,泻火解毒,止血,安胎。

临床应用

❶用于湿温发热、胸闷、口渴不欲饮,以及湿热泻痢、黄疸等症。❷用于热病高热烦渴,或肺热咳嗽,或热盛迫血外溢的吐血、衄血、便血、崩漏,以及热毒疮疡等症。❸有清热安胎作用,可用于胎动不安,常与白术、竹茹等配合应用。

一般用量与用法

3～9克,煎服。

方剂举例

方 **黄芩滑石汤**　出处《温病条辨》
黄芩、滑石、蔻仁、通草、猪苓、茯苓、大腹皮。
治湿温身热。

方 **黄芩泻肺汤**　出处《张氏医通》
黄芩、大黄、连翘、栀子、苦杏仁、枳壳、桔梗、薄荷、生甘草。
治肺热喘嗽,里实便秘。

方 **黄芩汤**　出处《伤寒论》
黄芩、芍药、甘草、大枣。
治太阳、少阳合病下利。

方 **三黄丸**　出处《千金方》
黄芩、大黄、黄连。
治男子五痨七伤,消渴不生肌肉,妇女带下,手足寒热,泻五脏火。

黄柏

苦，寒。入肾、膀胱、大肠经。

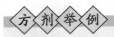

药用

本品为芸香科植物黄皮树或黄檗的干燥树皮。

功效

清热燥湿，泻火解毒，清虚热。

临床应用

① 用于湿热泻痢、湿热黄疸，以及小便淋沥涩痛、赤白带下、阴部肿痛、足膝肿痛、萎软无力等症。② 用于热毒疮疡、湿疹等症。③ 用于阴虚发热，或梦遗滑精。

一般用量与用法

3～9克，煎服。外用适量。

方剂举例

栀子柏皮汤 　出处：《伤寒论》
黄柏、栀子、甘草。
治伤寒身黄发热。

滋肾丸 　出处：《兰室秘藏》
黄柏、知母、肉桂。
治下焦邪热，口不渴而小便不利。

胡黄连

苦，寒。入肝、胃、大肠经。

药用

本品为玄参科植物胡黄连的根茎与根。

功效

清热燥湿，退骨蒸。

临床应用

① 用于湿热下痢及痔疮等症。② 用于阴虚发热、潮热骨蒸、小儿疳热等症。

一般用量与用法

3～9克，煎服。

方剂举例

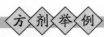

胡黄连丸 　出处：《博济方》
胡黄连、丁香、密陀僧、肉豆蔻、槟榔、芒硝、诃子、麝香、绿豆末。
治疳积泻痢。

秦皮

苦、涩，寒。入肝、胆、大肠经。

药用

本品为木犀科植物大叶(苦枥白蜡树)的干皮或枝皮。

功效

清热燥湿，清肝明目。

临床应用

① 用于湿热下痢、里急后重等症。② 用于目赤肿痛、目生翳膜等症。

一般用量与用法

3～9克，煎服。

方剂举例

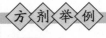

秦皮散 　出处：《证治准绳》
秦皮、滑石、黄连。
治风毒赤眼，痛痒涩泪，昏暗羞明。

苦参

苦，寒。入心、肝、小肠、大肠、胃经。

药用

本品为豆科植物苦参的根。

功效

清热燥湿，祛风杀虫。

临床应用

❶用于湿热下痢、赤白带下、阴部瘙痒等症。❷用于周身风痒、疥疮顽癣、麻风等症。

一般用量与用法

3～9克，煎服。

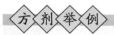

 治痢散　出处：《医学心悟》
苦参、葛根、赤芍、山楂、陈皮、麦芽、陈松罗茶。
治痢疾。

 苦参散　出处：《证治准绳》
苦参、丹参、蛇床子。
治一切疥及风瘙痒，瘙之成疮。

龙胆草

苦，寒。入肝、胆经。

药用

本品为龙胆科植物龙胆草的根茎及根。

功效

清热燥湿，泻火定惊。

临床应用

❶用于湿热黄疸、白带、阴囊肿痛等症。❷用于头痛、目赤、胸胁刺痛，以及小儿惊痫抽搐等症。

一般用量与用法

3～9克，煎服。

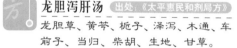

龙胆泻肝汤　出处：《太平惠民和剂局方》
龙胆草、黄芩、栀子、泽泻、木通、车前子、当归、柴胡、生地、甘草。
治肝胆实火上逆，胁痛口苦，耳聋耳肿；或及肝胆湿热下注，小便淋浊，下疳溃烂，囊痈便毒，阴痒阴肿。

白鲜皮

苦，寒。入脾、胃、膀胱、小肠经。

药用

本品为芸香科植物白鲜的根或根皮。

功效

清热燥湿，祛风，解毒。

临床应用

用于湿热疮毒、遍身脓窠、黄水淋

漓，以及皮肤瘙痒、疮癣疥癞、阴部肿痛等症。

一般用量与用法

3～9克，煎服。外用适量。

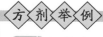

 四物消风饮　出处：验方
生地黄、当归、川芎、赤芍药、白鲜皮、荆芥、防风、柴胡、独活、薄荷、蝉衣、红枣。
治游风丹毒。

银柴胡

甘，微寒。入肾、胃经。

药 用

本品为石竹科植物银柴胡的根。

功 效

凉血，退虚热。

临床应用

用于阴虚发热、小儿疳热等症。

一般用量与用法

3～9克，煎服。

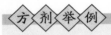

方剂举例

> **柴胡清肝汤** 出处：《证治准绳》
>
> 银柴胡、栀子、连翘、黄芩、人参、川芎、桔梗、甘草、龙脑薄荷。
>
> 治小儿疳热，烦渴躁急。

白 薇

苦、咸，寒。入肝、胃经。

药 用

本品为萝藦科植物白薇的根及根茎。

功 效

清热凉血。

临床应用

用于热病邪入营血、身热经久不退、肺热咳嗽，以及阴虚内热、产后血虚发热等症。

让汤药发挥最大功效——煎制汤剂有学问

一般用量与用法

3～9克，煎服。

方剂举例

> **白薇汤** 出处：《本事方》
>
> 白薇、当归、人参、甘草。
>
> 治产后血虚发热晕厥，亦可治一般虚热。

地骨皮

甘、淡，寒。入肺、肾经。

药 用

本品为茄科植物宁夏枸杞子及枸杞子的根皮。

功 效

清热凉血，退虚热。

临床应用

❶ 用于肺热咳嗽、气喘，或痰中夹血等症。❷ 用于血热妄行所致的吐血、衄血、尿血等症。❸ 用于阴虚发热等症。

一般用量与用法

9～15克，煎服。

方剂举例

> **地骨皮汤** 出处：《圣济总录》
>
> 地骨皮、鳖甲、知母、银柴胡、秦艽、贝母、当归。
>
> 治虚劳骨蒸潮热。

> **泻肺散** 出处：《小儿药证直诀》
>
> 地骨皮、桑白皮、粳米、甘草。
>
> 治肺火郁结，气急喘咳，烦躁舌绛。

青蒿

苦，寒。入肝、胆经。

药用

本品为菊科植物青蒿、牡蒿或其他同属植物的地上部分。

功效

清热解暑，退虚热。

临床应用

❶ 用于暑热外感，发热、无汗；或温热病，发热、恶寒、寒轻热重，以及疟疾等症。
❷ 用于阴虚发热、盗汗等症。

一般用量与用法

3～9克，煎服。

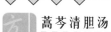

蒿芩清胆汤　　出处《通俗伤寒论》
青蒿、黄芩、半夏、陈皮、枳壳、竹茹、茯苓、碧玉散。

治外感湿热之邪，微恶寒而发热，有汗不解，头重肢倦，胸闷疮满。

青蒿鳖甲汤　　出处《温病条辨》
青蒿、鳖甲、知母、生地黄、牡丹皮。

治疟疾以及温病之暮热早凉，汗解渴饮。

清骨散　　出处《证治准绳》
青蒿、地骨皮、银柴胡、胡黄连、秦艽、鳖甲、知母、甘草。

治骨蒸劳热。

青蒿煎　　出处《圣济总录》
青蒿、人参、麦冬。

治虚劳盗汗，烦热口干。

---

09 攻下药

大黄

苦，寒。入脾、胃、大肠、心包、肝经。

药用

本品为蓼科植物掌叶大黄或药大黄的根茎。

功效

攻积导滞，泻火凉血，行瘀通经。

临床应用

❶ 用于大便燥结、积滞泻痢，以及热结便秘、壮热苔黄等症。❷ 用于火热亢盛、迫血上溢，以及目赤暴痛、热毒疮疖等症。❸ 用于产后瘀滞腹痛、瘀血凝滞、月经不通，以及跌打损伤、瘀滞作痛等症。

一般用量与用法

3～9克，煎服。用作通便宜后下。研粉吞服，每次0.6～0.9克。

大承气汤　　出处《伤寒论》
大黄、芒硝、枳实、厚朴。

治热盛便秘，腹胀满，烦躁谵语，口干，舌苔焦黄起刺，脉沉实有力。

大黄附子汤　　出处《金匮要略》
大黄、附子、细辛。

治寒积便秘。

下瘀血汤　　出处《金匮要略》
大黄、桃仁、土鳖虫。

治产后腹中有瘀血而腹痛者。

大黄牡丹汤　　出处《金匮要略》
大黄、牡丹皮、桃仁、芒硝、冬瓜子。

治肠痈。

芒硝

辛、咸、苦，大寒。入胃、大肠、三焦经。

药用

本品为天然产的硫酸钠经精制而成。

功效

泻热通便。

临床应用

用于实热积滞、大便燥结。

一般用量与用法

3～9克，冲入药汁内或开水中溶化后服，不入汤剂。外用适量。孕妇忌用。

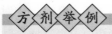

方 **大陷胸汤**　出处：《伤寒论》
芒硝、大黄、甘遂。
治结胸症，心下至少腹硬满而痛。

方 **一字散**　出处：《证治准绳》
芒硝、硼砂、朱砂、龙脑。
外治小儿口疮。

番泻叶

甘、苦，大寒。入大肠经。

药用

本品为豆科植物狭叶番泻或尖叶番泻的叶片。

功效

泻热导滞。

临床应用

用于热结便秘。

一般用量与用法

1.5～4.5克，用开水泡汁或煎服。

方 **肠粘连缓解汤**　出处：《中草药新医疗法》
川朴、炒莱菔子、木香、乌药、桃仁、赤芍、番泻叶、芒硝。
治轻型肠粘连或部分性肠梗阻。

芦荟

苦，寒。入肝、胃、大肠经。

药用

本品为百合科植物库拉索芦荟草、好望角芦荟草或其他同属种植物叶茎切断后流出的汁液，经浓缩后的制成品。

功效

泻热通便，杀虫，凉肝。

临床应用

❶用于热结便秘或习惯性便秘。❷用于肝经实火所致的头晕头痛、躁狂易怒等症。❸用于蛔虫腹痛或小儿疳积等症。

一般用量与用法

0.9～2.4克，宜作丸、散剂用，一般不入煎剂。

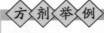 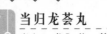

方 **当归龙荟丸**　出处：《宣明论方》
当归、龙胆草、芦荟、黄芩、栀子、黄连、黄柏、大黄、青黛、木香、麝香。
治肝胆实火，头晕目眩，神志不宁，甚至惊悸抽搐，谵语发狂；或大便秘结，小便赤涩。

10 润下药

黑芝麻

甘，平。入肝、肾、大肠经。

药用

本品为胡麻科植物芝麻的成熟种子。

功效

润燥滑肠，滋养肝肾。

临床应用

❶用于津枯血燥之大便秘结、须发早白。

❷用于病后脱发、眩晕乏力等症。

一般用量与用法

9～30克，打碎，煎服；或炒熟研细，用白开水或蜂蜜调服；也可炒熟研细，制成丸药吞服。

方剂举例

方 桑麻丸 出处：《医方集解》

桑叶、黑芝麻。

治阴虚血燥，头晕目昏，视物模糊，大便干结。

火麻仁

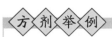

甘，平。入脾、胃、大肠经。

药用

本品为桑科植物大麻的果实。

功效

润肠通便。

临床应用

用于肠燥便秘，老人、产后便秘。

一般用量与用法

9～15克，煎服。

蜂蜜

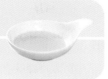

甘，平。入肺、脾、大肠经。

药用

本品为蜜蜂科昆虫中华蜜蜂等酿成的糖类物质。

功效

滑肠通便，补肺润中，缓急，解毒。

临床应用

❶用于肠燥便秘。❷用于肺燥干咳、肺虚久咳、喉干口燥等症。

一般用量与用法

9～30克，用开水冲服。

郁李仁

辛、苦、甘，平。入大肠、小肠、脾经。

药用

本品为蔷薇科植物郁李的成熟种子。

功效

润肠通便，利尿消肿。

临床应用

❶用于肠燥便秘。❷用于小便不利、水肿、脚气等症。

一般用量与用法

3～9克，煎服。

11 峻下逐水药

牵牛子

苦，寒；有毒。入肺、肾、大肠经。

药用

本品为旋花科植物牵牛的种子。

功效

泻水消肿，痰逐饮，杀虫攻积。

临床应用

❶用于水肿腹水、二便不利、脚气。❷用于痰壅气滞、咳逆喘满。❸用于虫积腹痛。

一般用量与用法

1.5～3克，煎服。

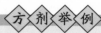

牵牛散　出处：《菩济方》

牵牛子、木通、白术、桑白皮、木香、肉桂、陈皮。

治水气肢体浮肿，大小便涩，上气喘促。

牵牛散　出处：《沈氏尊生书》

牵牛子、大黄、槟榔、雄黄。

治虫积。

甘遂

苦，寒；有毒。入肺、脾、肾经。

药用

本品为大戟科植物甘遂的块根。

功效

泻水逐饮，消肿散结。

临床应用

❶用于水肿腹水、留饮胸痛，以及癫痫等症。 ❷外用于湿热肿毒之症。

一般用量与用法

1.5～3克，煎服；研末吞服，每次0.6～0.9克。本品药性峻烈，非气壮邪实者禁用。

甘遂通结汤　出处：《中草药新医疗法》

甘遂、桃仁、生牛膝、木香、川朴、大黄。

治重型肠梗阻，肠腔积液较多者。

芫花

辛，温；有毒。入肺、脾、肾经。

药用

本品为瑞香科植物芫花的花蕾。

功效

泻水逐饮。

临床应用

用于水肿腹水，留饮胁痛。

一般用量与用法

1.5～3克，煎服；研末吞服，每次0.6克，每日1次。外用适量。孕妇忌服。

十枣汤　出处：《伤寒论》

芫花、大戟、大枣、甘遂。

治心下有水气，干呕痛引两胁，或喘或咳。

让汤药发挥最大功效——煎制汤剂有学问

大戟

苦，寒；有毒。入肺、脾、肾经。

药用

本品为茜草科植物红芽大戟，或大戟科植物京大戟的根。

功效

泻水逐饮，消肿散结。

临床应用

❶ 用于水肿腹水、留饮胸痛等症。❷ 用于疮痈肿痛及瘰疬等症。

一般用量与用法

1.5～4.5克，煎服；研末吞服，每次0.9克，每日1次。孕妇忌服。

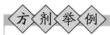

 大戟散　　　出处:《活法机要》
大戟、木香、牵牛子、猪腰子。
治水肿，腹大如鼓。

 枣变百祥丸　　出处:《本草纲目》
大戟、大枣。
治斑疮变黑，大便秘结。

续随子

辛，温；有毒。入肝、肾经。

药用

本品为大戟科植物续随子的干燥成熟种子。

功效

泻下逐水，破血散症。

临床应用

❶ 用于水肿腹水、二便不利等症。❷ 用于月经闭止、症瘕积聚等症。

一般用量与用法

0.09～0.15克，一般不入煎剂，多配入丸、散应用。本品峻烈有毒，凡中气虚弱者或孕妇忌用。

 续随子丸　　　出处:《证治准绳》
续随子、人参、木香、防己、茯苓、槟榔、葶苈子、海金沙、桑白皮。
治周身肿满，喘阄不快。

商陆

苦，寒；有毒。入肺、脾、肾、大肠经。

药用

本品为商陆科植物商陆的根。

功效

逐水，消肿，通利二便。

临床应用

❶ 用于水肿胀满。❷ 用于疮肿实证。

一般用量与用法

3～9克，煎服。

 疏凿饮子　　　出处:《济生方》
商陆、秦艽、羌活、槟榔、大腹皮、茯苓皮、椒目、木通、泽泻、赤小豆、姜皮。
治遍身水肿，胀满，喘呼口渴，大小便不通。

巴豆

辛、热；有大毒。入胃、大肠经。

药用

本品为大戟科植物巴豆树的成熟种子。

功效

泻下逐水，祛痰利咽，蚀疮。

临床应用

❶ 用于寒积便秘、水肿腹水。❷ 用于小儿痰壅咽喉、气急喘促等症。❸ 用于肺痈、咳嗽胸痛、痰多腥臭等症。❹ 用于痰迷心窍、癫痫等症。❺ 用于疮疡化脓而未溃破者。

一般用量与用法

0.03～0.09克，一般不入煎剂，多配入丸、散应用。外用适量。本品有大毒，故非急症必需时，不得轻易使用。孕妇及体虚者忌用。

 方剂举例

方 **三物备急丸** 出处：《金匮要略》
巴豆、大黄、干姜。

治寒滞食积阻结于肠胃，猝然心腹胀痛，甚至面青气喘，大便秘结。

方 **白散** 出处：《伤寒论》
巴豆、贝母、桔梗。

治寒实结胸，无热证之肺痈。

方 **万应保赤散** 出处：验方
巴豆霜、胆南星、朱砂、六曲。

治小儿痰壅。

方 **巴豆蛤黄散** 出处：《医学切问》
巴豆、蛤粉、黄柏。

治一切积滞。

 茯苓

甘、淡，平。入心、肺、脾、肾经。

药用

本品为多孔菌科真菌类茯苓菌核的干燥菌核。

功效

利水渗湿，健脾，化痰，宁心安神。

临床应用

❶ 用于小便不利、水肿等症。❷ 用于脾虚泄泻、带下。❸ 用于痰饮咳嗽、痰湿入络、肩背酸痛。❹ 用于心悸、失眠等症。

一般用量与用法

9～15克，煎服。

方剂举例

方 **五苓散** 出处：《伤寒论》
茯苓、猪苓、泽泻、白术、桂枝。

治头痛发热，口燥咽干，烦渴饮水，水入即吐，小便不利。

方 **苓桂术甘汤** 出处：《金匮要略》
茯苓、桂枝、白术、炙甘草。

治痰饮停聚，头眩，心悸，咳嗽。

方 **指迷茯苓丸** 出处：《医方考》
半夏、茯苓、枳壳、风化硝、生姜。

治痰湿内停，流注四肢，肩臂酸痛，两手疲软。

方 **痔漏神方** 出处：《董炳集验方》
赤茯苓、白茯苓、没药、补骨脂。

治痔疮。

猪苓

甘、淡，平。入肾、膀胱经。

药用

本品为多孔菌科真菌猪苓的菌核。

功效

利水渗湿。

临床应用

用于小便不利、水肿、泄泻、淋浊、带下等症。

一般用量与用法

3～9克，煎服。

方剂举例

方 四苓散　出处:《明医指掌》
茯苓、泽泻、猪苓、白术。
治大便溏泄，水肿，小便不利。

方 猪苓汤　出处:《伤寒论》
猪苓、茯苓、泽泻、滑石、阿胶。
治阳明病，脉浮发热，渴欲饮水，小便不利。

泽泻

甘，寒。入肾、膀胱经。

药用

本品为泽泻科沼泽植物泽泻的块茎。

功效

利水渗湿，泻热。

临床应用

用于小便不利、水肿、泄泻、淋浊、带下、痰饮停聚等症。

一般用量与用法

3～9克，煎服。

方剂举例

方 泽泻汤　出处:《金匮要略》
泽泻、白术。
治心下有支饮，其人苦眩冒者；亦治水泻，小便短少者。

薏苡仁

甘、淡，微寒。入脾、肾、肺经。

药用

本品为禾本科草本植物薏苡的成熟种仁。

功效

利水渗湿，健脾，除痹，排脓消痈。

临床应用

❶用于小便不利、水肿、脚气、湿温等症。❷用于泄泻、带下。❸用于湿滞痹痛、筋脉拘挛等症。❹用于肺痈、肠痈。

一般用量与用法

15～30克，煎服。

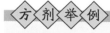方剂举例

方 三仁汤　出处:《温病条辨》
薏苡仁、白豆蔻、杏仁、竹叶、通草、滑石、半夏、厚朴。
治温病初起，头痛恶寒，身重疼痛，舌白不渴，胸闷不饥，午后身热。

方 麻黄杏仁薏苡仁汤　出处:《金匮要略》
麻黄、杏仁、甘草、薏苡仁。
治风湿身痛。

灯心草

甘、淡，微寒。入心、肺、小肠经。

 药用

本品为灯心草科草本植物灯心草的茎髓。

功效

清热利水，清心除烦。

临床应用

❶ 用于小便短赤。❷ 用于心热烦躁、小儿夜啼。

一般用量与用法

0.9～3克，煎服。外用适量。本品质轻，内服用量不宜过大。

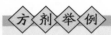

方 剂 举 例

方 **宣气散** 出处：《丹溪心法》

木通、滑石、冬葵子、灯心草、栀子、甘草。

治小便癃闭急痛。

金钱草

甘、淡，寒。入肝、胆、肾、膀胱经。

药用

本品为报春花科草本植物过路黄的全草。

功效

清热利水通淋，除湿退黄，解毒。

临床应用

❶ 用于热淋、石淋。❷ 用于湿热黄疸、肝胆结石。❸ 用于疮疡肿痛、蛇虫咬伤、烫伤等症。

一般用量与用法

15～30克，煎服；鲜品30～60克，煎服或洗净捣汁饮服。

方 剂 举 例

方 **三金汤** 出处：曙光医院方

金钱草、海金沙、生鸡内金、石韦、瞿麦、冬葵子。

治泌尿系统结石。

方 **二金排石汤** 出处：《江苏中医药》

金钱草、海金沙、鸡内金。

治砂淋、石淋。

通草

甘、淡，寒。入肺、胃经。

 药用

本品为五加科灌木通脱木的茎髓。

功效

清热利水，通乳。

临床应用

❶ 用于小便短赤、湿温等症。❷ 用于乳汁稀少。

一般用量与用法

3～4.5克，煎服。本品质轻，不宜用大量。孕妇禁用。

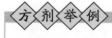

方 剂 举 例

方 **通草汤** 出处：《沈氏尊生书》

通草、木通、瞿麦、柴胡、桔梗、天花粉、青皮、白芷、连翘、赤芍、甘草。

治诸淋。

让汤药发挥最大功效——煎制汤剂有学问

玉米须

甘、淡，平。入膀胱、肝、胆经。

药 用

本品为禾本科草本植物玉蜀黍的花柱和花头。

功 效

利水消肿。

临床应用

❶用于水肿、小便不利、湿热黄疸等症。
❷用于糖尿病、高血压、肝炎、胆道结石、鼻炎及哮喘等病。

一般用量与用法

9～30克，煎服。

方 剂 举 例

方 胆道一号方　出处：上海人民医院方

金钱草、茵陈蒿、姜黄、鸡内金、玉米须、枳实、广玉金。

治胆道结石、胆道术后综合征。

萆薢

苦，平。入肝、胃、膀胱经。

药 用

本品为薯蓣科草本植物背薯蓣或绵萆薢的干燥根茎。

功 效

利湿通淋，祛除风湿。

临床应用

❶用于膏淋、白带等症。❷用于风湿痹痛、腰膝酸痛等症。

一般用量与用法

9～15克，煎服。

方 剂 举 例

方 萆薢分清饮　出处：《丹溪心法》

萆薢、益智仁、石菖蒲、乌药。

治小便频数，混浊不清，白如米泔，凝如膏糊。

茵陈蒿

苦、辛，微寒。入脾、胃、肝、胆经。

药 用

本品为菊科草本植物滨蒿或茵陈蒿的幼苗。

功 效

清热利湿，退黄疸。

临床应用

用于湿热黄疸、传染性黄疸型肝炎。

一般用量与用法

9～30克，煎服。

方 剂 举 例

方 茵陈蒿汤　出处：《伤寒论》

茵陈蒿、栀子、大黄。

治伤寒八九日，身黄如橘子色，小便不利，腹微满者。

方 茵陈四逆汤　出处：《玉机微义》

茵陈蒿、附子、干姜、炙甘草。

治寒湿阴黄，手足逆冷，脉沉微细。

方 胆郁通　出处：《中草药新医疗法》

茵陈蒿、郁金、甘草。

治小儿急性传染性肝炎。

瞿麦

苦，寒。入心、小肠经。

药用

本品为石竹科植物瞿麦或石竹的地上部分。

功效

利水通淋。

临床应用

用于热淋。

一般用量与用法

3～9克，煎服。

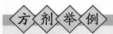

 瞿麦汤　出处:《证治准绳》

瞿麦、木通、滑石、竹叶、黄芩、冬瓜子、冬葵子。

治小便淋沥涩痛。

垂盆草

甘、淡、微酸，凉。入肝、胆、小肠经。

药用

本品为景天科草本植物垂盆草的新鲜或干全草。

功效

利湿退黄，清热解毒。

临床应用

①用于湿热黄疸。②用于疮疡肿痛、毒蛇咬伤等症。

一般用量与用法

9～30克，煎服；鲜品30～60克，煎服或洗净绞汁服用。外用适量。

---

13 化湿药

藿香

辛，温。入脾、胃、肺经。

药用

本品为唇形科草本植物广藿香或藿香的地上部分。

功效

化脾醒湿，辟秽和中，解暑，发表。

临床应用

①用于湿阻脾胃、脘腹胀满、湿温初起等症。②用于呕吐、泄泻等症。③用于暑湿症。④用于发热恶寒、胸脘满闷等症。⑤可治鼻渊，常配猪胆汁等同用。

一般用量与用法

3～9克，鲜品6～18克，煎服。

藿香正气散　出处:《太平惠民和剂局方》

藿香、厚朴、陈皮、大腹皮、桔梗、半夏曲、白芷、茯苓、苏叶、甘草。

治外感不正之气，内伤饮食，头痛发热，或霍乱吐泻，或发疟疾。

不换金正气散　出处:《太平惠民和剂局方》

藿香、法半夏、苍术、厚朴、陈皮、甘草。

治湿浊内阻兼有外感。

五加减正气散　出处:《温病条辨》

藿香梗、广皮、厚朴、茯苓、大腹皮、谷芽、苍术。

治湿浊困脾，以脘闷便泄、脉缓为主症者。

佩兰

辛，平。入脾、胃经。

药用

本品为菊科草本植物佩兰的地上部分。

功效

化湿醒脾，解暑。

临床应用

❶用于湿阻脾胃、脘腹胀满、湿温初起，以及口中甜腻等症。❷用于暑湿证。

一般用量与用法

3～9克，鲜品6～18克，煎服。

 芳香化浊法 出处：《时病论》

佩兰、藿香、陈皮、制半夏、大腹皮、厚朴、荷叶。

治夏月霉湿，胸腹满闷，气机不畅。

辛苦香淡汤 出处：《湿温大论》

佩兰、藿香、川朴、半夏、黄芩、黄连、枳实、滑石、薏苡仁。

治湿温证。

白豆蔻

辛，温。入肺、脾、胃经。

药用

本品为姜科草本植物白豆蔻或爪哇白豆蔻的成熟果实。

功效

化湿行气，温中止呕。

临床应用

❶用于湿阻脾胃、脘腹胀满、不思饮食、胸闷气滞，以及湿温初起等症。❷用于恶心呕吐。

一般用量与用法

3～6克，煎服。宜后下。

 白豆蔻汤 出处：《沈氏遵生书》

白豆蔻、藿香、陈皮、生姜。

治反胃呕吐。

砂仁

辛，温。入脾、胃、肾经。

药用

本品为姜科草本植物阳春砂或海南砂或缩砂的成熟果实。

功效

化湿行气，温中止泻，安胎。

临床应用

❶用于湿阻脾胃、脘腹胀满、不思饮食、呕吐泄泻等症。❷用于脾胃虚寒、腹痛泄泻。❸用于妊娠恶阻、胎动不安。

一般用量与用法

3～6克，煎服。宜后下。

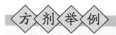

香砂六君汤 出处：《医方集解》

木香、砂仁、人参、白术、茯苓、甘草、陈皮、半夏。

治气虚痰饮，呕吐痞闷，脾胃不和。

苍术

辛、苦，温。入脾、胃经。

药用

本品为菊科草本植物茅苍术、北苍术或关苍术的根茎。

功效

燥湿健脾，祛风湿，解表，明目。

临床应用

❶ 用于湿阻脾胃、脘腹胀满、寒湿白带、湿温病以及湿热下注、脚膝肿痛、痿软无力等症。❷ 用于风湿痹痛、肢体关节疼痛。❸ 用于风寒表证。❹ 用于夜盲、眼目昏涩。

一般用量与用法

3～9克，煎服。

 方剂举例

 平胃散　　出处《太平惠民和剂局方》

苍术、厚朴、陈皮、甘草。

治呕吐腹泻，上腹部痞满疼痛。

二妙散　　出处《丹溪心法》

苍术、黄柏。

治下肢红肿疼痛，痿弱无力。

白虎加苍术汤　　出处《活人书》

石膏、知母、甘草、粳米、苍术。

治湿温，汗多，身重足冷；或湿痹化热；或夏秋季高热，头重如裹，胸闷，口渴不欲饮，关节疼痛，舌苔白腻。

神术散　　出处《太平惠民和剂局方》

苍术、藁本、白芷、细辛、羌活、川芎、甘草、生姜、葱白。

治外感风寒湿邪，发热恶寒，头痛项强，肢体酸痛。

 # 厚朴

苦、辛，温。入脾、胃、肺、大肠经。

药用

本品为木兰科乔木厚朴或凹叶厚朴的干皮、根皮及枝皮。

功效

燥湿行气，降逆平喘。

临床应用

❶ 用于湿阻脾胃、脘腹胀满以及气滞胸腹胀痛、便秘腹胀、梅核气等症。❷ 用于痰多咳嗽等症。

一般用量与用法

3～9克，煎服。

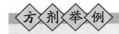 方剂举例

厚朴三物汤　　出处《金匮要略》

厚朴、大黄、枳实。

治腹满而大便秘者。

半夏厚朴汤　　出处《金匮要略》

半夏、厚朴、茯苓、紫苏、生姜。

治七情郁结，痰涎凝聚，咽中如有物阻，咳吐不出，吞咽不下，胸闷不舒；或痰湿壅阻，胸满气急；或中脘痞痛，伴有呕吐者。

连朴饮　　出处《霍乱论》

厚朴、川连、石菖蒲、制半夏、香豉、焦栀子、芦根。

治湿热蕴伏而成霍乱，兼能行湿涤痰。

心腹气痛丸　　出处《上海市药品标准》

厚朴、麝香、冰片、朱砂、珍珠、琥珀、木香、佛手、川朴、陈皮、沉香、降香、橘红、桃仁、三棱、莪术、乳香、蒲药、延胡索、郁金、鸡内金。

治气滞不舒，胸腹胀痛，突然发作者。

让汤药发挥最大功效——煎制汤剂有学问

草豆蔻

辛，温。入脾、胃经。

药用

本品为姜科草本植物草豆蔻的近成熟种子。

功效

燥湿行气，温胃止呕。

临床应用

❶ 用于湿阻脾胃、脘腹胀满。❷ 用于寒湿呕吐。

一般用量与用法

3～6克，煎服。

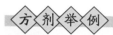

方 **草豆蔻散** 出处:《证治准绳》

草豆蔻、紫苏、赤茯苓、前胡、木通、槟榔、吴茱萸、半夏、枳实。

治脚气呕逆，胸中满闷，不下饮食。

草果

辛，温。入脾、胃经。

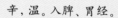

药用

本品为姜科草本植物草果的成熟果实。

功效

燥湿散寒，截疟。

临床应用

❶ 用于寒湿中阻、脘腹胀满、吐泻等症。❷ 用于疟疾。

一般用量与用法

3～6克，煎服。

---

14 祛风湿药

千年健

苦、辛，温。入肝、肾经。

药用

本品为天南星科草本植物千年健的根茎。

功效

祛除风湿，强健筋骨。

临床应用

用于风湿痹痛、腰膝酸软等症。

一般用量与用法

9～15克，煎服。

威灵仙

辛、咸，温。入膀胱经。

药用

本品为毛茛科植物威灵仙的根茎。

功效

祛除风湿，治骨鲠。

临床应用

❶用于风湿痹痛。❷用于诸骨鲠喉。

一般用量与用法

3～9克，煎服。

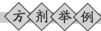

方 **灵仙除痛饮** 出处:《沈氏尊生书》

威灵仙、独活、白芷、苍术、荆芥、防风、赤芍、当归、川芎、麻黄、葛根、枳实、桔梗、甘草。

治风湿痹痛。

徐长卿

辛，温。入肝、胃经。

药用

本品为萝藦科植物徐长卿的根及根茎。

功效

祛风通络，止痛，止痒，解毒消肿。

临床应用

❶用于风湿痹痛。❷用于脘腹胀痛、牙痛、跌打伤痛等症。❸用于湿疹、风疹瘙痒、顽癣等症。❹用于毒蛇咬伤。

一般用量与用法

3~9克，煎服。

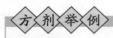

 徐长卿汤　出处：《太平圣惠方》

徐长卿、茅根、木通、冬葵子、滑石、槟榔、瞿麦、芒硝。

治气壅关格不通、小便淋结。

秦艽

苦、辛，平。入胃、肝、胆经。

药用

本品为龙胆科草本植物秦艽、麻黄秦艽、粗茎秦艽或小秦艽的根。

功效

祛除风湿，退黄疸，除虚热。

临床应用

❶用于风湿痹痛。❷用于湿热黄疸。❸用于骨蒸潮热。

一般用量与用法

3~9克，煎服。

方 **大秦艽汤**　出处：《活法机要》

秦艽、生地黄、石膏、羌活、防风、白芷、细辛、黄芩、当归、白芍、川芎、熟地黄、白术、茯苓、甘草、独活。

治风湿痹痛，手足不仁。

方 **秦艽鳖甲汤**　出处：《卫生宝鉴》

秦艽、鳖甲、柴胡、地骨皮、当归、知母、青蒿、乌梅。

治骨蒸壮热，肌肉消瘦，舌红颊赤，气粗，盗汗。

透骨草

辛、温；有小毒。入肝、肾经。

药用

本品为凤仙花科草本植物凤仙花的干燥茎。

功效

祛除风湿，活血止痛。

临床应用

❶用于风湿痹痛。❷用于跌打损伤、经闭等症。❸治疗疮疖痈肿、蛇虫咬伤，可用鲜草适量，打烂外敷。

一般用量与用法

9~15克，煎服。外用适量。

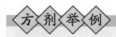

方 **防脱发方**　出处：验方

透骨草。

煎汤熏洗头发，治脂溢性脱发。

防己

苦、辛，寒。入膀胱、肺经。

药 用

本品为防己科藤本植物粉防己或马兜铃科草本植物广防己的根。

功 效

祛除风湿，利水消肿。

临床应用

❶ 用于风湿痹痛。 ❷ 用于水肿、脚气等症。

一般用量与用法

3～9克，煎服。

桑枝

苦，平。入肝经。

药 用

本品为桑科乔木桑的干燥嫩枝。

功 效

祛风通络。

临床应用

用于风湿痹痛。

一般用量与用法

9～15克，煎服。

方剂举例

桑枝膏 出处：《上海市中药成药制剂规范》

桑枝浓煎取汁，加40%砂糖制成膏剂。

治风湿疼痛，四肢麻木，筋骨酸痛。

川乌

辛、苦，热；有大毒。归心、肝、肾、脾经。

药 用

本品为毛茛科植物乌头的干燥母根。

功 效

祛风除湿，温经止痛。

临床应用

用于风寒湿痹，关节疼痛，麻醉止痛。

一般用量与用法

煎服，1.5～3克，宜先煎、久煎。

络石藤

苦，微寒。入心、肝、肾经。

药 用

本品为夹竹桃科攀缘藤本植物络石的干燥带叶藤茎。

功 效

祛风通络，凉血消痈。

临床应用

❶ 用于风湿痹痛。 ❷ 用于疮疡肿痛。

一般用量与用法

9～15克，煎服。

方剂举例

络石饮 出处：《外台秘要》

络石藤用水煎一大碗。

治喉痹肿塞，喘息不通。小口慢饮，少项即通。

15 理气药

枸橘

辛、苦，温。入肝、胃经。

药用

本品为芸香科灌木或小乔木枸橘的未成熟果实。

功效

疏肝破气，消积化滞。

临床应用

❶用于胁肋疼痛、乳房胀痛或结块、疝气疼痛等症。❷用于食积停滞、脘腹胀满。❸治胃下垂、子宫脱垂、脱肛等症。

一般用量与用法

3～9克，煎服。本品有缓泻作用，脾虚便溏者忌用。

瓜蒌皮

苦，寒。入肺、胃经。

药用

本品为葫芦科藤本植物瓜蒌或双边瓜蒌的成熟果皮。

功效

行气除胀满，化痰开痹，清肺止咳。

临床应用

❶用于胸腹胀满。❷用于胸痹结胸。❸用于肺热咳嗽。❹用于冠心病、心绞痛。

一般用量与用法

3～9克，煎服。

枳实

苦，微寒。入脾、胃、大肠经。

药用

本品为芸香科植物酸橙及其栽培变种或甜橙的幼果。

功效

行气除胀满，化痰开痹，消积导滞。

临床应用

❶用于胸腹胀满。❷用于胸痹结胸，以及痰多咳嗽、风痰眩晕等症。❸用于食积停滞、便秘腹痛及泻痢不畅、里急后重等症。❹用于胃下垂、脱肛、子宫脱垂等症，宜与补气生阳之品同用。❺近年来发现本品有升压作用，可用于休克。

一般用量与用法

3～9克，煎服。

方剂举例

方 枳实导滞丸 出处：《内外伤辨惑论》

枳实、白术、黄芩、泽泻、茯苓、大黄、六曲。

治脾胃湿热，胸闷腹痛，积滞泄泻。

方 小陷胸加枳实汤 出处：《温病条辨》

黄连、瓜蒌皮、枳实。

治阳明暑温，水结在胸，面赤身热头晕，渴欲凉饮，得水则呕，按之胸下痛。

方 导痰汤 出处：《济生方》

半夏、橘红、枳实、茯苓、甘草、人参、远志、酸枣仁、北五味、熟地黄。

治心虚胆怯，短气乏力，心烦不眠，惊悸或癫狂。

让汤药发挥最大功效——煎制汤剂有学问

木香

辛、苦，温。入脾、胃、大肠、胆经。

药用

本品为菊科草本植物木香的根。

功效

行气止痛。

临床应用

用于胸腹胀痛、胁肋疼痛及泻痢腹痛等症。

一般用量与用法

3～9克，煎服。

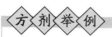

 木香槟榔丸　出处：《卫生宝鉴》

木香、槟榔、青皮、陈皮、枳壳、黄柏、黄连、吴茱萸、三棱、莪术、大黄、香附、牵牛、芒硝。

治痢下腹痛。

乌药

辛，温。入脾、肺、肾、膀胱经。

药用

本品为樟科灌木或小乔木乌药的块根。

功效

行气止痛，温肾散寒。

临床应用

❶用于胸腹胀痛、寒疝腹痛及经行腹痛等症。❷用于小便频数、遗尿。

一般用量与用法

3～9克，煎服。

方 **四磨汤**　出处：《济生方》

乌药、沉香、人参、槟榔。

治七情郁结，上气急喘。

方 **天台乌药散**　出处：《医学发明》

天台乌药、茴香、木香、青皮、高良姜、槟榔、巴豆、川楝子。

治寒凝气滞，小肠疝气，少腹痛引丸。

方 **乌药汤**　出处：《济阴纲目》

乌药、香附、当归、木香、甘草。

治妇女经行腹痛。

檀香

辛，温。入脾、胃、肺经。

药用

本品为檀香科乔木檀香的木材。

功效

行气止痛。

临床应用

用于胸腹疼痛等症。

一般用量与用法

0.9～3克，煎服；或入丸、散。

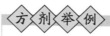

 宽胸丸　出处：《中药临床应用》

檀香、荜茇、延胡索、细辛、高良姜、冰片。

治冠心病、心绞痛。

甘松

辛、甘、温。入脾、胃经。

药用

本品为败酱科草本植物甘松、匙叶甘松的根及茎叶。

功效

行气止痛。

临床应用

用于胸腹疼痛、食欲不振等症。

一般用量与用法

3～4.5克，煎服。

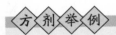

方 大七香丸 出处：《太平惠民和剂局方》

香附、麦芽、砂仁、藿香、甘草、肉桂、陈皮、丁香、甘松、乌药。
治脾胃虚寒，心腹满痛。

佛手

辛、苦、酸，温。入肺、脾、胃、肝经。

药用

本品为芸香科小乔木或灌木佛手柑的果实。

功效

疏肝理气，活血调经。

临床应用

❶ 用于胁肋疼痛、胸腹胀痛等症。❷ 用于痰多咳嗽。

一般用量与用法

3～9克，煎服。

娑罗子

甘，温。入肝、胃经。

药用

本品为七叶树科乔木七叶树或天师粟的成熟种子。

功效

疏肝理气。

临床应用

用于胁肋疼痛、胸腹胀痛、乳房胀痛等症。

一般用量与用法

3～9克，煎服。

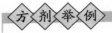

方 经前乳胀方 出处：上海中医药大学方

娑罗子、路路通、香附、郁金、焦白术、乌药、陈皮、枳壳。
治经前胸闷乳胀。

香橼

辛、苦、酸，温。入肝、脾、肺经。

药用

本品为芸香科乔木枸橼或香圆的成熟果实。

功效

疏肝理气，化痰。

临床应用

❶ 用于胁肋疼痛、胸腹疼痛等症。❷ 用于痰多咳嗽。

一般用量与用法

3～9克，煎服。

桃仁

苦、甘，平。入心、肝、大肠经。

药 用

蔷薇科小乔木桃或山桃的成熟种子。

功 效

活血祛瘀，润肠通便。

临床应用

❶ 用于症瘕结块、肺痈肠痈、跌仆伤痛、经闭痛经、产后瘀痛等症。 ❷ 用于肠燥便秘。

一般用量与用法

3～9克，煎服。桃仁霜入汤剂须包煎。

丹 参

苦，微寒。入心、心包、肝经。

药 用

唇形科草本植物丹参的根及根茎。

功 效

活血祛瘀，凉血清心，养血安神。

临床应用

❶ 用于胸胁痛、风湿痹痛、症瘕结块、疮疡肿痛、跌仆伤痛、月经不调、经闭、痛经、产后瘀痛等症。 ❷ 用于温病热入营血、身发斑疹、神昏烦躁等症。 ❸ 用于心悸、怔忡、失眠等症。 ❹ 治疗冠心病、心肌梗死、肝脾肿大、异位妊娠（宫外孕）等症。

一般用量与用法

9～15克，煎服。

方 剂 举 例

 丹参饮　　出处：《医宗金鉴》

丹参、砂仁、檀香。

治气滞血瘀，胃脘疼痛。

宫外孕方　　出处：《实用方剂学》

丹参、赤芍、桃仁、乳香、没药。

治异位妊娠。

复方丹参片　出处：《中华人民共和国药典》

丹参、三七、冰片。

治胸中憋闷，心绞痛。

川 芎

辛，温。入肝、胆、心包经。

药 用

本品为伞形科草本植物川芎的根茎。

功 效

活血祛瘀，祛风止痛。

临床应用

❶ 用于胸胁疼痛、风湿痹痛、症瘕结块、疮疡肿痛、跌仆伤痛。 ❷ 用于感冒头痛、偏正头痛等症。 ❸ 治疗冠心病、心绞痛。

一般用量与用法

3～9克，煎服；研粉吞服，每次0.6～0.9克。

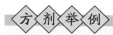方 剂 举 例

方 川芎茶调散　出处：《太平惠民和剂局方》

川芎、细辛、白芷、羌活、防风、荆芥、薄荷、甘草。

治风寒感冒头痛。

红花

辛，温。入肝、心经。

药用

本品为菊科草本植物红花的筒状花序。

功效

活血祛瘀。

临床应用

❶ 用于症瘕结块、疮痈肿痛、跌仆伤痛、风湿痹痛、月经失调、经闭腹痛、产后瘀痛等症。 ❷ 用于斑疹色暗。 ❸ 治疗冠心病、心绞痛。

一般用量与用法

3～9克，煎服。月经过多者、孕妇忌用。

方剂举例

方 **红花汤** 出处：《活法机要》

红花、干荷叶、牡丹皮、当归、蒲黄。治经闭腹痛，产后瘀血上逆之血晕。

方 **当归红花饮** 出处：《麻科活人全书》

当归、红花、牛蒡子、连翘、葛根、甘草。治疹出复收，或热郁血滞，斑疹色暗者。

泽兰

苦、辛，微温。入肝、脾经。

药用

本品为唇形科草本植物毛叶地瓜儿苗的地上部分。

功效

活血祛瘀，利水消肿。

临床应用

❶ 用于症瘕结块、疮痈肿痛、跌仆伤痛、月经失调、经闭痛经、产后瘀滞腹痛等症。 ❷ 用于产后小便不利、身面浮肿。

一般用量与用法

3～9克，煎服。月经过多者、孕妇忌用。

方剂举例

方 **泽兰汤** 出处：《证治准绳》

泽兰叶、当归、芍药、甘草。治血虚有火，月经耗损，渐至不通及石女经闭。

乳香

辛、苦，温。入心、肝、脾经。

药用

本品为橄榄科矮小乔木卡氏乳香树胶树脂。

功效

活血止痛，消肿生肌。

临床应用

❶ 用于脘腹疼痛、风湿痹痛、跌仆伤痛、经行腹痛等症。 ❷ 用于疮疡肿痛或溃后久不收口。

一般用量与用法

3～9克，煎服。外用适量。

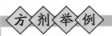

方剂举例

方 **海浮散** 出处：《医学心悟》

乳香、没药。外敷疮疡，腐肉自化，新肉自生，能拔毒收口。

没药

苦，平。入心、肝、脾经。

药用

本品为橄榄科灌木或小乔木没药树及其同属植物中取得的干燥树胶树脂。

功效

活血止痛，消肿生肌。

临床应用

①用于脘腹疼痛、风湿痹痛、跌仆伤痛、经行腹痛等症。②用于疮疡肿痛或溃破久不收口。

一般用量与用法

3~9克，煎服。外用适量。本品易败胃气，胃弱者慎用。

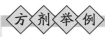 方剂举例

手拈散 出处《医学心悟》
没药、延胡、香附、五灵脂。
治血积心痛。

 # 五灵脂

甘，温。入肝经。

药用

本品为鼯鼠科动物复齿鼯鼠的粪便。

功效

活血止痛，化瘀止血。

临床应用

①用于胸腹疼痛、经行腹痛、产后瘀滞腹痛等症。②用于瘀滞出血等症。

一般用量与用法

3~9克，宜包煎。或入丸、散用。

 方剂举例

手拈散 出处《奇效良方》
延胡索、五灵脂、草果、没药。
治心脾气痛。

 紫芝丸 出处《是斋百一选方》
五灵脂、半夏、姜汁。
治痰血凝结。

 # 姜黄

苦、辛，温。入脾、肝经。

药用

本品为姜科草本植物姜黄的根茎。

功效

活血行气止痛，祛风湿利痹。

临床应用

①用于胸胁疼痛、经闭腹痛等症。②用于风湿痹痛等症。

一般用量与用法

3~9克，煎服。外用适量。

方剂举例

五痹汤 出处《妇人大全良方》
姜黄、羌活、当归、赤芍、甘草、白术、海桐皮。
治风寒所伤，肩臂作痛及腰下作痛。

金黄散 出处《外科正宗》
大黄、黄柏、姜黄、白芷、南星、苍术、川朴、甘草、天花粉。
治痈疡疮疖初起，红肿热痛，属阳证者。

刘寄奴

苦，温。入心、脾经。

药用

本品为菊科草本植物奇蒿的地上部分。

功效

祛瘀通经疗伤，消食化积。

临床应用

❶ 用于血滞经闭、产后瘀痛、跌仆伤痛等症。❷ 用于食积停滞、脘腹胀痛。

一般用量与用法

3～9克，用于消食积。单味可用9～15克，煎服。

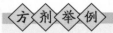

方剂举例

治折伤方　出处：《千金方》

刘寄奴、骨碎补、延胡索。

治折伤瘀血作痛。

益母草

辛、微苦，微寒。入心、肝、膀胱经。

药用

本品为唇形科草本植物益母草的地上部分。

功效

活血调经，利水消肿，凉血消疹。

临床应用

❶ 用于月经失调、痛经、产后恶露不尽、瘀滞腹痛等症。❷ 用于水肿、小便不利。❸ 用于疹痒赤热。

一般用量与用法

9～30克，煎服。

方剂举例

益母丸　出处：《医学入门》

益母草、当归、赤芍、木香。

治月经失调。

郁金

辛、苦，寒。入心、肺、肝经。

药用

本品为姜科草本植物郁金、广西莪术、姜黄或莪术的块根。

功效

活血止痛，疏肝解郁，凉血清心，利胆退黄。

临床应用

❶ 用于经行腹痛、月经失调、症瘕结块等症。❷ 用于胁肋疼痛。❸ 用于湿温病神

志不清，以及癫痫等病症。❹ 用于吐血、衄血、尿血等症。❺ 用于黄疸。

一般用量与用法

3～9克，煎服。

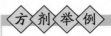

方剂举例

白金丸　出处：《医方考》

郁金、白矾。

治失心癫狂。

郁金散　出处：《医方摘要》

郁金研末，用水调成糊状。

外用，治疗痔疮肿痛。

17 止血药

蚕豆花

甘、微辛,平。入肝、脾经。

药用

本品为豆科植物蚕豆的花。

功效

止血,止带,降血压。

临床应用

❶ 用于呕血、咯血、鼻衄、热病发斑等症。❷ 有止带、降压的作用,可治疗赤白带下、高血压。

一般用量与用法

15~30克,煎服。

灶心土

辛,温。入脾、胃经。

药用

本品为烧杂草与木材的土灶内的焦黄土。

功效

收敛止血,温中止呕。

临床应用

❶ 适用于各种出血症。 ❷用于呕吐反胃、妊娠呕吐等症。

一般用量与用法

15~30克,煎服。宜布包,先煎。或用30~60克,煎汤代水饮。

方·剂·举·例

方 黄土汤 出处:《金匮要略》

灶心土、干地黄、白术、阿胶、黄芩、熟附子、甘草。

治大便下血,属于脾阳不足,统摄无权者。

白及

苦、甘、涩,微寒。入肝、肺、胃经。

药用

本品为兰科植物白及的块茎。

功效

收敛止血,消肿生肌。

临床应用

❶ 用于咯血、呕血、衄血、外伤出血等症。 ❷ 用于疮疡肿痛、溃疡久不收口、手足皲裂等症。 ❸ 用于尘肺、肺痈、肺结核等病。

一般用量与用法

3~9克,煎服。研粉吞服或冲服,每次1.2~1.5克。外用适量。

方·剂·举·例

方 白及枇杷丸 出处:《戴氏方》

白及、枇杷叶、阿胶(蛤粉炒)、藕节、生地黄汁。

治咳血吐血。

方 止血汤 出处:《中医方剂临床手册》

白及、仙鹤草、地榆炭、生槐花。

治上消化道出血。

小药材·治大病

艾叶

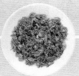

苦、辛，温。入肝、脾、肾经。

药用

本品为菊科植物艾（栽培品）的叶（少数带茎）。

功效

温经止血，散寒止痛。

临床应用

① 用于咯血、衄血、便血、月经过多、妊娠漏红等病症。 ② 用于经行腹痛等症。

一般用量与用法

3～9克，煎服。

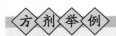

方 胶艾汤 出处:《金匮要略》

艾叶、阿胶、川芎、当归、芍药、地黄、甘草。

治妇女冲任虚损，崩中漏下。

 # 仙鹤草

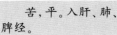

苦，平。入肝、肺、脾经。

药用

本品为蔷薇科草本植物龙牙草的地上部分。

功效

止血，补虚。

临床应用

①用于多种出血病症。②用于脱力劳伤。

一般用量与用法

9～15克，大剂量可用至30～60克，煎服。

 # 荠菜花

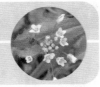

甘、淡，凉。入肝、胃经。

药用

本品为十字花科植物荠菜的带花、果的全草。

功效

止血，降压，清热利湿。

临床应用

①用于血热妄行所致的出血。②用于高血压。③用于肾炎、乳糜尿、痢疾等症。

一般用量与用法

9～30克，煎服。

 # 大蓟

甘，凉。入肝经。

药用

本品为菊科植物的全草。

功效

凉血，止血。

临床应用

用于咯血、衄血、崩漏、尿血等症。

一般用量与用法

9～15克，鲜品可用至30～60克，煎服。外用适量。

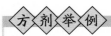

方 十灰丸 出处:《十药神书》

大蓟、小蓟、侧柏叶、茜草根、茅根、栀子、大黄、牡丹皮、棕榈皮，烧炭存性。

治吐血、咯血。

让汤药发挥最大功效——煎制汤剂有学问

地榆

苦、酸，微寒。入大肠经。

药用

本品为蔷薇科植物地榆的根及根茎。

功效

凉血止血，泻火敛疮。

临床应用

❶ 用于便血、血痢、痔疮出血、尿血、崩漏等症。 ❷ 用于烫伤、皮肤溃烂、流脓水、疼痛等症。

一般用量与用法

3～9克，煎服。外用适量。

方 剂 举 例

方! **地榆丸**　　出处：《证治准绳》

地榆、当归、阿胶、黄连、诃子肉、木香、乌梅。

治痢疾或血痢。

山茶花

微辛、甘，寒。入心、肝经。

药用

本品为茶科植物山茶的花。

功效

清热止血。

临床应用

用于吐血、衄血、肠风下血及水火烫伤等。

一般用量与用法

3～9克，煎服。外用适量。

茜草

苦，寒。入肝经。

药用

本品为茜草科植物茜草的根及根茎。

功效

凉血止血，行血祛瘀。

临床应用

❶ 用于各种出血症。 ❷ 用于妇女经闭、月经失调、产后恶露不下及跌仆损伤、关节疼痛、痈疽初起等症。

一般用量与用法

3～9克，煎服。

侧柏叶

苦、涩，微寒。入肺、肝、大肠经。

药用

本品为柏科植物侧柏的枝叶。

功效

凉血止血。

临床应用

用于各种出血病症。

一般用量与用法

3～9克，煎服。

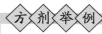

方 剂 举 例

 四生丸　　出处：《妇人大全良方》

生地黄、生侧柏叶、生艾叶、生荷叶。

治血热妄行，吐血，衄血，咽干口燥，舌绛脉数。

血余炭

苦，平。入肝、胃经。

药用

本品为人的头发经加工而成的块状物。

功效

止血。

临床应用

❶ 用于咯血、衄血、血淋、崩漏等症。

❷ 用于小便不通。

一般用量与用法

3～9克，煎服；研末吞服，每次0.9～1.5克。

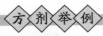

 三灰散　　出处：《类证治裁》

血余炭、陈棕炭、绢灰。

治崩漏下血。

 # 三七

甘、微苦，温。入肝、胃经。

药用

本品为五加科植物三七的干燥根。

功效

祛瘀止血，活血止痛。

临床应用

❶ 本品既可止血，又能化瘀生新，有止血不留瘀、化瘀不伤正的特点，用于人体内外的各种出血，如吐血、衄血、便血

 # 蒲 黄

甘、平。入肝、心包经。

药用

本品为香蒲科植物水烛的花粉。

功效

收敛止血，活血祛瘀。

临床应用

❶ 用于呕血、咯血、尿血、便血、崩漏、创伤出血等症。❷ 用于心腹疼痛、产后瘀痛、痛经等症。

一般用量与用法

3～9克，煎服。

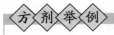

 失笑散　　出处：《太平惠民和剂局方》

蒲黄、五灵脂。

治瘀结腹痛，一切气痛瘀痛。

等症。❷ 用于各种瘀滞疼痛与跌打伤痛等症。

一般用量与用法

3～9克，煎服；研粉吞服，每次0.9～1.5克，每日2～3次。本品价格昂贵，故临床应用多取研粉吞服。

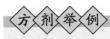

化血丹　　出处：《医学衷中参西录》

三七、花蕊石、血余炭。

治吐血，衄血，便血。

让汤药发挥最大功效——煎制汤剂有学问

槐花

苦，微寒。入肝、大肠经。

药用

本品为豆科植物槐树的花蕾。

功效

凉血，止血。

临床应用

用于便血、血痢、痔血、崩漏、咯血、衄血等症。

一般用量与用法

9～15克，煎服。

方剂举例

方 槐花散 出处：《沈氏尊生书》

槐花、阿胶、当归、地榆、生地黄、白芍、黄芩、枳壳、升麻、防风、侧柏叶。

治吐血，便血。

藕节

涩，平。入肝、肺、胃经。

药用

本品为睡莲科植物莲的根茎之间的节。

功效

收涩止血。

临床应用

用于各种出血病症。

一般用量与用法

9～15克，煎服。

---

18 消食药

麦芽

咸，平。入脾、胃经。

药用

本品为禾本科植物大麦的成熟颖果经发芽后，低温干燥而得。

功效

消食和中，回乳。

临床应用

❶用于食积不化、脘闷腹胀及脾胃虚弱、食欲不振等症。❷用于断乳及乳汁瘀积引起的乳房胀痛等症。

一般用量与用法

9～15克，大剂量可用至30～120克，煎服。

谷芽

甘，平。入脾、胃经。

药用

本品为禾本科植物稻的成熟颖果经发芽后，低温干燥而得。

功效

消食和中，健脾开胃。

临床应用

用于消化不良、脘闷腹胀及脾胃虚弱、食欲减退等症。

一般用量与用法

9～15克，大剂量可用至30～90克，煎服。

鸡内金

甘,平。入脾、胃、小肠、膀胱经。

药用

本品为脊椎动物雉科家鸡的砂囊角质内膜。俗称鸡肫皮。

功效

消食积,止遗尿。

临床应用

❶ 用于食积不化、脘腹胀满及小儿疳积等。 ❷ 用于遗精、遗尿等症。 ❸ 可敷治口疮。 ❹ 生用还可用于胆结石、尿路结石。

一般用量与用法

3～9克,煎服;研粉吞服,每次1.5～3克。

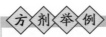

 益脾饼 出处:《医学衷中参西录》

白术、鸡内金、干姜、大枣。

治脾虚泄泻。

山楂

酸、甘,微温。入脾、胃、肝经。

药用

本品为蔷薇科乔木或大灌木山里红山楂或野山楂的成熟果实。

功效

消食化积,活血化瘀。

临床应用

❶ 用于食积停滞。 ❷ 用于产后瘀滞腹痛、恶露不尽。

一般用量与用法

1.5～6克,煎服。

 保和丸 出处:《丹溪心法》

山楂、六曲、茯苓、陈皮、莱菔子、连翘、半夏。

治食积停滞,腹痛泄泻。

莱菔子

辛、甘,平。入脾、胃、肺经。

药用

本品为十字花科植物莱菔的成熟种子。

功效

消食化积,祛痰下气。

临床应用

❶ 用于食积停滞、胃脘痞满、嗳气吞酸、腹痛泄泻、腹胀不舒等症。 ❷ 用于咳嗽痰多气喘。

一般用量与用法

9～15克,煎服。

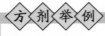

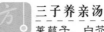 **三子养亲汤** 出处:《韩氏医通》

莱菔子、白芥子、苏子。

治老人气实痰盛,喘满懒食。

让汤药发挥最大功效——煎制汤剂有学问

19 驱虫药

贯众

苦，微寒；有小毒。
入肝、脾经。

药用

本品为鳞毛蕨科植物粗茎鳞毛蕨的根茎及叶柄残基。

功效

杀虫，清热解毒，止血。

临床应用

❶ 用于虫积腹痛等症。❷ 用于热毒疮疡、痄腮肿痛等症。❸ 用于崩漏出血等症。❹ 用于预防感冒、麻疹等。

一般用量与用法

9～15克，煎服。

槟榔

辛、苦，温。入胃、大肠经。

药用

本品为棕榈科植物槟榔的成熟种子。

功效

杀虫，消积，行水。

临床应用

❶ 用于多种肠寄生虫疾病。❷ 用于食积气滞、脘腹胀痛、大便不爽等症。❸ 用于脚气、水肿等症。

一般用量与用法

3～9克，煎服。单用杀绦虫、姜片虫，剂量可至15～30克。

使君子

甘，温。入脾、胃经。

药用

本品为使君子科植物使君子的成熟种子。

功效

杀虫，消积。

临床应用

❶ 用于虫积腹痛、小儿疳积等症。❷ 用于蛲虫病。

一般用量与用法

3～9克，煎服。炒熟嚼食，儿童每岁1粒，总量不超过20粒。

南瓜子

甘，温。入胃、大肠经。

药用

本品为葫芦科藤本植物南瓜的种子。

功效

杀虫。

临床应用

用于线虫病、血吸虫病。

一般用量与用法

60～120克，连壳捣碎入煎，和蜜糖调服。

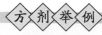
方剂举例

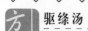
方 驱绦汤 出处：《方剂学》
南瓜子肉、槟榔。
治绦虫病。

苦楝根皮

苦、寒；有毒。入肝、脾、胃经。

药用

本品为楝科植物川楝或楝树的根皮。

功效

杀虫，疗癣。

临床应用

① 用于虫积腹痛。② 用于头癣、疥癣。

一般用量与用法

3～9克，鲜品15～30克，煎服。

大 蒜

辛，温。入胃、大肠经。

药用

本品为百合科植物蒜的鳞茎。

功效

杀虫，解毒，消痈。

临床应用

① 用于钩虫、蛲虫病。② 用于痢疾、腹泻、肺结核、顿咳等症。③ 用于疮疡初起。④ 用于头癣。

一般用量与用法

3～5个，内服或外用。

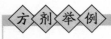

方剂举例

方 蒜连丸　　出处：《济生方》

大蒜、黄连。

治肠毒下血。

天南星

苦、辛，温；有毒。入肺、肝、脾经。

药用

本品为天南星科植物拟天南星及天南星或其他同属近似植物的球状块茎。

功效

燥湿化痰，祛风解痉。

临床应用

① 用于顽痰咳嗽、胸膈胀闷等症。② 用于风痰眩晕、癫痫、中风及破伤风、口噤强直等症。

一般用量与用法

3～9克，煎服。

方剂举例

方 通络片　　出处：《上海中成药》

姜制生天南星、地龙、生地黄、生川乌、枫茄子。

治风寒潮湿引起的关节疼痛、腰背酸痛、肢体麻木。

白附子

辛，温；有毒。入胃经。

药用

本品为天南星科植物独角莲的块茎，或毛茛科植物黄花乌头的块根。

让汤药发挥最大功效——煎制汤剂有学问

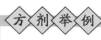

功效

祛风痰，逐寒湿。

临床应用

❶用于中风、口眼歪斜。 ❷用于寒湿疼痛、偏正头痛等症。

一般用量与用法

3～4.5克，煎服。

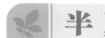 方剂举例

 牵正散 出处：《杨氏家藏方》

白附子、白僵蚕、全蝎。

治中风口歪、半身不遂。

半夏

辛，温；有毒。入脾、胃经。

药用

本品为天南星科草本植物半夏的块茎。

功效

燥湿化痰，消痞散结，降逆止呕。

临床应用

❶用于痰多咳嗽。 ❷用于胸脘痞闷、胸痹、结胸等症。 ❸用于瘿瘤瘰疬、疮疡肿痛、梅核气等症。 ❹用于胃气上逆、恶心呕吐。

一般用量与用法

3～9克，煎服。外用适量。

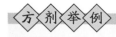 方剂举例

方 小半夏汤 出处：《金匮要略》

半夏、生姜。

治痰饮呕吐，心下痞闷不渴。

皂荚

辛，温；有小毒。入肺、大肠经。

药用

本品为豆科植物皂荚树的果实。

功效

祛痰，开窍。

临床应用

❶用于寒湿壅滞、胸闷喘咳、痰多而咳吐不爽者。 ❷用于猝然昏迷、口噤不开，以及癫痫痰盛、关窍阻闭等症。 ❸皂荚熬膏涂疮肿(未溃者)，有退肿的功效。

一般用量与用法

3～6克，煎服；焙焦研粉吞服，每次0.6～1.5克。内服剂量不宜过大，否则可引起呕吐及腹泻。本品辛散走窜，药性锐利，孕妇、体虚及有出血倾向者均不宜用。

苏子

辛，温。入肺经。

药用

本品为唇形科一年生草本植物紫苏的果实。

功效

降气消痰定喘，滑肠。

临床应用

❶用于痰壅气逆、咳嗽气喘。 ❷用于肠燥便秘。

一般用量与用法

6～9克，煎服。

桔梗

苦、辛，平。入肺经。

一般用量与用法

3～9克，煎服。外用适量。

药用

本品为桔梗科植物桔梗的根。

功效

宣肺痰，排脓。

临床应用

① 用于咳嗽痰多、咽痛音哑等症。② 用于肺痈、咽喉肿痛等症。

一般用量与用法

3～6克，煎服。

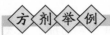

 桔梗汤　出处：《金匮要略》

桔梗、甘草。

治肺痈，咳逆胸满，吐脓。

 桔梗半夏汤　出处：《南阳活人书》

桔梗、半夏、陈皮、生姜。

治伤寒腹胀，阴阳不和。

方剂举例

 控涎丹　出处：《三因方》

白芥子、甘遂、大戟。

治痰涎停留胸膈。

 阳和汤　出处：《外科证治全生集》

熟地黄、肉桂、麻黄、鹿角胶、白芥子、炮姜、生甘草。

治痰湿流注，阴疽肿毒。

 白芥丸　出处：《普济方》

白芥子、黑芥子、大戟、甘遂、芒硝、朱砂。

治热痰烦运。

 黑芥丸　出处：《普济方》

黑芥子、白芥子、大戟、甘遂、胡椒、桂心。

治冷痰痞满。

 # 白芥子

辛，温。入肺经。

药用

本品为十字花科植物白芥的成熟种子。

功效

治痰利气，散结消肿。

临床应用

① 用于寒痰壅滞、胸满胁痛、咳嗽气逆痰多等症。② 用于痰注肢体、关节疼痛及流

白前

辛、甘，微温。入肺经。

药用

本品为萝藦科植物柳叶白前或芫花叶白前的根茎及叶。

功效

祛痰，降气。

临床应用

用于咳嗽痰多、气逆喘促等症。

让汤药发挥最大功效——煎制汤剂有学问

一般用量与用法

3～6克，煎服。

 方 剂 举 例

止嗽散 出处：《医学心悟》

白前、紫菀、荆芥、百部、桔梗、陈皮、甘草。

治新久咳嗽。

白前汤 出处：《外台秘要》

白前、紫菀、半夏、大戟。

治咳嗽浮肿，喉中痰鸣属于实证者。

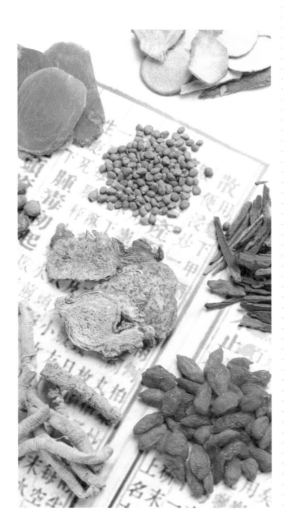

21 清热化痰药

葶苈子

辛、苦，大寒。入肺、膀胱经。

 药用

本品为十字花科植物播娘蒿的种子。

功效

泻肺定喘，行水消肿。

临床应用

❶ 用于痰涎壅滞、咳嗽气喘等症。❷ 用于面目浮肿、胸腹积水而小便不利者。

一般用量与用法

3～9克，煎服。宜包煎。

方 剂 举 例

葶苈大枣泻肺汤 出处：《金匮要略》

葶苈子、大枣。

治肺中水饮壅塞，胸满喘咳，面目浮肿。

大陷胸丸 出处：《伤寒论》

大黄、芒硝、葶苈子、杏仁。

治结胸证之胸胁积水。

含奇方 出处：《箧中方》

葶苈子、知母、贝母、大枣、砂糖。

治痰饮咳嗽。

葶苈子雄黄散 出处：《金匮要略》

葶苈子、雄黄。

治疳虫蚀齿。

葶苈杏仁汤 出处：《千金方》

葶苈子、杏仁。

治大腹水肿。

小药材·治大病

荸荠

甘，微寒。入肺、胃、大肠经。

海蛤壳

苦、咸，平。入肺、肾经。

药用

本品为莎草科植物乌芋的球茎。

功效

化痰消积，清热生津，明目退翳。

临床应用

❶ 用于痰核、瘰疬等症。❷ 用于热病烦渴、便秘，以及阴虚肺燥、痰热咳嗽等症。❸ 用于目赤热痛及障翳等症。

一般用量与用法

30～60克，煎服。外用适量。

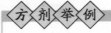

雪羹汤
出处《温热经纬》

荸荠、海蜇皮。

治阴虚痰热，大便燥结。

药用

本品为帘蛤科动物文蛤或青蛤等的贝壳。

功效

清肺化痰，软坚散结。

临床应用

❶ 用于痰火郁结、胸胁疼痛、痰多喘咳等症。❷ 用于瘰疬、瘿瘤等症。❸ 用于胃痛反酸。

一般用量与用法

9～15克，煎服。蛤粉须包煎。

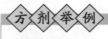

海蛤丸
出处《丹溪心法》

海蛤、瓜蒌。

治痰饮心痛。

贝母

川贝母苦、甘，微寒；浙贝母苦，寒。入心、肺经。

药用

本品为百合科植物卷叶川贝、川贝母、浙贝母等的鳞茎。

功效

止咳化痰，清热散结。

临床应用

❶ 用于肺虚久咳、痰少咽燥及外感风热咳嗽、郁火痰结咳嗽、咳痰黄稠等症。❷ 用

于瘰疬、疮痈肿毒及肺痈、乳痈等症。

一般用量与用法

3～9克，煎服。川贝母价格较贵，以研粉吞服为宜，每次0.9～1.5克。

二母散
出处《太平惠民和剂局方》

贝母、知母。

治阴虚发热、咳嗽。

贝母散
出处《太平圣惠方》

贝母（去心）、蜂蜜。

外用，治小儿鹅口疮。

前胡

苦、辛，微寒。入肺经。

药用

本品为伞形科植物白花前胡或紫花前胡的根。

功效

降气化痰，宣散风热。

临床应用

用于肺气不降、痰稠喘满、咳痰不爽及风热郁肺、咳嗽痰多等症。

一般用量与用法

3～9克，煎服。

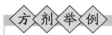

 前胡散 出处：《证治准绳》

前胡、桑白皮、贝母、麦冬、甘草。

治咳嗽，涕浊稠黏，心胸不利，时有烦热。

胖大海

甘，寒。入肺、大肠经。

药用

本品为梧桐科植物胖大海的成熟种子。

功效

开肺气，清肺热，润肠通便。

临床应用

❶ 用于肺热声哑、咽喉疼痛、痰热咳嗽等症。❷ 用于热结便秘等症。

一般用量与用法

3～5枚，煎服；或用沸水泡汁服。

 方剂举例

胖大海饮 出处：《本草纲目》

胖大海、甘草。

泡茶饮服，治风热感冒引起的咽喉燥痛、干咳无痰、声音嘶哑。

瓦楞子

咸，平。入肺、胃、肝经。

药用

本品为蚶科动物魁蚶、泥蚶或毛蚶的贝壳。

功效

散结，消痰。

临床应用

❶ 用于症瘕痞块、老痰积结等症。❷ 用于胃痛反酸等症。

一般用量与用法

9～15克，煎服。

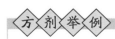

 治胃痛吐酸方 出处：验方

瓦楞子(醋煅)、乌贼骨、广陈皮(炒)。

治胃痛反酸，嗳气，呕血。

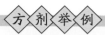

木蝴蝶

苦，寒。入肺、肝、胃经。

药用

本品为紫葳科植物木蝴蝶的成熟种子。

功效

清肺开音，疏肝理气。

临床应用

① 用于咳嗽音哑。 ② 用于肝胃气痛。
③ 外用贴痛疽，有收敛疮口的作用。

一般用量与用法

0.9～3克，煎服。外用适量。

瓜蒌

甘，寒。入肺、胃、大肠经。

药用

本品为葫芦科植物瓜蒌的果实。

功效

清肺化痰，宽胸散结，润燥滑肠。

临床应用

① 用于肺热咳嗽、咳痰黄稠及肺痈等症。
② 用于胸痹胁痛及乳痈肿痛等症。 ③ 用于肠燥便秘。

一般用量与用法

9～15克，煎服。

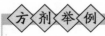

瓜蒌薤白白酒汤 出处：《金匮要略》

瓜蒌、薤白、白酒。
治胸痹不得卧，心痛彻背。

礞石

甘、咸，平。入肺、肝经。

药用

本品为绿泥石片岩或云母片岩。

功效

下气痰，镇肝止痉。

临床应用

① 用于稠黏老痰、顽痰、癫痫惊悸等症。
② 用于痰热惊搐。

一般用量与用法

9～15克，煎服。一般多入丸、散。

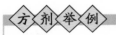

滚痰丸 出处：《丹溪心法》

青礞石、沉香、大黄、黄芩。
治实热老痰。

竹茹

甘，微寒。入肺、胃经。

药用

本品为禾本科植物淡竹或苦竹等茎的节间部分。

功效

清热，化痰，止呕。

临床应用

① 用于肺热咳嗽、咳痰稠厚。 ② 用于胃热呕吐、呃逆。

一般用量与用法

3～9克，煎服。

海藻

苦、咸，寒。入肝、胃、肾经。

药用

本品为马尾藻科植物海蒿子(大叶海藻)或羊西藻(小叶海藻)的叶状体。

功效

消痰结，散瘿瘤。

临床应用

用于痰涎结核、瘿瘤、瘰疬等症。

一般用量与用法

9～15克，煎服。

天竺黄

甘，寒。入心、肝经。

药用

本品为禾本科植物淡竹等因病而在节内生成的块状物。

功效

清化热痰，凉心定惊。

临床应用

用于痰热惊搐、中风痰壅等症。

一般用量与用法

3～9克，煎服；研粉吞服，每次0.6～0.9克。

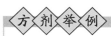

 竹黄雄黄丸 出处：《小儿药证直诀》
天竺黄、雄黄、牵牛子。
治小儿惊热。

款冬花

辛，温。入肺经。

药用

本品为菊科植物款冬的外开放的头状花序。

功效

止咳化痰。

临床应用

用于咳嗽气喘、肺虚久咳等症。

一般用量与用法

3～9克，煎服。

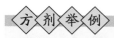

款冬花散 出处：《太平惠民和剂局方》
款冬花、知母、桑叶、阿胶、麻黄、贝母、苦杏仁、甘草、半夏、生姜。
治肺热风邪咳嗽。

华山参

甘、微苦，热；有毒。入肺、脾、心经。

药用

本品为茄科植物漏斗泡囊草的干燥根。

功效

平喘止咳，安神镇惊。

临床应用

用于寒痰喘咳、心悸失眠易惊。

一般用量与用法

0.06～0.08克，煎服。

145

杏仁

甘、苦，温；有小毒。
入肺、大肠经。

 药 用

本品为蔷薇科植物杏、山杏等的种仁。

功 效

止咳化痰，润肠通便。

临床应用

① 用于咳嗽气喘。② 用于肠燥便秘。

一般用量与用法

3～9克，煎服。

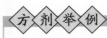 **方 剂 举 例**

 杏苏散　　出处：《温病条辨》
杏仁、紫苏、半夏、茯苓、甘草、橘皮、前胡、桔梗、枳壳、生姜、大枣。
治外感咳嗽痰稀。

 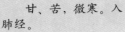

百部

甘、苦，微寒。入肺经。

药 用

本品为百部科植物蔓生百部、直立百部或对叶百部等的块根。

功 效

润肺止咳，灭虱杀虫。

临床应用

① 用于一般咳嗽、久咳不已、百日咳及肺结核咳嗽等症。② 用于蛲虫病及人、畜的头虱、体虱等。

一般用量与用法

3～9克，煎服。外用适量。

 方 剂 举 例

 百部汤　　出处：《本草汇言》
百部、麦冬、沙参、桑白皮、百合、茯苓、地骨皮、薏苡仁、黄芪。
治久咳不已、咳吐痰涎。

百部丸　　出处：《小儿药证直诀》
百部、麻黄、杏仁。
治小儿寒嗽。

紫菀

辛、苦，温。入肺经。

药 用

本品为菊科紫菀的根及根茎。

功 效

化痰止咳。

临床应用

用于咳嗽气逆、咳痰不爽、肺虚久咳、痰中带血等症。

一般用量与用法

3～9克，煎服。

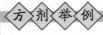 **方 剂 举 例**

紫菀散　　出处：《张氏医通》
紫菀、人参、麦冬、阿胶、川贝、茯苓、桔梗、五味子、炙甘草。
治咳唾有血，虚劳肺痿。

 紫菀汤　　出处：《退思集类方歌注》
甘草、桔梗、紫菀、川贝母、杏仁。
治肺痈浊唾腥臭，五心烦热，壅闷喘嗽。

枇杷叶

苦，平。入肺、胃经。

药用
本品为蔷薇科植物枇杷的叶。

功效
清肺止咳，和胃降逆。

临床应用
❶用于肺热咳嗽、气逆喘息等症。❷用于呕吐呃逆、口渴等症。

一般用量与用法
3~9克，宜服。包煎。

桑白皮
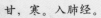

甘，寒。入肺经。

药用
本品为桑科植物桑的根皮。

功效
泻肺平喘，利水消肿。

临床应用
❶用于肺热咳嗽、喘逆痰多等症。❷用于面目浮肿、小便不利等症。

一般用量与用法
9~15克，煎服。

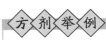
方剂举例

泻肺散　出处：《太平惠民和剂局方》
地骨皮、桑白皮、生甘草、粳米。
治肺热喘咳。

23 祛寒药

附子

大辛，大热；有毒。入心、脾、肾经。

药用
本品为毛茛科植物乌头的肥大块根。

功效
回阳救逆，温补脾肾，散寒止痛。

临床应用
❶用于厥逆亡阳、脉微欲绝等症。❷用于肾阳不足之畏寒肢冷，脾阳不振之腹痛、便溏等症。❸用于风寒湿痹、周身骨节疼痛等症。

一般用量与用法
3~9克，煎服。一般认为最好先煎。

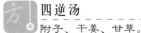
方剂举例

四逆汤　出处：《伤寒论》
附子、干姜、甘草。
治疗伤寒少阴病之阴寒内盛，阳气欲脱，腹痛下利，四肢厥冷，脉微细欲绝。

肉桂

辛、甘，大热。入肝、肾、脾经。

药用
本品为樟科植物桂树的树皮。

功效
温中补阳，散寒止痛。

临床应用

❶ 用于肾阳不足之畏寒肢冷，脾阳不振之脘腹冷痛、食少便溏等症。❷ 用于久病体弱、气衰血少、阴疽色白、漫肿不溃或久溃不敛之症。❸ 用于脘腹冷痛、寒痹腰痛、经行腹痛等症。

一般用量与用法

1.5～3克，煎服；研粉吞服或冲服，每次0.9～1.5克。本品含有挥发油，不宜久煎，须后下；或另泡汁服。

干姜

辛，温。入心、肺、脾、胃、肾经。

药用

本品为姜科植物姜的干燥根茎。

功效

温中回阳，温肺化痰。

临床应用

❶ 用于脾胃虚寒之呕吐泄泻、脘腹冷痛，阴寒内盛之四肢厥冷、脉微弱等症。❷ 用于肺寒咳嗽，痰稀而多，形如白沫。

一般用量与用法

1.5～9克，煎服。

 方 剂 举 例

方 理中汤   出处：《伤寒论》

人参、干姜、白米、甘草。

治脾胃虚寒，腹痛下利，胃中寒饮，喜唾涎沫。

方 干姜丸   出处：《普济方》

干姜、阿胶、伏龙肝、白石脂、熟地黄。

治妇女赤白带下，脐腹冷痛。

胡椒

辛，热。入胃、大肠经。

药用

本品为胡椒科植物胡椒的果实。

功效

温中散寒。

临床应用

用于胃寒呕吐、腹痛泄泻等症。

一般用量与用法

1.5～3克，煎服；研末吞服，每次0.3～0.9克。

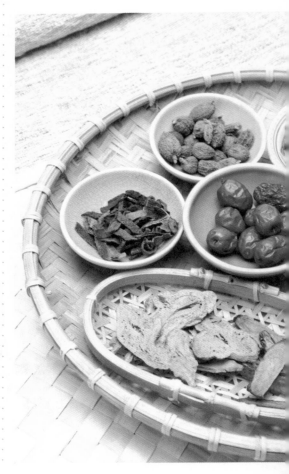

高良姜

辛，热。入脾、胃经。

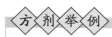 药用

本品为姜科植物高良姜的根茎。

功效

散寒止痛。

临床应用

用于胃寒作痛及呕吐等症。

一般用量与用法

3～9克，煎服。

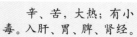 方剂举例

 良附丸　　出处：《良方集腋》

高良姜、香附。

治胃脘寒痛。

吴茱萸

辛、苦，大热；有小
毒。入肝、胃、脾、肾经。

药用

本品为芸香科植物吴茱萸的未成熟果实。

功效

温中止痛，降逆止呕，杀虫。

临床应用

❶ 用于脘腹冷痛、疝痛、脚气疼痛以及经行腹痛等症。❷ 用于肝胃不和、呕吐涎沫等症。❸ 治蛲虫病，可用淡吴茱萸9克，加水煎取汁，第一天晚上服头汁，第二天晚上

服二汁，连服3～5剂。

一般用量与用法

1.5～4.5克，煎服。

方剂举例

吴茱萸汤　　出处：《伤寒论》

吴茱萸、人参、大枣、生姜。

治呕恶腹满或干呕吐涎沫，头痛，脘腹痛，吞酸嘈杂及无热象者。

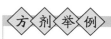 小茴香

辛，温。入肝、肾、脾、
胃经。

药用

本品为伞形科植物茴香的成熟果实。

功效

理气止痛，调中和胃。

临床应用

❶ 用于寒疝腹痛、睾丸偏坠、胃腹冷痛等症。❷ 用于胃寒呕吐、食少。

一般用量与用法

3～9克，煎服。

附药

大茴香：又称八角茴香，系木兰科常绿小乔木八角茴香树的果实。性味、功效与小茴香相近，用量也与小茴香相同。

方剂举例

暖肝汤　　出处：《景岳全书》

小茴香、肉桂、沉香、乌药、当归、枸杞子、茯苓、生姜。

治阴寒小腹疼痛，疝气。

小药材，治大病

149

蜀椒

辛，大热；有毒。入脾、胃、肺、肾经。

药用

本品为芸香科植物花椒的果壳。

功效

温中止痛，杀虫。

临床应用

❶ 用于胃腹冷痛、寒湿泄泻等症。❷ 用于虫积腹痛或吐蛔等症。

一般用量与用法

1.5~4.5克，煎服。

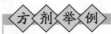

> **方** **蜀椒丸** 出处：《外台秘要》
> 蜀椒、附子、半夏。
> 治心痛引背。

荜茇

辛，热。入胃、大肠经。

药用

本品为胡椒科植物荜茇的未成熟的果穗。

功效

温中散寒。

临床应用

❶ 用于胃寒呕吐、脘腹疼痛等症。❷ 用于牙痛。

一般用量与用法

1.5~4.5克，煎服。

麝香

辛，温。入心、脾经。

药用

本品为鹿科动物麝香囊中的分泌物。

功效

开窍回苏，活血散结，催产下胎。

临床应用

❶ 用于邪蒙心窍、神志昏迷。❷ 用于痈疽疮疡、跌仆损伤、经闭、症瘕及痹痛等症。

一般用量与用法

内服，每次0.03~0.15克。本品气味芳香，宜入丸、散剂，不宜入煎剂。外用适量。

> **方** **至宝丹** 出处：《太平惠民和剂局方》
> 麝香、龙脑香、安息香、牛黄、犀角、朱砂、雄黄、玳瑁、琥珀、金箔、银箔。
> 治中风猝倒，中恶气绝，神昏谵语，痰迷心窍，小儿惊痫。

> **方** **麝香丸** 出处：《太平圣惠方》
> 麝香、巴豆、细辛。
> 治牙痛。

> **方** **治霍乱方** 出处：《太平圣惠方》
> 麝香、醋。
> 治中恶霍乱。

石菖蒲

辛，温。入心、肝经。

药用

本品为天南星科植物石菖蒲的根茎。

功效

化痰开窍，和中辟秽。

临床应用

① 用于痰湿蒙蔽清窍或高热引起的神昏，以及癫狂、痴呆、耳鸣耳聋等症。② 用于胸腹胀闷及噤口痢等症。

一般用量与用法

3～9克，鲜品9～15克，煎服。

方剂举例

菖蒲泻心汤　出处：《随息居霍乱论》

石菖蒲、黄芩、半夏、黄连、紫苏、厚朴、竹茹、枇杷叶、芦根。

治痰湿壅闭，神志昏迷，胸膈痞塞。

冰 片

辛、苦，微寒。入心、脾、肺经。

药用

本品为龙脑香科植物龙脑香的树脂加工品。也有用菊科植物艾纳香（称大艾）叶经蒸馏后冷却所得的结晶品（称艾片），以及用松节油等制成的人工合成品（称机制冰片）。

功效

回苏开窍，清热止痛。

临床应用

① 用于神昏痉厥。② 用于疮疡疥癣、口疮、喉痛及眼疾等症。

一般用量与用法

内服，每次0.03～0.09克。本品气味芳香，只宜入丸、散剂，不宜入煎剂。外用适量。

方剂举例

冰硼散　出处：《外科正宗》

冰片、硼砂、朱砂、玄明粉。

外治咽喉肿痛。

苏合香

甘、辛，温。入心、脾经。

药用

本品为金缕梅科植物苏合香树的树脂。

功效

开窍辟秽。

临床应用

用于气郁暴厥、心腹闷痛、猝然昏倒以及惊风、癫痫等症。

一般用量与用法

内服，每次0.3～0.9克。宜作丸剂。

方剂举例

苏合香丸　出处：《太平惠民和剂局方》

苏合香、朱砂、青木香、诃子、荜茇、乳香、沉香、生香附、麝香、犀角、檀香、丁香、冰片、白术、安息香。

治中风昏迷，痧气昏厥，舌苔厚腻，痰浊内盛。

25 平肝息风药

羚羊角

咸，寒。入肝经。

药用

本品为牛科动物赛加羚羊角及其他种羚羊的角。

功效

平肝息风，清热明目。

临床应用

❶ 用于肝阳上亢所致的头晕目眩。❷ 用于惊风、癫痫、手足抽搐等症。❸ 用于高热、狂躁、神昏等症。❹ 用于目赤肿痛。

一般用量与用法

吞服，每次0.3～0.9克。入煎剂一般用0.9～3克，须另煎冲服。

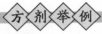 方剂举例

羚角钩藤汤 出处：《通俗伤寒论》

羚羊片、桑叶、川贝、鲜生地、钩藤、滁菊、茯神、白芍、竹茹。

治热盛肝风内动，高热不退，烦闷躁扰。

天麻

辛、甘，微温。入肝经。

药用

本品为兰科植物天麻的块茎。

功效

平肝息风，通络止痛。

临床应用

❶ 用于头晕目眩。❷ 用于热病动风、惊痫抽搐等症。❸ 用于头痛、痹痛、肢体麻木等症。

一般用量与用法

3～9克，煎服；研末吞服，每次0.9～1.5克。

方剂举例

天麻丸 出处：《普济方》

天麻、川芎。

治偏正头痛，神昏目花。

紫石英

甘，温。入心、肝经。

药用

本品为一种含氟化钙的矿石（非真正的石英矿，而是萤石，即氟石）。

功效

镇心定惊，温肺暖宫。

临床应用

❶ 用于心悸怔忡、惊痫瘛疭等症。❷ 用于肺虚寒咳以及子宫虚冷不孕等症。

一般用量与用法

9～15克，煎服。

方剂举例

风引汤 出处：《金匮要略》

紫石英、白石脂、赤石脂、桂枝、寒水石、石膏、大黄、干姜、龙骨、牡蛎、甘草、滑石。

治惊痫瘛疭。

让汤药发挥最大功效——煎制汤剂有学问

赭石

苦，寒。入肝、心包经。

药用

本品为赤铁矿矿石。

功效

镇逆，平肝，止血。

临床应用

① 用于嗳气、呃逆、呕吐等症。② 用于吐血、衄血等症。

一般用量与用法

9～30克，煎服。

方剂举例

镇肝息风汤 出处：《医学衷中参西录》

赭石、龙骨、牡蛎、龟甲、怀牛膝、天冬、玄参、杭芍、川楝子、生麦芽、茵陈蒿、甘草。

治肝阳上亢，头晕目眩，耳鸣。

钩藤

甘，微寒。入肝、心包经。

药用

本品为茜草科植物钩藤或华钩藤的钩及相连的茎枝。

功效

清热平肝，息风镇痉。

临床应用

① 用于肝火之头胀、头痛及肝阳上亢之头晕目眩等症。② 用于热病高热、肝风内动、

惊痫抽搐及妇女子痫等症。

一般用量与用法

9～15克，煎服。须后下。

方剂举例

钩藤饮 出处：《本事方》

钩藤、菊花、防风、人参、茯神、半夏、陈皮、麦冬、石膏、甘草。

治肝厥头痛。

天麻钩藤饮 出处：《中医内科杂病证治新义》

天麻、栀子、黄芩、杜仲、益母草、桑寄生、夜交藤、朱茯神、川牛膝、钩藤、石决明。

治肝阳上亢，头晕目眩。

玳瑁

甘，寒。入心、肝经。

药用

本品为海龟科动物玳瑁的甲片。

功效

清热解毒，平肝定惊。

临床应用

用于热病烦躁、神昏谵语、惊痫以及中风阳亢等症。

一般用量与用法

3～9克，煎服。或研粉配入丸、散。

方剂举例

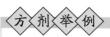

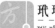 **玳瑁丸** 出处：《圣济总录》

玳瑁、丹砂、雄黄、白芥子、麝香。

治中风不语，精神冒闷及中恶不语。

小药材·治大病

白蒺藜

辛、苦，微温。入肝经。

药用

本品为蒺藜科植物刺蒺藜的果实。

功效

平肝疏肝，祛风明目。

临床应用

❶ 用于肝阳上亢、头晕眼花等症。❷ 用于肝气郁结等症。❸ 用于目赤多泪、风疹瘙痒等症。

一般用量与用法

3～9克，煎服。

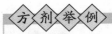

白蒺藜散　出处：《张氏医通》

白蒺藜、菊花、蔓荆子、草决明、甘草、连翘、青葙子。

治目赤多泪。

 石决明

咸，微寒。入肝经。

药用

本品为鲍科软体动物九孔鲍或盘大鲍的贝壳。

功效

平肝潜阳，清热明目。

临床应用

❶ 用于头晕目眩。❷ 用于目赤肿痛、视物模糊等症。

一般用量与用法

15～30克，煎服。宜先煎。

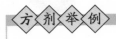

石决明散　出处：《证治准绳》

石决明、枸杞子、木贼草、荆芥、晚桑叶、谷精草、甘草、金沸草、蛇蜕、苍术、白菊花。

治目生翳障。

 罗布麻

甘、苦，凉。入肝经。

药用

本品为夹竹桃科植物罗布麻的干燥叶。

功效

平肝镇惊，清热利水。

临床应用

❶ 用于肝阳上亢、头目眩晕、心悸失眠、浮肿尿少。❷ 用于高血压、神经衰弱、肾炎浮肿。

一般用量与用法

9～15克，煎服。

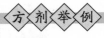

罗布麻降压方　出处：验方

罗布麻、山楂、五味子。

治高血压、高脂血症。

罗布麻叶饮　出处：验方

罗布麻叶、大枣。

温热调入蜂蜜口服，可清肝降压，补脾泻火。

让汤药发挥最大功效

蜈蚣

辛，温；有毒。入肝经。

药用

本品为蜈蚣科动物少棘巨蜈蚣的虫体。

功效

祛风，解痉，解毒。

临床应用

❶ 用于急慢惊风、破伤风。❷ 外用治疮疡肿毒、瘰疬溃烂等症。❸ 用于风湿痛及毒蛇咬伤。

一般用量与用法

0.9～3克，煎服。外用适量。

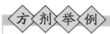

> **蜈蚣星风散**　　出处：《医宗金鉴》
>
> 蜈蚣、天南星、防风、江鳔。
> 治破伤风。

穞豆衣

甘，平。入肝、肾经。

药用

本品为蝶形花科植物黑小豆的种皮。

功效

养血平肝，除热止汗。

临床应用

❶ 用于血虚肝旺、头痛头风、头晕目眩等症。❷ 用于虚热、盗汗等症。

一般用量与用法

3～9克，煎服。

全蝎

辛，平；有毒。入肝经。

药用

本品为钳蝎科动物东亚钳蝎的全体。

功效

息风解痉，祛风止痛，解毒散结。

临床应用

❶ 用于惊痫抽搐、破伤风等病症。❷ 用于头痛、风湿痹痛等症。❸ 用于疮疡肿痛。

一般用量与用法

1.5～3克，煎服；研末吞服，每次0.6～0.9克。本品以研末吞服功效较佳，故现在一般不入煎剂。但本品有毒，用量不可过大，必须注意。

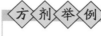

> **撮风散**　　出处：《证治准绳》
>
> 全蝎、蜈蚣、钩藤、僵蚕、朱砂、麝香。
> 治惊痫，破伤风，抽搐瘈疭。

地龙

咸，寒。入胃、脾、肝、肾经。

药用

本品为巨蚓科动物参环毛蚓或缟蚯蚓等的全体（前者称广地龙，后者称土地龙）。

功效

清热息风通络，平喘利尿。

临床应用

❶ 用于高热抽搐等症。 ❷ 用于风湿痹

痛、半身不遂等症。❸ 用于哮喘。❹ 用于小便不利、水肿等症。

一般用量与用法

3~9克，煎服；研末吞服，每次1.5~3克。

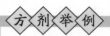

方剂举例

 小活络丹 出处：《太平惠民和剂局方》

川乌头、草乌头、地龙、天南星、乳香、没药。

治寒湿袭经络作痛，肢体不能屈伸。

 僵蚕

咸、辛，平。入肺、肝经。

药用

本品为蚕蛾科昆虫家蚕的幼虫感染白僵菌而发病僵死的虫体。

功效

息风解痉，疏散风热，化痰散结。

临床应用

❶ 用于惊痫抽搐。❷ 用于头痛、目赤、咽喉肿痛等症。❸ 用于风疹瘙痒。❹ 用于瘰疬结核。

一般用量与用法

3~9克，煎服；研粉吞服，每次0.9~1.5克。

方剂举例

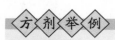 **白僵蚕散** 出处：《证治准绳》

僵蚕、旋覆花、木贼草、细辛、桑叶、荆芥、甘草。

治风热头痛，迎风泪出。

---

26 养心安神药

 夜交藤

甘，平。入心、肝经。

药用

本品为蓼科植物何首乌的茎藤。

功效

养心安神，养血通络，止痒。

临床应用

❶ 用于虚烦失眠。❷ 用于周身性酸痛。❸ 用于皮肤瘙痒。

一般用量与用法

15~30克，煎服。外用适量。

 小麦

甘，平。入心经。

药用

本品为禾本科植物小麦的果实。

功效

养心安神。

临床应用

用于神志不宁、失眠等症。

一般用量与用法

15~30克，煎服。

方剂举例

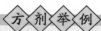 **甘麦大枣汤** 出处：《金匮要略》

甘草、小麦、大枣。

治脏躁，精神恍惚，烦躁不安。

让汤药发挥最大功效——煎制汤剂有学问

远志

苦、辛，温。入肺、心、肾经。

药用

本品为远志科植物远志的根皮。

功效

安神，祛痰，消痈。

临床应用

❶用于痰迷神昏、惊悸、失眠等症。❷用于咳嗽痰多。❸用于疮痈初起。

一般用量与用法

3~4.5克，煎服。外用适量。

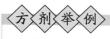

方　定志丸　出处:《千金方》
远志、石菖蒲、人参、茯苓。
治精神不安。

牡蛎

咸、涩，微寒。入肝、胆、肾经。

药用

本品为牡蛎科动物长牡蛎及同属动物的贝壳。

功效

重镇安神，平肝潜阳，收敛固涩，软坚散结，制酸止痛。

临床应用

❶用于神志不安、心悸怔忡、失眠等症。❷用于肝阳上亢之头晕目眩，肝风内动之惊痫、四肢抽搐等症。❸用于遗精、崩漏、虚汗、泄泻、带下等症。❹用于瘰疬、瘿瘤等症。❺用于胃痛反酸。

一般用量与用法

15~30克，煎服。生用宜先煎。

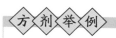

方　清带汤　出处:《衷中参西录》
牡蛎、龙骨、山药、乌贼骨、茜草。
治赤白带下。

珍珠

甘、咸，寒。入肝、心经。

药用

本品为软体动物珍珠贝科及蚌科多种贝所分泌的珍珠质包围异物并日益增大而成的圆粒状物。

功效

镇心定惊，清肝除翳，清热解毒，收敛生肌。

临床应用

❶用于惊悸、癫痫、惊风等症。❷用于目赤翳障、咽喉肿痛等症。❸用于溃疡疮面久不愈合。

一般用量与用法

0.3~0.9克，研末吞服，不入煎剂。外用适量。

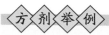

方　珍珠散　出处:《证治准绳》
珍珠、青葙子、黄芩、人参、甘菊花、石决明、川芎、甘草。
治眼生翳膜，赤涩疼痛。

酸枣仁

甘、酸，平。入心、脾、肝、胆经。

药用

本品为鼠李科植物酸枣的成熟种子。

功效

养心安神，益阴敛汗。

临床应用

❶ 用于虚烦失眠、心悸怔忡等症。❷ 用于虚汗。

一般用量与用法

9～15克，煎服。近年来临床取酸枣仁研末或研末后制成丸剂，每次吞服1.5克。如果用来治失眠，可以在临睡前吞服。

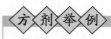

 酸枣仁汤　　出处：《金匮要略》

酸枣仁、甘草、知母、茯苓、川芎。
治虚烦不眠及盗汗。

朱砂

甘，微寒；有小毒。入心经。

药用

本品为硫化物类矿物辰砂族辰砂。

功效

重镇安神，解毒。

临床应用

❶ 用于神志不安、心悸怔忡、失眠、惊痫等症。❷ 用于疮毒肿痛、口舌生疮、咽喉肿痛等症。

一般用量与用法

0.3～0.9克，多入丸、散剂；或拌其他药物入煎剂。外用适量。

 朱砂安神丸　　出处：《兰室秘藏》

朱砂、黄连、甘草、生地黄、当归。
治心血虚、惊悸怔忡、失眠。

安宫牛黄丸　　出处：《温病条辨》

牛黄、郁金、犀角、黄芩、黄连、雄黄、栀子、朱砂、冰片、麝香、珍珠。
治惊风、癫痫。

柏子仁

甘、辛，平。入心、肝、肾经。

药用

本品为柏科植物侧柏的种仁。

功效

养心安神，润肠通便。

临床应用

❶ 用于虚烦失眠、心悸怔忡等症。❷ 用于肠燥便秘。

一般用量与用法

9～15克，煎服。

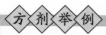

 养心汤　　出处：《证治准绳》

柏子仁、酸枣仁、远志、五味子、当归、川芎、人参、茯苓、黄芪、茯神、肉桂、半夏曲、甘草。
治心血不足、怔忡惊悸。

人参

苦，平。入心、肝、脾经。

药用

本品为五加科植物人参的根。

功效

大补元气，补肺益脾，生津安神。

临床应用

❶ 用于气虚欲脱、脉微细等症。❷ 用于肺虚气喘。❸ 用于脾胃虚弱、倦怠乏力、食欲不振、胸腹胀满以及久泻脱肛等症。❹ 用于消渴、热病耗伤津液等症。❺ 用于神志不安、心悸怔忡、失眠等症。❻ 用于邪未清而正气已虚的病症，可起到扶正祛邪的功效。

一般用量与用法

1.5～9克，用小火另煎，单独服（先饮汁，再食渣）；或将参汁加入其他药汁内饮服。如用于急救虚脱，大剂量可用至15～30克，煎汁分数次灌服。如研粉或制成片剂吞服，每次0.9～1.5克，或3～5片，每日1～3次。

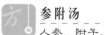

 参附汤　　出处：《世医得效方》
人参、附子。
治大出血或大吐泻引起的虚脱、上气喘急、冷汗淋漓、手足厥逆等症。

生脉散　　出处：《医学启源》
人参、麦冬、五味子。
治汗多口渴、气阴两伤。

党参

甘，平。入脾、肺经。

药用

本品为桔梗科植物党参或川党参的根。

功效

补中益气。

临床应用

用于气虚不足、倦怠乏力、气急喘促、脾虚食少、面目浮肿、久泻脱肛等症。

一般用量与用法

9～15克，煎服；焙干，研末吞服，每次0.9～1.5克。

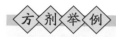

 党参膏　　出处：验方
党参、炙黄芪、白术、龙眼肉。
治气血两虚。

扁豆

甘，微温。入脾、胃经。

药用

本品为豆科植物扁豆的成熟种子。

功效

健脾化湿。

临床应用

❶ 用于脾虚泄泻、妇女带下等症。❷ 用于暑湿内蕴、腹泻、呕吐等症。

一般用量与用法

9～15克，煎服。

小药材，治大病

孩儿参

甘、微苦，平。入脾、肺经。

药用

本品为石竹科植物孩儿参的块根。

功效

补气养胃。

临床应用

用于病后虚弱、倦怠乏力、饮食减少、心悸、自汗、津少口渴及小儿消瘦等症。

一般用量与用法

6～15克，煎服。

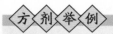

方 **孩儿参方** 出处：《心病金方666》

孩儿参、沙参、生地黄、丹参、龙齿、焦三仙、茯苓、夜交藤、芦根、炒枣仁、麦冬、五味子、银花、连翘、竹茹、合欢花。主治窦性心率失常。

黄 芪

甘，微温。入脾、肺经。

药用

本品为豆科植物内蒙黄芪、膜荚黄芪或其他同属相近种植物的根。

功效

补气升阳，固表止汗，敛疮生肌，利水消肿。

临床应用

❶ 用于气虚衰弱、倦怠乏力或中气下陷、脱肛、子宫脱垂等症。❷ 用于表虚不固

的自汗症。❸ 用于气血不足、疮疡内陷、脓成不溃或久溃不敛者。❹ 用于水肿、脚气、面目浮肿等症。

一般用量与用法

9～15克，煎服。

方 **补中益气汤** 出处：《脾胃论》

黄芪、人参、白术、当归、升麻、柴胡、陈皮、甘草。

治中气不足、清阳下陷、子宫下垂、脱肛，以及肢倦气短、气虚发热。

白 术

苦、甘，温。入脾、胃经。

药用

本品为菊科植物白术的根茎。

功效

补脾燥湿，利水止汗。

临床应用

❶ 用于脾胃虚弱、食少胀满、倦怠乏力、泄泻等症。❷ 用于水湿停留、痰饮、水肿等症。❸ 用于表虚自汗。

一般用量与用法

3～9克，煎服。

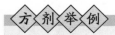

方 **参术散** 出处：验方

人参、白术、白茯苓、砂仁、甘草、薏苡仁、白莲肉、六曲、山楂肉、肉豆蔻、诃子、陈皮、木香。

治脾虚泄泻。

让汤药发挥最大功效——煎制汤剂有学问

山药

甘，平。入肺、脾经。

药用

本品为薯蓣科植物山药的根茎。

功效

补益脾胃，益肺肾。

临床应用

❶ 用于脾胃虚弱、食少体倦、泄泻及妇女带下等症。❷ 用于肺虚久咳、肾虚梦遗滑精、小便频数等症。❸ 用于消渴。

一般用量与用法

9～30克，煎服。

方剂举例

玉液汤　出处：《医学衷中参西录》

山药、黄芪、知母、生鸡内金、葛根、五味子、天花粉。

治消渴。

紫河车

甘、咸，温。入心、肺、肾经。

药用

本品为人的胎盘。

功效

益气，补精血。

临床应用

用于虚损瘦弱、气血两亏及肺虚喘咳等症。

一般用量与用法

1.5～3克，研粉吞服；或入丸、散、片剂。

方剂举例

河车大造丸　出处：《扶寿精方》

紫河车、人参、黄柏、杜仲、牛膝、天冬、麦冬、龟甲、熟地黄。

治肺肾两亏、咳嗽、遗精、带下。

甘草

甘，平。入十二经。

药用

本品为豆科植物甘草的根茎和根。

功效

补中益气，泻火解毒，润肺化痰，缓和药性，缓急定痛。

临床应用

❶ 用于脾胃虚弱及气血不足等症。❷ 用于疮疡肿毒、咽喉肿痛等症。❸ 用于咳嗽气喘等症。❹ 用于腹中挛急作痛。

一般用量与用法

1.5～9克，煎服。

方剂举例

炙甘草汤　出处：《伤寒论》

炙甘草、生姜、人参、地黄、桂枝、阿胶、麦冬、火麻仁、大枣、酒。

治心动悸，脉结代。

麻杏石甘汤　出处：《伤寒杂病论》

麻黄、杏仁、生石膏、甘草。

治咳嗽气喘。

大枣

甘，平。入脾经。

药 用

本品为鼠李科植物枣的成熟果实。

功 效

补益脾胃，养营安神，缓和药性。

临床应用

❶ 用于脾胃虚弱、气虚不足、倦怠乏力等症。❷ 用于脏躁（癫病，表现为无故悲伤、精神失常）。

一般用量与用法

3～10枚，煎服。

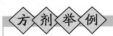

 枣参丸 　　　出处：《醒园录》

大枣、人参。

治疗各种虚证。

黄精

甘，平。入脾、肺经。

药 用

本品为百合科植物黄精的根茎。

功 效

补脾润肺。

临床应用

❶ 用于脾胃虚弱、体倦乏力、肺虚咳嗽、消渴及病后虚羸等症。❷ 用于糖尿病。

一般用量与用法

9～15克，煎服。

 28 助阳药

鹿茸

甘、咸，温。入肝、肾经。

药 用

本品为鹿科动物梅花鹿或马鹿等各种雄鹿尚未骨化的幼角。

功 效

补督脉，助肾阳，生精髓，强筋骨。

临床应用

❶ 用于肾阳不足、阳痿、肢冷、腰酸、小便清长、精衰、血少、消瘦乏力及小儿发育不良、骨软行迟等症。❷ 用于冲任虚损、带脉不固、崩漏、带下等症。❸ 用于慢性溃疡经久不敛及阴性疮肿内陷不起等症。

一般用量与用法

每次0.3～0.9克，研细吞服；或入丸、散剂。不入煎剂。

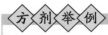

 参茸片 　　　出处：《上海中成药》

人参、鹿茸。

治体虚怕冷，腰膝瘦软。

鹿角

咸，温。入肝、肾经。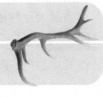

药 用

本品为鹿科动物梅花鹿、马鹿等各种雄鹿的老角。

让汤药发挥最大功效——煎制汤剂有学问

162

功效

温补肝肾，强壮筋骨，活血消肿。

临床应用

❶ 用于肾阳不足、畏寒肢冷、阳痿、遗精、腰酸脚弱以及崩漏等属于虚寒者。
❷ 用于阴证疮疡及乳痈初起等症。

一般用量与用法

鹿角片，3～9克，煎服。鹿角粉，每次 0.9～1.5 克，每日 2～3 次吞服；或入丸、散剂。外用适量。

淫羊藿

辛，温。入肝、肾经。

药用

本品为小檗科植物淫羊藿及同属其他植物的地上部分。

功效

补肾助阳，祛风除湿。

临床应用

❶ 用于肾虚阳痿、遗精、早泄、腰膝痿软、肢冷畏寒等症。❷ 用于寒湿痹痛或四肢拘挛麻木等症。

一般用量与用法

9～15 克，煎服。

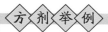

 补肾强身片　出处：《上海中成药》

淫羊藿、菟丝子、金樱子、制狗脊、女贞子。

治腰酸足软，头晕耳鸣。

菟丝子

辛、甘，平。入肝、肾经。

药用

本品为旋花科草本植物菟丝子的成熟种子。

功效

补肾固精，养肝明目。

临床应用

❶ 用于肾虚阳痿、遗精、早泄、耳鸣、小便频数且淋沥不尽及肾虚腰痛、带下等症。❷ 用于两目昏糊。❸ 用于脾虚久泻。

一般用量与用法

9～15 克，煎服。

韭子

辛、甘，温。入肝、肾经。

药用

本品为百合科植物韭菜的种子。

功效

温肾壮阳，固精止遗。

临床应用

用于阳痿、遗精、遗尿、小便频数等症。

一般用量与用法

3～9 克，煎服；或入散剂。

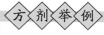

 秘精丸　出处：《济生方》

韭子、菟丝子、牡蛎、龙骨、五味子、桑螵蛸、白石脂、茯苓。

治肾气不固、滑精频作。

巴戟天

辛、甘，微温。入肾经。

药 用

本品为茜草科植物巴戟天的根。

功 效

补肾助阳，散风寒湿。

临床应用

❶ 用于肾虚阳痿、遗精、早泄、腰膝痠软等症。❷ 用于下肢寒湿痹痛等症。

一般用量与用法

9～15克，煎服。

方剂举例

巴戟丸 出处：《医学发明》

巴戟天、五味子、人参、熟地黄、肉苁蓉、骨碎补、龙骨。

治肝肾虚之腰痛、滑精。

肉苁蓉

甘、咸，温。入肾、大肠经。

药 用

本品为列当科植物肉苁蓉的肉质茎。

功 效

补肾助阳，润肠通便。

临床应用

❶ 用于肾虚阳痿、遗精、早泄及腰膝冷痛、筋骨痿弱等症。❷ 用于肠燥便秘。

一般用量与用法

9～15克，煎服。

方剂举例

肉苁蓉丸 出处：《证治准绳》

肉苁蓉、熟地黄、淮山药、五味子、菟丝子。

治肾虚、小便频数。

补骨脂

辛、苦，大温。入脾、肾经。

药 用

本品为豆科植物类补骨脂的成熟果实。

功 效

补肾助阳。

临床应用

❶ 用于下元虚冷、阳痿、遗精、早泄、腰部酸痛及小便频数、遗尿等症。❷ 用于虚冷泄泻。❸ 用于虚喘。

一般用量与用法

6～12克，煎服。

方剂举例

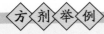

脾肾丸 出处：《本事方》

补骨脂、肉豆蔻。

治脾肾阳虚之五更泄泻。

青娥丸 出处：《仙拈集》

杜仲、补骨脂、核桃仁。

治肾虚阳衰、风冷侵袭之腰膝冷痛。

补骨脂丸 出处：《太平惠民和剂局方》

补骨脂、菟丝子、胡桃肉、乳香、没药、沉香。

治下元虚败、手脚沉重、夜多盗汗。

让汤药发挥最大功效——煎制汤剂有学问

益智仁

辛，温。入脾、肾经。

药 用

本品为姜科植物益智的成熟种仁。

功 效

补肾固精，缩尿，温脾止泻，摄涎唾。

临床应用

❶ 用于下元虚冷、不能固摄所致的遗精、早泄、尿频、遗尿及白浊等症。❷ 用于脾寒泄泻、腹部冷痛及口涎自流等症。

一般用量与用法

3～9克，煎服。

方剂举例

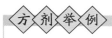

缩泉丸 出处：《妇人良方》

益智仁、乌药、山药。

治下元虚冷之小便频数，小儿遗尿。

 # 沙苑子

甘，温。入肝、肾经。

药 用

本品为豆科草本植物扁茎黄芪或直立黄芪的成熟种子。

功 效

补肾固精，养肝明目。

临床应用

❶ 用于肾虚阳痿、遗精、早泄、小便频数、耳鸣、肾虚腰痛及带下等症。❷ 用于肝肾不足之眼目昏花。

一般用量与用法

9～15克，煎服。

方剂举例

金锁固精丸 出处：《医方集解》

沙苑子、龙骨、牡蛎、芡实、莲子、莲须。

治遗精滑精。

 # 蛤蚧

咸，平；有小毒。入肺、肾经。

药 用

本品为守宫科动物蛤蚧除去内脏的尸体。

功 效

补肺肾，定喘嗽。

临床应用

用于肾虚气喘、肺虚咳喘等症。

一般用量与用法

常用一对，焙微焦，研末，每次0.9～1.5克，冲服或吞服。

方剂举例

人参蛤蚧散 出处：《卫生宝鉴》

蛤蚧、人参、杏仁、甘草、茯苓、知母、贝母、桑白皮。

治病久体虚、咳嗽气喘、痰中带血、胸中烦热或面目浮肿、脉象虚浮。

人参蛤蚧酒 出处：验方

蛤蚧、人参。

治身体虚弱、食欲不振、失眠健忘、阳痿早泄、肺虚咳喘、夜多小便。

骨碎补

苦，温。入肾、心经。

药用

本品为水龙骨科植物槲蕨的根茎。

功效

补肾，续伤。

临床应用

❶ 用于肾虚耳鸣、久泻等症。 ❷ 用于骨折损伤、筋骨疼痛等症。

一般用量与用法

9～15克，煎服。

方剂举例

 骨碎补丸 出处：《太平惠民和剂局方》

骨碎补、荆芥、白附子、牛膝、肉苁蓉、威灵仙、砂仁、地龙、没药、自然铜、草乌、半夏。

治肝肾风虚、筋脉拘挛、骨节疼痛。

杜仲

甘，温。入肝、肾经。

药用

本品为杜仲科植物杜仲的树皮。

功效

补肝肾，强筋骨，安胎。

临床应用

❶ 用于肝肾不足之腰膝酸痛、乏力、眩晕、阳痿、小便频数等症。❷ 用于孕妇体虚、胎元不固、腰酸、胎动。

一般用量与用法

9～15克，煎服。

方剂举例

 杜仲丸 出处：《证治准绳》

杜仲、续断。

治妊娠胎动不安、腰痛欲堕。

 金刚丸 出处：《活法机要》

杜仲、肉苁蓉、菟丝子、萆薢、猪腰。

治筋骨痿软。

 杜仲散 出处：《肘后方》

杜仲、牡蛎。

治病后虚汗及目中流汁。

续断

苦，微温。入肝、肾经。

药用

本品为山萝卜科植物续断的根。

功效

补肝肾，强筋骨，续伤折。

临床应用

❶ 用于肝肾不足之腰膝酸痛、脚软乏力等症。 ❷ 用于筋骨折伤等症。 ❸ 用于妇女经水过多、妊娠胎动漏血等症。

一般用量与用法

9～15克，煎服。

方剂举例

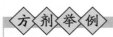 **续断丸** 出处：《太平惠民和剂局方》

续断、牛膝、萆薢、防风、川乌。

治风寒湿痹、筋骨挛痛。

让汤药发挥最大功效——煎制汤剂有学问

冬虫夏草

甘，温。入肺、肾经。

药用

本品为肉座菌科植物冬虫夏草菌寄生于蝙蝠蛾科昆虫绿蝙蝠蛾幼虫体上的子座与幼虫尸体。

功效

滋肺补肾，止血化痰。

临床应用

用于肺虚咯血、肾虚阳痿等症。

一般用量与用法

3~9克，煎服。

狗脊

苦、甘，温。入肝、肾经。

药用

本品为蚌壳蕨科植物金毛狗脊的根茎。

功效

补肝肾，强筋骨，祛风湿。

临床应用

❶ 用于肝肾不足之腰膝酸痛、足软无力等症。❷ 用于风湿痹痛等症。

一般用量与用法

9~15克，煎服。

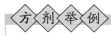
方 剂 举 例

四宝丹 出处：《普济方》

狗脊、制乌头、萆薢、苏木。

治风湿痛。

阿胶

甘，平。入肺、肝、肾经。

药用

本品为驴皮熬制成的胶块。

功效

补血止血，滋阴润肺。

临床应用

❶ 用于血虚萎黄、眩晕、心悸等症。❷ 用于虚劳咯血、吐血、便血、尿血、崩漏等症。❸ 用于热病伤阴、虚烦不眠等症。

一般用量与用法

9~15克，煎服。单用阿胶，应另炖烊化后冲入药汁内服。

方 剂 举 例

补肺阿胶汤 出处：《小儿药证直诀》

阿胶、马兜铃、牛蒡子、炙甘草、杏仁、糯米。

治阴虚火盛之咳嗽，气急，痰少而黏或痰中带血，咽干或咽痛，咽红。

黄连阿胶丸 出处：《太平惠民和剂局方》

阿胶、黄连、茯苓。

治肠胃气虚、冷热失调、下痢赤白、里急后重、腹痛、小便不利。

阿胶葱白汤 出处：《千金方》

阿胶、葱白。

治老年人虚秘。

产宝胶艾汤 出处：《太平惠民和剂局方》

阿胶、熟艾叶、葱白。

治妊娠胎动异常。

何首乌

苦、涩，微温。制熟则味兼甘。入肝、肾经。

药用

本品为蓼科植物何首乌的块根。

功效

补肝肾，益精血，润肠通便，解毒，截疟。

临床应用

❶ 用于血虚萎黄、眩晕、失眠、须发早白、腰膝酸软、筋骨不健等症。❷ 用于肠燥便秘、瘰疬、疮痈及久疟等症。

一般用量与用法

3～9克，煎服。现在有用本品研粉制成的片剂或丸剂，每片(丸)含原药0.3克，每次5片(丸)，每日2～3次。

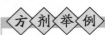

生化汤　　　出处：《景岳全书》

当归、人参、陈皮、何首乌、生姜。
治气血俱虚、久疟不止。

熟地黄

甘，微温。入心、肝、肾经。

药用

本品为玄参科植物地黄经蒸制后的块状根。

功效

补血滋阴。

临床应用

❶ 用于血虚萎黄、眩晕、心悸、失眠及月经失调、崩漏等症。❷ 用于肾阴不足之骨蒸潮热、盗汗、遗精及消渴等症。

一般用量与用法

9～30克，煎服。

方剂举例

四物汤　　　出处：《太平惠民和剂局方》

熟地黄、当归、川芎、白芍。
治血虚萎黄，月经失调。

六味地黄丸　　　出处：《小儿药证直诀》

熟地黄、山茱萸、山药、茯苓、泽泻、牡丹皮。
治肾阴不足之虚火上炎，腰膝酸软，头目眩晕。

桑椹

甘，寒。入心、肝、肾经。

药用

本品为桑科植物桑的未成熟果实。

功效

滋阴补血。

临床应用

用于阴血不足之眩晕、失眠以及肝肾阴虚之须发早白等症。

一般用量与用法

9～15克，煎服。

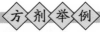

桑椹补益方　　　出处：验方

桑椹、何首乌、枸杞子、黄精、酸枣仁。
治身体虚弱、失眠、健忘。

白芍

苦、酸，微寒。入肝经。

药用

本品为毛茛科植物芍药除去外皮的根。

功效

养血敛阴，柔肝止痛，平抑肝阳。

临床应用

❶ 用于月经失调、经行腹痛、崩漏以及自汗、盗汗等症。❷ 用于肝气不和所致的胁痛、腹痛以及手足拘挛疼痛等症。❸ 用于肝阳亢盛所引起的头痛、眩晕。

一般用量与用法

3～9克，煎服。

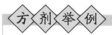

方 **芍药汤**　　出处：《活法机要》

芍药、黄连、黄芩、大黄、槟榔、当归、甘草、木香、肉桂。

治痢疾下利脓血、腹痛、里急后重。

当归

甘、辛，温。入肝、心、脾经。

药用

本品为伞形科植物当归的根。

功效

补血调经，活血止痛。

临床应用

❶ 用于月经失调、痛经、经闭、崩漏及血虚体弱等症。❷ 用于跌打损伤瘀痛、痈肿

血滞疼痛、产后瘀滞腹痛、风湿痹痛及经络不利等症。❸ 用于血虚肠燥便秘。

一般用量与用法

3～9克，煎服。现在有用本品研粉制成的片剂或丸剂，每片(丸)含原药0.3克，每次5片(丸)，每日2～3次。

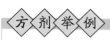

方 **生化汤**　　出处：《傅青主女科》

当归、川芎、桃仁、黑姜、炙甘草。

治产后恶露不行、少腹疼痛。

龙眼肉

甘，温。入心、脾经。

药用

本品为无患子科植物龙眼的假种皮。

功效

补心安神，养血益脾。

临床应用

❶ 用于心脾虚损之失眠健忘、惊悸怔忡等症。❷ 用于气血不足、体虚力弱等症。

一般用量与用法

3～9克，煎服。

方 **归脾汤**　　出处：《济生方》

党参、黄芪、白术、茯神、酸枣仁、龙眼肉、木香、炙甘草、当归、远志、生姜、大枣。

治心脾两虚之气血不足、神疲食少、心悸失眠。

沙参

甘，微寒。入肺、胃经。

药用

本品为伞形科植物珊瑚菜（北沙参）或桔梗科植物杏叶沙参、轮叶沙参（均为南沙参）的根。

功效

润肺止咳，养胃生津。

临床应用

❶ 用于肺虚有热、干咳少痰或久咳声哑等症。 ❷ 用于胃阴耗伤、津少口渴等症。

方 剂 举 例

方　**沙参麦冬汤**　出处：《温病条辨》

沙参、麦冬、玉竹、甘草、桑叶、扁豆、天花粉。
治燥伤肺阴之发热咳嗽。

麦冬

甘、微苦，微寒。入心、肺、胃经。

药用

本品为百合科植物沿阶草的块根。

功效

清心润肺，养胃生津。

临床应用

❶ 用于肺阴受伤之燥咳、咯血以及心烦不安等症。 ❷ 用于津少口渴等症。

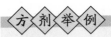

一般用量与用法

3～9克，煎服。

方 剂 举 例

方　**益胃汤**　出处：《温病条辨》

麦冬、沙参、生地黄、玉竹、冰糖。
治胃热液枯。

百合

甘，微寒。入心、肺经。

药用

本品为百合科植物百合的肉质鳞片。

功效

润肺止咳，宁心安神。

临床应用

❶ 用于肺燥或肺热咳嗽等症。 ❷ 用于热病后余热未清、神思恍惚等症。

一般用量与用法

9～15克，煎服。

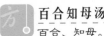

方 剂 举 例

方　**百合知母汤**　出处：《金匮要略》

百合、知母。
治百合病。

方　**百合固金丸**　出处：《医方集解》

生地黄、熟地黄、麦冬、贝母、百合、当归、芍药、甘草、玄参、桔梗。
治肺伤咽痛，咳喘痰血。

方　**百合地黄汤**　出处：《金匮要略》

百合、生地黄。
治百合病未经汗吐下者。

天冬

甘，苦，大寒。入肺、肾经。

药用

本品为百合科植物天冬的块根。

功效

润肺止咳，养阴生津。

临床应用

❶ 用于肺阴受伤之燥咳、咯血等症。

❷ 用于阴虚内热、口渴等症。

一般用量与用法

3～9克，煎服。

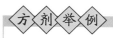 方 剂 举 例

　二冬膏　出处：《张氏医通》

天冬、麦冬、白蜜。

治肺胃燥热，咳嗽痰少。

 枸杞子

甘，平。入肝、肾经。

药用

本品为茄科植物枸杞的成熟果实。

功效

补肾滋阴，养肝明目。

临床应用

用于肝肾不足之头晕、耳鸣、两目昏糊、须发早白等症。

一般用量与用法

9～15克，煎服。

 方 剂 举 例

方　**杞菊地黄丸**　出处：《医级》

枸杞子、菊花、熟地黄、山茱萸、山药、茯苓、牡丹皮、泽泻。

治肝肾不足之头晕目眩，久视昏暗。

 玉竹

甘，平。入肺、胃经。

药用

本品为百合科植物玉竹的根茎。

功效

滋阴润肺，养胃生津。

临床应用

用于肺阴受伤之肺燥咳嗽、干咳少痰以及胃热炽盛之津伤口渴、消谷易饥等症。

一般用量与用法

9～15克，煎服。

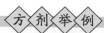 方 剂 举 例

方　**玉竹麦冬汤**　出处：《温病条辨》

玉竹、麦冬、沙参、生甘草。

治燥伤胃阴、津液亏耗。

方　**玉竹膏**　出处：《金匮要略》

玉竹、蔗糖。

用于热病伤津、咽干口渴、肺痿干咳、气虚食少。

方　**加减葳蕤汤**　出处：《通俗伤寒论》

生葳蕤、豆豉、大枣、生葱白、炙甘草、桔梗、苏薄荷、东白薇、玉竹。

治感冒风热之发热咳嗽、咽痛口渴。

旱莲草

甘、酸，寒。入肝、肾经。

药用

本品为菊科植物鳢肠的地上部分。

功效

养阴益肾，凉血止血。

临床应用

❶用于肝肾阴亏之头晕目眩、须发早白等症。❷用于阴虚血热所致的各种出血症候，如咯血、吐血、尿血、便血以及崩漏等症。

一般用量与用法

9～15克，煎服。

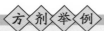
方剂举例

二草丹 出处：《沉氏尊生书》

旱莲草、车前草。
治尿血。

枸骨叶

微苦，凉。入肺、肾经。

药用

本品为百合科植物蒜的鳞茎。

功效

养阴清热，补益肝肾。

临床应用

❶用于肺虚咯血、骨蒸潮热等症。❷用于头晕耳鸣、腰膝酸痛等症。

一般用量与用法

9～30克，煎服。

女贞子

甘、苦，平。入肝、肾经。

药用

本品为茄科植物宁夏枸杞的成熟果实。

功效

补肾益精，养肝明目。

临床应用

用于肝肾不足之遗精、腰膝酸痛以及头晕目眩、消渴等症。

一般用量与用法

3～9克，煎服。

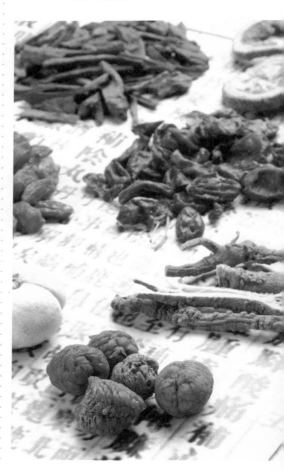

鳖甲

咸，平。入肝、脾、肾经。

药用

本品为鳖科动物鳖的背甲。

功效

滋阴潜阳，散结消痞。

临床应用

❶ 用于肾阴不足之潮热盗汗、阴虚阳亢、热病伤阴、阴虚风动等症。❷ 用于久疟、疟母、胸胁作痛及月经不通、症瘕积聚等症。

一般用量与用法

9～30克，先煎。

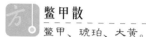

 鳖甲散 出处：《沈氏尊生书》

鳖甲、柴胡、知母、秦艽、当归、青蒿、乌梅、地骨皮。

治骨蒸。

鳖甲散 出处：《本草纲目》

鳖甲、琥珀、大黄。

治妇女小肠中血下尽。

龟甲

咸、甘，平。入肾、心、肝经。

药用

本品为龟科动物龟的腹甲。

功效

滋阴潜阳，益肾健骨。

临床应用

❶ 用于肾阴不足之骨蒸劳热、潮热盗汗，或阴虚阳亢，或热病伤阴、阴虚风动等症。❷ 用于腰脚痿弱、筋骨不健、小儿囟门不合等症。❸ 用于血热所致的崩漏等症。

一般用量与用法

9～30克，煎服。宜先煎。

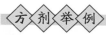

大补阴丸 出处：《丹溪心法》

制龟甲、熟地黄、黄柏、知母、猪脊髓。

治阴虚火旺，骨蒸劳热。

石斛

甘，微寒。入肺、胃、肾经。

药用

本品为兰科植物石斛的茎。

功效

滋阴，养胃，生津。

临床应用

用于热病伤阴之口干燥渴，或病后津亏虚热，或胃阴不足之舌绛、少津等症。

一般用量与用法

3～9克，鲜品6～18克，煎服。

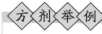

 清热保津方 出处：《时病论》

鲜石斛、鲜生地黄、天花粉、麦冬、连翘、参叶。

治温热有汗，风热化火，热伤津液，舌苔变黑。

31 收敛药

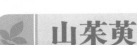

山茱萸

酸、涩,微温。入肝、肾经。

药用

本品为山茱萸科植物山茱萸的成熟果肉。

功效

补益肝肾,涩精敛汗。

临床应用

① 用于肝肾不足之头晕目眩、耳鸣、腰酸等症。② 用于遗精遗尿、小便频数及虚汗不止等症。③ 固经止血,用于妇女体虚、月经过多等症,可与熟地黄、当归、白芍等配伍应用。

一般用量与用法

3～9克,煎服。

方剂举例

山茱萸丸 出处:《普济方》

山茱萸、覆盆子、菟丝子、巴戟天、人参、枳实、五味子、萆薢、牛膝、肉桂、天雄、熟地黄。

治肾虚腰膝无力,小便多。

乌梅

酸,平。入肝、脾、肺、大肠经。

药用

本品为蔷薇科植物梅的经加工的未成熟果实。

功效

敛肺涩肠,生津安蛔。

临床应用

① 用于久咳不止。② 用于久泻久痢。③ 用于虚热口渴。④ 用于蛔虫所致的呕吐、腹痛等症。

一般用量与用法

3～9克,煎服。

方剂举例

乌梅丸 出处:《伤寒论》

乌梅、黄连、黄柏、干姜、附子、蜀椒、桂枝、细辛、人参、当归。

治蛔厥腹痛。

诃子

苦、酸、涩,平。入肺、大肠经。

药用

本品为使君子科植物诃子的成熟果实。

功效

涩肠止泻,敛肺利咽。

临床应用

① 用于久泻久痢、脱肛等症。② 用于肺虚喘咳或久嗽失音等症。

一般用量与用法

3～9克,煎服。

方剂举例

诃黎勒丸 出处:《伤寒论》

诃子皮、轻粉、青黛、香附、杏仁、贝母、瓜蒌仁。

治劳嗽。

五味子

酸，温。入肺、肾经。

药 用

本品为木兰科植物北五味子的成熟果实。

功 效

敛肺滋肾，生津敛汗，涩精止泻。

临床应用

❶ 用于久嗽虚喘。❷ 用于津少口渴、体虚多汗等症。❸ 用于精滑不固、小便频数、久泻不止等症。❹ 用于神经衰弱、失眠等症。❺ 用于肝炎恢复期血清转氨酶超过正常数值而久不恢复者。

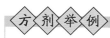

1.5～4.5克，煎服。

肾泻丸 出处：《内科摘要》

五味子、补骨脂、肉豆蔻、吴茱萸。

治脾肾虚寒泄泻。

莲子

甘、涩，平。入脾、肾、心经。

药 用

本品为睡莲科植物莲的种子。

功 效

养心安神，益肾固涩，健脾止泻。

临床应用

❶ 用于心悸、虚烦失眠等症。❷ 用于肾虚遗精、崩漏、带下等症。❸ 用于脾虚久泻。

一般用量与用法

9～15克，煎服。

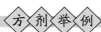

清心莲子饮 出处：《太平惠民和剂局方》

莲子、人参、茯苓、黄芪、甘草、麦冬、黄芩、地骨皮、车前子。

治气阴不足、遗精、淋浊、消渴，以及妇女血崩、带下。

白果

甘、苦，平；有小毒。入肺经。

药 用

本品为银杏科植物银杏的种子。

功 效

定痰喘，止带浊。

临床应用

❶ 用于咳嗽痰多、气喘。❷ 用于带下、白浊及小便频数等症。

一般用量与用法

3～9克，或5～10枚，煎服。本品有毒，宜炒熟服食，用量不宜过多。

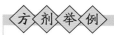

定喘汤 出处：《摄生众妙方》

白果、麻黄、苏子、款冬花、半夏、桑白皮、杏仁、黄芩、甘草。

治咳嗽哮喘。

罂粟壳

涩，平。入肺、大肠、肾经。

药用

本品为罂粟科植物罂粟的果壳。

功效

敛肺，涩肠，止痛。

临床应用

❶ 用于久咳不止。 ❷ 用于久泻、久痢等症。 ❸ 止痛功效显著，临床上常用于胃治疗痛、筋骨疼痛等病症。

一般用量与用法

3～9克，煎服。

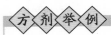

 百劳散 出处：《宣明论方》

罂粟壳、乌梅。

治久咳虚嗽。

乌贼骨

咸，微温。入肝、肾经。

药用

本品为软体动物乌贼科乌贼鱼的骨状内壳。

功效

收敛止血，固精止带，制酸敛疮。

临床应用

❶ 用于崩漏下血、创伤出血等症。❷ 用于遗精及妇女赤白带下等症。❸ 用于胃脘疼

五倍子

酸，寒。入肺、肾、大肠经。

药用

本品为漆树科植物盐肤木叶上的绵蚜科动物五子蚜寄生所形成的虫瘿。

功效

敛肺降火，涩肠止泻，敛汗止血。

临床应用

❶ 用于肺虚久咳。 ❷ 用于久痢久泻。 ❸ 用于体虚汗多以及痔血、便血等症。

一般用量与用法

1.5～4.5克，煎服。外用适量。

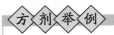

 五倍子散 出处：《珍珠囊》

五倍子、地榆。

治小儿脱肛。

痛、泛吐酸水等症。 ❹ 用于疮疡、湿疹、溃疡久不愈合等症。

一般用量与用法

3～9克，煎服；如研粉吞服，每次1.5～3克。外用适量。

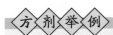

 固冲汤 出处：《医学衷中参西录》

乌贼骨、茜草、棕炭、五倍子、龙骨、牡蛎、山萸肉、白术、黄芪、杭白芍。

治血崩。

让汤药发挥最大功效——煎制汤剂有学问

小病不求人

——常见病对症中成药实用速查

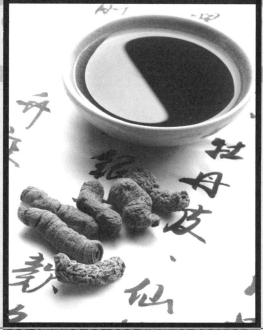

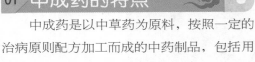

01 中成药的特点

中成药是以中草药为原料，按照一定的治病原则配方加工而成的中药制品，包括用传统制药方法制作的各种蜜丸、水丸、冲剂、糖浆、膏药等，用现代制药方法制作的片剂、针剂、胶囊、口服液等，还有专用于治病的药酒等。随时可以对证取用。

【内服药和外用药】

分 类	内服药	外服药
常用剂型	丸剂、散剂、颗粒剂、片剂、胶囊剂等	软膏剂、膏贴剂、搽剂、栓剂、滴鼻剂、滴眼剂、气雾剂等
主要适应证	脏腑、经络、气血异常所导致的各种疾患	疮疡、外伤、皮肤及五官科的多种疾患
特性说明	一般在中药材的毒副作用方面要求比较严格	有不同程度的毒性，使用时应慎重，以防中毒

02 中成药的优缺点

【优点】 现成可用，存储方便，能随身携带，省去了煎剂的煎煮过程，消除了中药煎剂特有的异味和不良刺激等。

【缺点】 药的成分组成、药量配比一成不变，不能灵活多变、随症加减。近年来，有关中成药引起的毒性反应及过敏反应也有报道，如朱砂安神丸可引起口腔炎、蛋白尿及严重的药源性肠炎，黑锡丹久服可致严重的铅中毒，羚翘解毒丸或银翘解毒丸可引起严重的过敏性休克等。这些反应虽较少见，但一旦发生，病情都较严重。因此，服用某种中成药而发生中毒或过敏反应者，必须牢记以后不可再服同种药。

03 正确理解"是药三分毒"

虽然生产中成药所采用的中药材大多是天然药品，但还是有毒副作用的，可以说，没有一种中成药是完全无毒副作用的。"神农尝百草，一日而遇七十毒"，古代人们在寻找和识别食物的过程中，误食了一些有毒的草药，在毒性反应过后，却治好了某些病痛，这样就发现了中药。毒性是中药的一种基本属性，但毒性不等于毒药，关键在于如何正确应用。要避免药物的毒副作用，必须注意以下几点。

◆ 药证相符 ◆

为了避免毒副作用的发生，首先要做到药证相符。古书《医述》中说："凡医人用药，须先认证，认证须先审脉。审脉明，斯认证真；认证真，斯用药当。"诊断要明，药证要符，热证用寒药，寒证用热药。

◆ 中病即止 ◆

中药不可长期服用，应中病即止。有些中药虽然毒性小，但如果长期服用，也会蓄积中毒。

◆ 饮食禁忌 ◆

服药期间，应忌食生冷、不易消化及刺激性食物，忌食葱、姜、蒜、辣椒等辛辣食物，忌喝茶、绿豆汤，忌食萝卜，个别中药还须忌狗肉、牛肉、羊肉等。

◆ 不可不知的药食禁忌 ◆

古代文献上有常山忌葱，何首乌、地黄忌葱、蒜、萝卜，薄荷忌鳖肉，茯苓忌醋，以及蜜反生葱等记载。

◆ 妊娠禁忌 ◆

某些中药对胎儿有不良作用，根据药物对胎儿损害程度的不同，一般可分为禁用和慎用两类。禁用的大多是毒性较强或药性峻烈的药物，如麝香、三棱、莪术、巴豆等；慎用的大多是一些具有活血行气、泻下导滞及大辛大热作用的药物，如桃仁、红花、大黄、枳实、附子、干姜等。禁用的绝对不能用，慎用的可酌情使用，但应尽量避免，以防引发不良反应。

◆ 特殊禁忌 ◆

还要注意常见于药品说明书中的特殊禁忌，如含麻黄的中成药，青光眼患者禁用，高血压、冠心病、前列腺增生患者慎用。复方乌鸡胶囊规定"属湿热等实证者慎用"。

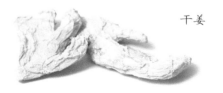

干姜

04 怎样正确服用中成药

◆ 时间原则 ◆

服用中成药的时间、次数、温度、禁忌都十分重要，中药和西药一样，只有在血液中达到一定的浓度，而且要持续、稳定，才能充分发挥疗效，获得预期的效果，否则会降效、失效、贻误病情，甚至产生不良后果。

中成药品种繁多、性质各异，须将病情与年龄、体质等因素综合考虑，区别对待。

无特殊规定的一般口服药的服法为：一日量分2～3次，于早、晚或早、中、晚饭后0.5～1小时各服1次。

◆ 清晨空腹服 ◆

驱肠虫药如乌梅丸、驱蛔丸、化虫丸等，须在清晨空腹服，使药物迅速入肠，保持较高的浓度，达到杀虫的目的；也可在晚上睡前空腹服用。

治疗水肿的药宜在清晨空腹服用。

润肠通便药宜空腹或半空腹服，以利于清除肠胃积滞。

◆ 饭前服 ◆

滋补药或贵重药如人参酊、鹿茸精、人参再造丸、生脉散、补中益气丸、十全大补膏等，宜饭前10～60分钟服，以利于吸收。

健胃药如健胃散、龙胆大黄片等，是利用药物的苦味刺激舌头的味觉神经，从而达到促进胃液分泌、增进食欲的目的，故应在饭前10分钟服用，而且不宜冲淡，更不要加入白糖、果汁等，以免降低药效或失效。

胃痛药（制酸止痛药，如乌贝散）应在饭前半小时服，可直接中和胃酸，对胃黏膜起到保护作用。胃痛时可随时服用。

祛痰药应在饭前30分钟服，使药物刺激胃黏膜，间接促使支气管分泌增加，从而稀释痰液，便于排痰。

◆ 饭后服 ◆

用于消食导滞的药物宜饭后服。

对胃有刺激的药物宜饭后服，以缓和对胃黏膜的刺激。

◆ 睡前服 ◆

补阴药宜晚上一次服，可提高疗效。

镇静安眠药宜在睡前1～2小时服用。

◆ 其他 ◆

解表药应及时服用，以免病邪由体表进入体内；如病情许可，发汗解表药于中午以前约11时服用，有增强药力的好处。

涩精止遗药宜早、晚各服用1次。

止泻药应及时服用，按时再服，泻止停服。

生津润燥、清暑解热药可不拘时顿服。

咽喉疾患药不拘时多次频服，缓缓咽下，使药液与咽喉充分接触，可迅速奏效。

平喘药在哮喘发作前2小时给药，才能使药物起效制喘。

◆ "十八反"和"十九畏" ◆

古人把重要的配伍禁忌药物具体加以总结，即"十八反"、"十九畏"。

十八反：甘草反甘遂、大戟、海藻、芫花，乌头反贝母、瓜蒌、半夏、白蔹、白及，藜芦反人参、沙参、丹参、玄参、细辛、芍药。

十九畏：硫黄畏芒硝，水银畏砒霜，狼毒畏密陀僧，巴豆畏牵牛，丁香畏郁金，川乌、草乌畏犀角，牙硝畏三棱，官桂畏石脂，人参畏五灵脂。

如果在两种中成药的成分中含有"十八反"、"十九畏"中所提及的相冲药物，就不能同时用。

05 中成药的服用方法

中成药的服法一般分送服、冲服、调服、含化及喂服等。

❖【送服】 是将药放入口内，用温开水或药引、汤剂送服。

❖【冲服】 是将药物放入杯内，用温开水、药引等冲成混悬液后服用。

❖【调服】 是将一些散剂用温开水或白酒、醋等液体调成糊状后口服。如安宫牛黄丸、紫雪丹等均用此法给药。

❖【含化】 是将丸、丹剂含在口中，让药慢慢溶化，缓缓咽下。如六神丸、喉症丸、救心丹等可用此法。

❖【喂服】 是指将中成药溶成药液，逐口喂给患者。本法主要用于婴幼儿、年老体弱或急危重症患者。

06 服药的适宜温度

服药温度一般是指服用中药汤剂的药液温度或用于送服中成药的白开水、醋、酒等的温度，通常有热服、温服和冷服之分。

❖【热服】 是将刚煎好的药液趁热服下。常用于寒证。

❖【温服】 是将煎好的汤剂或送药的水等放温后再服用。一般汤剂均采用温服。

❖【冷服】 是将煎好的汤剂放冷后服下。常用于热证。

丸、散一类的中成药也应该以温开水送服。属于解表、发散风寒的中药，应该热服，并且可在服药后吃些热稀饭、热水，以助药力。而止吐、解毒、清热的药，则应该冷服，以免引起刺激。

07 中成药的服用疗程

❀【急性病】 急性病如感冒、发热等,服用中成药一般3天为一疗程。

❀【慢性病】 慢性病如头晕、心悸、腰痛等,一般10天为一疗程。服用中成药后如果症状得到了改善,要继续坚持再服用一个疗程。有些慢性病需要长期服用,一般每个疗程之间停药2天。

08 其他注意事项

❀【片剂或胶囊剂】 服用时应取立姿,并喝足量水,否则药物通过食管的时间会延长,导致延缓吸收而降低药效。

❀【常见的大粒丸剂】 应该用清洁的小刀或用手将药丸分成小粒后用温开水送服。为了加快药效的产生,还可以用少许温水将药丸捣调成稀糊状后用温开水送服。

❀【送药】 不能用饮料、茶水或牛奶等送药,应该用温度适中的白开水送药。

❀【病症的位置与服药方法】 病在身体上部,服药宜频频慢饮;病在身体下部,应一口气服完。

❀【呕吐的患者或婴儿】 呕吐患者或婴儿宜少量多次服药。大蜜丸宜掰成小块吞服;肠溶片剂必须整粒吞服,不得压碎;冲剂可冲化后服药液;口服液宜摇匀后服。

❀【服药后】 应注意休息,观察药物的效果及有无不良反应。尤其是服用峻烈或有毒性的药物时,更须严密观察和记录。

❀【特殊情况分2次服】 体虚、年老、胃寒易呕吐者或儿童,药物可分2次服用(相距时间可酌情选择)。

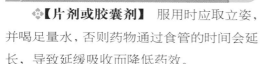

不可不知的对症 饮食宜忌

对于感冒、发热等的实证,进食滋补类食物往往不利于外邪排出体外。

胃肠有积滞者,进食更宜清淡,不能进食油腻、高蛋白、高脂肪食物,以免加重胃肠负担,不利于药物作用的发挥。不过,一些久病体虚或年老体弱者,在清淡、易消化的前提下,可以适当喝些鸡汤或鱼汤,也可以适当食用小米、大枣、银耳以及其他新鲜瓜果蔬菜,帮助调整体虚症状。

高热患者进食冷饮或寒凉的西瓜虽然能解除一时的烦渴,但不利于发汗驱邪,从而影响退热效果。

肠胃功能差的人,不宜多食以淀粉为主的食物,如土豆、黄豆等,以免产气而腹胀。

过敏性哮喘、过敏性紫癜、过敏性皮炎以及疮疖等患者一般不建议吃虾、蟹、牛肉、鹅肉、韭菜等发物。临床中发现,吃这些食物容易使过敏症状进一步加重。

09 食物与药物的相辅相成

注意食物对药效的影响,中医历来有"药食同源"之说。某些食物本是药物,既可食用,又当药用,如大枣、莲子、龙眼、百合、山药、赤小豆、海带、甲鱼、桑椹、黑芝麻、蜂蜜等。既然食物和药物有共同的性味,那么,食性与药性相顺应,食物就能增强药物的作用;若食性与药性相反,食物便会降低药物的作用。所以,正确选择食物对提高药物的疗效、促进患者早日康复具有重要的意义。饮食因素还可能对中药的吸收有多种多样的影响,因此,要充分利用有利的饮食因素来提高药物的疗效,尽量减少妨碍吸收的饮食因素。

【留神看标签】 包装中成药的标签上一般会注明品名、规格、产地、生产企业、产品批号、生产日期、有效期。包装上的有效期或质量负责期表示此期间内能保证药品的质量，发挥药效以达到治病目的，因此，购买时应注意生产日期和使用期限，从生产日期到购买日期的时间差在规定的年限内就可以购买，超过年限则不能购买或服用，以免影响疗效、危害健康。购买后留存购药发票。

【选品牌药、大厂家生产的药】 生产中成药的企业众多、良莠不齐，一些小厂家、小企业生产的中成药不仅未采用合法的流程，而且在组方成分中还掺杂了许多低成本药材，严重影响了药品质量。所以，选购中成药时一定要选用大药厂生产的，这样质量比较有保证。比如同仁堂、胡庆余堂等生产的中成药质量一般都不错。

【注意中成药的剂型】 中成药的剂型问题也许不是很重要，但是有些方面还是需要加以重视：①为儿童选购中成药时要注意药品的口感，服用是否方便，药物用量是否可以控制得比较准确等。②为糖尿病患者选择中成药时，要尽量避免选用糖浆或者含糖的冲剂等。

【买中成药不要以贵为上】 药品的价格与疗效并不成正比，所以不能以价格论药品的好坏。有些人购药时也看药物的成分，但主要看有无贵重的药物成分，认为贵重的药物功效必佳。有些药物如安宫牛黄丸、牛黄清心丸中的牛黄是一味贵重而起主要作用的药物，缺之则功效较差。但有些人看到××虎骨丸或虎骨××丸就认为是好药，药效必佳，但现在虎骨入药已经极少了。事实上，好药不在于药物的贵重与否，而在于药物是否对症。

【不要无病滥补】 有些人对补脑、补肾、补气的药物感兴趣，常常对号入座，认为自己肾虚、气虚、血虚而大量服用。实际上，中医讲究辨证施治，是虚证才能用补药，非虚证用补药反而会适得其反，加重病情。就算是精神不佳，或是出现一些亚健康状态，只要适当休息，调节饮食，是完全可以恢复的。"是药三分毒"，就算是补药也不例外，所以还是不要滥补为好。

贴膏药的 注意事项

生活中不慎造成肌肉挫伤或关节、韧带拉伤时，不要立即用伤湿止痛膏、麝香追风膏敷贴受伤部位。因这类膏药具有活血散瘀的作用，伤后立即贴达不到消肿、止痛的目的。局部有破损者，不可将膏药直接贴在破损处，以免发生化脓性感染。凡是含有麝香、乳香、红花、没药、桃仁等活血化瘀成分的膏药，孕妇均应禁用。如果贴膏药后局部皮肤出现丘疹、水疱，自觉瘙痒剧烈，说明对此膏药过敏，应立即停止敷贴，进行抗过敏治疗。

使用黑膏药类膏药时，一般都要先将膏药烘烤一下，比如放在热水壶或酒精灯、蜡烛的微火上烘烤化开，等烘烤后的膏药不烫皮肤时再贴于患处，可持续贴1～2周。然而，有的人在使用此类膏药时喜欢直接在煤炉上烘烤，这种方法是极不可取的，因为煤炉燃烧时产生的苯并芘等致癌物质及一氧化碳、二氧化硫等有害气体会被膏药基质及水分所吸收，并经皮肤渗入人体，给人体带来危害。

要使一些常备中成药安全有效地保存一段时间，不致变质失效，就要讲究一些方法了。

【一般中成药】 一般中成药是由中药材和蜂蜜、蔗糖、淀粉做成的，有较丰富的营养物质，很容易被虫蛀或霉变，因此，中成药最好放在瓷罐里密封保存。瓶装中成药服用后必须立刻拧紧瓶盖，以免氧化变质，同时要放在清凉、干燥、通风、凉爽、避光、防潮和不易碰撞的地方。

【中药丸剂】 中药丸大多用蜂蜜和药物制成，由于蜂蜜用量较大，而药粉吸湿性又强，故容易发霉变质，所以储藏时也应以防潮及防虫为主。可用玻璃瓶盛装密封后，放在阴凉、通风、干燥处。同时，还要防止高温及微生物污染。

【中药膏剂】 中药膏剂是将药材充分煎煮去渣浓缩后，加入炼蜜和炒制过的糖而制成的稠厚的半流质制剂，因药物成分与糖的比重不同，故温度过高会使药膏变稀、分层，或因发酵而腐败。储存时，应装入瓷瓶或茶色玻璃瓶密闭，并放于阴凉处；入夏时则应放入冰箱内。

【糖浆类中成药】 中药糖浆是内含中药成分的提取物，并加有防腐剂和芳香剂及浓蔗糖溶液。糖浆剂本身在一定程度上能抑制微生物的生长繁殖，但若在较高温度的环境下，糖浆会很快酸解，产生浑浊、异味，并彻底变质。所以，中药糖浆剂必须装在干燥无菌的容器中，最好装满瓶，瓶内不留空气，密闭后将瓶置于20℃以下的恒定低温环境中避光储存。

【含有挥发性成分的中成药】 含有挥发性成分的中成药应避免日光照射且远离热

复方和复合的区别

在常用的药品中，经常可以看到"复方×××"、"复合×××"。复方、复合都表示这种药品由几种成分组成，但是两者的含义是有区别的。

复方是指由几种不同类别的药物混合而成，其后的药名是指处方中的主药。比如复方碘溶液，是由碘和碘化钾组成，起治疗作用的是碘，碘化钾只是配制过程中增加的助溶剂。

复合是指由几种同类别的药物组成，可以允许含有其他类别的药物，但是以同类别的药物为主。如复合维生素B片，由维生素B_1、维生素B_2、维生素B_6复合而成，以此为主，另外还含有烟酰胺、泛酸钙等。

源，防止其中的成分变化。

【用蜡壳包装的中成药及膏药】 此类药物最忌高温，保存时应远离热源和日光。

【和药品说明书一起保存】 存放药物时，要把说明书和药物放在一起，并保存好药品的外贴标签，防止以后用药时搞混。另外，还要注意药品的有效期与失效期，发现过期的药物要及时清理。

【定期检查清理】 保存了一段时间的中成药必须定期认真仔细地核查，看看有无包装损坏、发霉、潮解、虫蛀及腐败等现象发生。如果发现有变质，应及时清理，以避免误服。

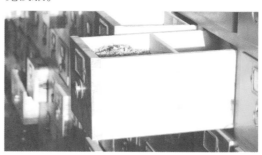

01 感冒

感冒为常见多发病，其发病之广、个体重复发病率之高，是其他任何疾病都无法与之相比的。一年四季均可发病，以冬、春季为多。轻型感冒可不药而愈，重症感冒却影响工作和生活，尤其是流感暴发时，流行迅速，感染者众多，症状严重。而且，感冒也是咳嗽、心悸、水肿、膝关节炎等多种疾病发生和加重的因素。故感冒不是小病，须积极防治。中成药对普通感冒和流感均有良好的疗效，对已有流行趋势或流行可能的地区、单位，选用相应中成药进行预防和治疗，可以收到显著的效果。病毒与岁时有关，小流行每2～3年一次，大流行每10年左右一次，具有较强的传染性。

◆ 易感人群与时间 ◆

正气虚或是有肺系疾病的人很容易患感冒；即使体质健康的人，若因生活起居不慎，如疲劳、饥饿使机体免疫功能下降，或因汗出衣服冷湿，或餐凉露宿、冒风沐雨，或气候变化时未及时加减衣服等，导致正气失调，也容易患感冒。

感冒主要以风邪为首，冬季夹寒，春季夹热，夏季夹暑湿，秋季夹燥，梅雨季节夹湿邪等。由于感冒以冬、春两季发病率较高，故而以夹寒、夹热为多见而成风寒、风热之证。

◆ 基本诊断 ◆

感冒起病较急，常骤然发病，无潜伏期（或潜伏期极短）。病程短，少者3～5天，多者7～8天。常见症状为鼻塞、流涕、喷嚏、咳嗽、怕冷、发热、全身不适等。症状表现呈多样化，以鼻咽部痒、干燥、不适为早期症状，继而出现喷嚏、鼻塞、鼻涕或疲乏、全身不适等。症状不重，易于痊愈。部分患者有脾胃不和的症状，如胸闷、恶心、呕吐、食欲减退、大便稀溏等。重症者则有高热、咳嗽、胸痛。

流感呈流行性发病，多人同时发病，迅速蔓延。起病急，全身症状显著，如高热、头痛、周身酸痛、疲乏无力等；而呼吸道症状相对较轻。

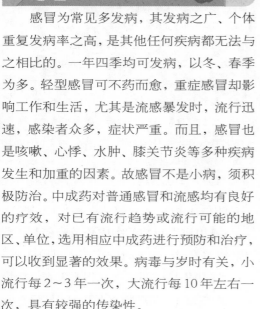

✚ 辨证诊断

风寒感冒	风热感冒
怕冷重，发热轻，无汗，鼻流清涕，口不渴，舌苔薄白	发热重，怕冷轻，有汗，鼻流浊涕，口渴，舌苔薄黄
均有怕冷、发热、鼻塞、流涕、头身疼痛等症状	

常人感冒	症状较明显，但易康复		
虚人感冒	缠绵不已，经久不愈或反复感冒		
	气虚感冒	兼有倦怠乏力、气短懒言、身痛无汗或怕冷甚、咳嗽无力等症
	阴虚感冒	兼有身微热、手足心发热、心烦口干、少汗、干咳少痰、舌红等症

◆ 鉴别诊断 ◆

【与鼻炎鉴别】 感冒与鼻炎均可见鼻塞流涕，或伴头痛等症。但鼻炎多流浊涕，有腥臭味；感冒一般多流清涕，并无腥臭味。鼻炎眉额骨处胀痛、压痛明显，一般无怕冷发热；感冒全身寒热感明显，头痛范围不限于前额或眉骨处。鼻炎病程漫长，反复发作，不易断根；感冒愈后不再遗留鼻塞、流涕等症状。鼻炎患者感冒时应同时服用抗感冒药和治鼻炎药。

◆ 对证用药 ◆

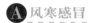 风寒感冒

【症状】 怕冷重，发热轻，无汗，头痛，肢节酸痛，鼻塞声重，时流清涕，喉痒，咳嗽，痰稀薄色白，舌苔薄白。

 感冒清热冲剂
解表药

散寒解表。

用于感冒引起的头痛发热、咳嗽咽干、全身酸重、鼻流清涕。

〔用法提示〕

热开水冲服，饭后半小时服用。在服用本品期间应多饮温开水，避风寒，忌食生冷、油腻食品。

 风寒感冒冲剂
解表药

解表发汗，疏风散寒。

用于风寒感冒引起的发热头痛、怕冷、无汗、咳嗽、鼻塞、流清涕。

〔用法提示〕

热开水冲服，饭后半小时服用。7岁以上儿童服成人的1/2量，3～7岁儿童服成人的1/3量。本品含蔗糖，糖尿病患者忌服。服药期间饮食宜清淡，宜多饮白开水，汗出勿令太过。高血压、心脏病患者慎用，或向医生咨询后再用。流行性感冒、急性支气管炎见上述症状者亦可服用。

 柴胡饮冲剂
解表药

解表散寒，祛风，解热止痛。

用于感冒风寒初起的怕冷、发热、无汗、头痛、鼻塞、清涕、咽痒咳嗽、四肢酸痛。

〔用法提示〕

热开水冲服，饭后半小时服用。小儿用量酌减。忌生冷、油腻食品。

正柴胡饮
解表药

表散风寒，解热止痛。

用于感冒风寒初起的怕冷、发热、无汗、头痛、鼻塞、喷嚏、咽痒咳嗽、四肢酸痛。

〔用法提示〕

热开水冲服，饭后半小时服用。小儿用量酌减。忌食生冷、油腻食品。

小柴胡冲剂
和解药

和解少阳，疏利肝胆，通达表里。

用于往来寒热、胸胁胀满、食欲不振、心烦喜呕、口苦咽干、目眩，或腹中痛，或胁下痛，或渴，或咳，或腹泻，或心悸，或小便不利，或汗后身热不降。

〔用法提示〕

热开水冲服，饭后半小时服用。忌辛辣刺激性食物以及滋补性中药。

 A-1 风寒感冒＋便秘

防风通圣丸
表里双解药

解表通里，清热解毒。

用于外寒内热、表里俱实、怕冷发热、头痛咽干、大便秘结。亦可用于荨麻疹、湿疹。

〔用法提示〕

热开水送服，饭后半小时服用。体弱便溏者、孕妇慎用。湿疹、荨麻疹、痤疮、神经性皮炎、多发性疖病患者见上述症状者可服用。

 A-2 风寒感冒＋全身酸痛明显

九味羌活丸
解表药

疏风解表，散寒除湿。

用于感冒风寒湿邪所致的怕冷发热、无汗、头痛颈强、肢体酸楚疼痛、口苦而渴。

〔用法提示〕

热开水送服，饭后半小时服用。儿童用量酌减。忌食辛辣、生冷、油腻食品。

 A-3 风寒感冒＋头痛明显

表实感冒颗粒
解表药

发汗解表，疏风散寒。

用于感冒风寒之头项强痛。

〔用法提示〕

温开水送服。小儿用量酌减。

 A-4 风寒感冒＋脾胃症状

香苏散
解表药

疏散风寒，理气和中。

用于感冒风寒之头痛无汗、胸脘痞满、食欲不振。

〔用法提示〕

热开水送服，饭后半小时服用。风热感冒者忌用。

⑧ 风热感冒

【症状】 发热，怕冷，鼻塞喷嚏，流稠涕，头痛，咽喉疼痛，咳嗽痰稠，舌苔薄黄。

维C银翘片
解表药

清凉解表，疏散风热，清热解毒。

用于感冒初期之怕寒发热、四肢酸软、头痛、咳嗽、咽喉痛、四肢倦怠。

〔**用法提示**〕

温开水送服，饭后半小时服用。忌食腥荤油腻食物。有报道服用维C银翘片导致过敏性休克者。孕妇慎用。

风热感冒冲剂
清热药

清热解毒，宣肺利咽。

用于风热感冒之发热头痛、口干喜饮、咽痛咳嗽。

〔**用法提示**〕

热开水冲服，饭后半小时服用。小儿用量酌减。忌食辛辣、油腻食品。

板蓝根冲剂
清热药

清热解毒，凉血。

用于温病发热、发斑、风热感冒、咽喉肿烂、痄腮等症。亦常用于流行性乙型脑炎、肝炎等。

〔**用法提示**〕

热开水冲服，饭后半小时服用。儿童用量酌减。重症加倍。风寒感冒或虚寒证者忌服。

银翘解毒颗粒（冲剂）
解表药

辛凉解表，清热解毒。

用于风热感冒之发热头痛、咳嗽、口干、咽喉疼痛。

〔**用法提示**〕

温开水冲服，饭后半小时服用。本品含蔗糖，糖尿病患者可选用不含糖的其他剂型。本品偶可引起过敏反应，表现为荨麻疹样皮疹、多形性红斑型药疹、药物性皮炎等。对本品（或组成中药）过敏者禁用。流行性感冒、急性扁桃体炎、上呼吸道感染、痄腮见上述症状者可服用。

桑菊感冒片
解表药

疏风清热，宣肺止咳。

用于风热感冒初起之头痛、咳嗽、口干、咽痛。

〔**用法提示**〕

温开水送服，饭后半小时服用。7岁以上儿童服成人的1/2量，3～7岁儿童服成人的1/3量。忌黏腻荤腥，饮食宜清淡。感冒初起、某些急性热性病初起见上述症状者可服用。偶可引起过敏反应。

⑥ 暑湿感冒

【症状】 发生于夏季，面垢，身热汗出，但汗出不畅，身热不扬，身重倦怠，头昏重痛，或有鼻塞流涕，咳嗽痰黄，胸闷欲呕，小便不多，尿黄，舌苔黄腻。

暑湿感冒冲剂
温化寒湿药

清暑祛湿，芳香化浊。

用于外感风寒引起的感冒、胸闷呕吐、腹泻便溏、发热不畅。

〔用法提示〕

热开水冲服，饭后半小时服用。小儿用量酌减。

藿香正气软胶囊
清热药

解表化湿，理气和中。

用于胃肠型感冒之头痛昏重、脘腹胀痛、呕吐、泄泻。

〔用法提示〕

温开水送服，饭后半小时服用。忌食生冷、油腻食物。阴虚火旺者、孕妇忌服。本品可引起过敏反应、心动过速、急性荨麻疹、过敏性药疹等。

藿香正气水
清热药

祛暑解表，化湿和中。

用于夏季感冒引起的恶心、呕吐、泄泻、怕冷、发热、头身困重。西医用于治疗胃肠型感冒、流行性感冒。

〔用法提示〕

饭后半小时服用，用时先将药振摇匀。忌生冷、油腻食物。孕妇忌服。

三仁合剂
清热药

宣化畅中，清热利湿。

主治湿温初起，症见头痛怕冷、身重疼痛、面色淡黄、胸闷不饥、午后身热。

〔用法提示〕

饭后半小时服用。儿童用量酌减。忌食肥甘食物。体质虚弱者及孕妇慎用。

D 体虚感冒

【症状】 年老或体质素虚，或病后、产后体弱，气虚阴亏，卫外不固，容易反复感冒，或感冒后缠绵不愈，其症治与常人感冒不同。

D-1 气虚感冒

气虚者易反复感冒，感冒时表现为怕冷较重，或发热，热势不高，鼻塞流涕，头痛，汗出，倦怠乏力，气短，咳嗽，咳痰无力，舌质淡，苔薄白。

补中益气丸
补益药

补中益气，升清降浊。

用于气虚甚而感冒者，表现为脾肺气虚、头痛懒言、阳虚自汗、恶风厌食、劳虚寒热、久泻久痢。西医用于治疗子宫脱垂、内脏下垂、重症肌无力、肌肉萎缩、胃下垂。不明原因低热或感冒中有上述症状者可用此方。

〔用法提示〕

口服：温开水送服，饭前半小时服用。忌食生冷食物。不宜与感冒药同服。

参苏片
扶正解表药

疏风散寒，祛痰止咳。

用于体弱感冒之气短乏力、怕冷发热、头痛鼻塞、咳嗽痰多、胸闷恶心。

〔用法提示〕

饭后半小时服用。不宜食用辛辣、生冷、油腻食物以及滋补性中药。上呼吸道感染、急性支气管炎等见上述症状者可选用。风热感冒患者忌服。孕妇慎用。

人参败毒散
解表药

益气解表，散风祛湿。

用于正气不足而感冒风寒湿邪者，症见怕冷发热、头痛身痛、鼻塞声重、咳嗽痰白。

〔用法提示〕

每日1剂，加200毫升水煮沸，分2～3次服用。第一次趁温热的时候服，后两次煮热再服。禁用于阴虚液燥之证。

玉屏风散
固涩药

益气，固表，止汗。

用于表虚不固、自汗恶风或体虚易感风邪者。凡气虚易于感冒者，可常服玉屏风散，增强固表卫外功能，以防感冒。

〔用法提示〕

水丸、散剂，温开水冲服；口服液，直接服。饭前半小时服用。服用本品时注意避风寒，饮食宜清淡。阴虚盗汗者慎用。

D-2 阴虚感冒

阴虚感冒者兼有身微热，手足心发热，心烦口干，少汗，干咳少痰，舌红。推荐用药：桑菊感冒片＋大补阴丸。

大补阴丸
补益药

滋肾阴，降虚火。

用于阴虚火旺引起的潮热、遗精、盗汗、咯血、吐血、衄血、头晕、耳聋、耳鸣、五心烦热、少寐多梦、口咽干燥、腰痛、膝酸软等症。西医诊断之甲状腺功能亢进、肺结核、肾结核、骨结核、糖尿病等有上述症状者亦可选用本品。

〔用法提示〕

淡盐汤或温开水送服，饭前半小时服。7岁以上儿童服成人的1/2量，3～7岁儿童服成人的1/3量。忌食辛辣食物。脾胃虚弱、食少便溏者慎用。

桑菊感冒片（见187页）
解表药

疏风清热，宣肺止咳。

◆ 预防与调摄 ◆

加强体育锻炼，增强机体适应气候变化的调节能力，在气候变化时适时增减衣服，注意防寒保暖，慎接触感冒患者以免被其传染。感冒时应适当休息，多饮水，饮食以素食流质为宜，慎食油腻难消化之物。卧室空气应流通，但不可直接吹风。无汗者服药后宜进食热粥或覆被以促汗解表，汗后应及时更换干爽洁净的衣服，以免再次受邪。

发热是指病理性的体温升高。感冒发热是指由感冒导致的病理性体温升高。感冒发热在内科疾病中占有较高的比例，轻者影响工作和生活，严重者可出现神昏、抽搐，甚至危及生命。中医药对感冒发热有系统的理论和丰富的经验，具有较理想的治疗效果。

◆ 正常人的体温变化情况 ◆

口温波动在36～37℃之间，以凌晨0～4时最低，下午5～7时最高，全天差异在1℃左右。妇女在月经前期、妊娠期以及精神紧张、剧烈运动时，都会出现体温升高的现象，受情绪影响时体温可升高2℃，这些均属正常生理现象。

◆ 基本诊断 ◆

感冒发热的表现形式较多，但体温升高、身热、面红、舌红等是其基本特征。感冒发热起病急骤，多有2天左右的中度发热或高热，也有少数是微热者。

发热类型：①发热怕冷；②只发热不怕冷；③低热；④高热；⑤身热不扬，即自觉发热，体表开始时不是很热，但扪之稍久则觉灼手；⑥寒热（交替）往来；⑦潮热，即发热有一定的规律性，盛衰起伏如潮水涨落，一日一次，按时而发，按时而止。

发热时间短者几日即退，长者持续十余日或更长时间热势不解。最常伴见口干烦渴、尿少便秘、舌上少津等热伤津液之症。除发热外，必伴随有病变相关脏腑功能失调的症状，如咳嗽、胸痛、胁肋胀满、便秘、泄泻、小便频急等。

使用体温计量体温，口腔温度在37.3℃以上，或腋下温度在37℃以上，或直肠温度在37.6℃以上，可以诊断为发热，常伴有怕冷、寒战、口渴喜饮、舌红苔黄等症。

◆ 鉴别诊断 ◆

❖【发热怕冷】 发热怕冷指发热与怕冷同时存在，体温多在39℃以上。多见于感冒初期。

❖【壮热】 壮热指只发热不怕冷，且热势很盛，体温在39～40℃之间甚至更高，一日之内波动很小，高热不退，持续时间达数天或更长。多见于肺热及暑热所致的发热。

❖【怕冷与发热交替出现】 若有怕冷与

✚ 辨 证 诊 断

外感发热	内伤发热
由感受外邪所致，体温较高，多为中度发热或高热。发病急，病程短，热势重，常见其他感冒热病之兼症，如怕冷、口渴、面赤、舌红苔黄。多为实热证	由脏腑之阴阳气血失调所致，热势高低不一，常见低热而有间歇。发病缓，病程长，持续数周、数月以至数年，多伴有内伤久病虚性症候，如形体消瘦、面色无华、短气乏力，倦怠纳差，舌质淡。多为虚证或虚实夹杂之证

发热交替出现，寒时不热，热时不寒，一日数次发作，提示病位在肝胆，或由疟疾所致。

❖【发热有一定的规律性】 若发热有一定的规律性，盛衰起伏如潮水涨落，一日一次，按时而发，按时而止，且热势较高，热退不净，定时又复升高，多属实证，见于胃热证、湿热证以及血热证等。

❖【不规则发热】 不规则发热指发热持续时间不定，热势变动并无规律。多见于流行性感冒。

◆ 对症用药 ◆

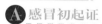

A 感冒初起证

【症状】 发热怕冷，鼻塞流涕，头身疼痛，咳嗽，或怕冷甚而无汗，或口干咽痛，或身重胃胀，苔薄白或薄黄。

清开灵
清热药

清热解毒，镇静安神。

用于发热、神志不安、咽喉肿痛及小儿惊风。

〔用法提示〕：：：：：：：：：：
口服，儿童用量酌减或遵医嘱。

银翘散
解表药

清凉解表，疏散风热，清热解毒。

用于感冒初期之怕冷发热、四肢酸软、头痛、咳嗽、咽喉痛、四肢卷怠。

〔用法提示〕：：：：：：：：：：
温开水送服，饭后半小时服用。忌食腥荤油腻食物。

B 肺热证

【症状】 壮热胸痛，咳嗽喘促，痰黄稠或痰中带血，口干，舌红苔黄。

止嗽定喘丸
清热药

清肺热，平喘咳。

用于发热口渴、咳嗽痰黄、喘促、胸闷。

〔用法提示〕：：：：：：：：：：
温开水送服。忌烟、酒及辛辣食物。虚喘者（其表现为咳声低弱，动则气喘气短，自汗怕风）忌用。支气管扩张、肺脓肿、肺结核、肺心病、高血压患者应在医师的指导下服用。服用3天，若症状无改善，应去医院就诊。小儿、年老体虚者应在医师的指导下服用。长期服用，应向医师咨询。

C 胆热证

【症状】 寒热往来，胸胁苦满，或胁肋肩背疼痛，口苦咽干，或恶心呕吐，或身目发黄，舌红苔黄腻。

大柴胡颗粒
清热药

和解胆热，内泻热结。

用于往来寒热，症见胸胁苦满、呕不止、郁郁微烦、心下痞硬或满痛、大便不利、舌苔黄。急性胆囊炎见上述症状者也可服用本品。

〔用法提示〕：：：：：：：：：：
开水冲服。孕妇、小儿及脾胃虚弱者慎用。

D 脾胃湿热证

【症状】 用手摸皮肤觉得不热，但摸久就会感觉烫手。汗出热不解，胸腹胀满，纳呆呕恶，口渴不欲饮，或目身发黄，苔白腻或黄腻。

六合定中丸

祛暑药

祛暑除湿，和中消食。

用于夏伤暑湿、宿食停滞、头痛、胸闷恶心、呕吐、腹泻、腹痛。

〔用法提示〕

温开水送服。饮食宜清淡。

甘露消毒丹

清热药

清热利湿，解毒。

用于持续发热、头重肢酸、胸脘痞闷、食少呕恶、身热困重、心烦口渴、汗多尿少、身目色黄、食欲减退、腹胀便秘、小便黄赤。急性传染性黄疸型肝炎、胆囊炎见上述症状者也可服用。

〔用法提示〕

温开水送服。7岁以上儿童服成人的1/2量，3～7岁儿童服成人的1/3量。忌生冷、辛辣、油腻等食物。凡湿热兼有阴虚津亏之证应当慎用。孕妇禁用。

清暑解毒颗粒（见194页）

祛暑药

清暑解毒，生津止渴。

E 大肠湿热证

【症状】 发热，腹痛，泄泻或大便赤白脓血，里急后重，肛门灼热，口干口苦，小便少而发黄，舌红苔黄腻。

葛根芩连微丸

表里双解药

解肌，透表，清热，止泻。

用于泄泻腹痛、大便黄黏、肛门灼热。

〔用法提示〕

温开水送服。泄泻、腹部凉痛者忌服。高血压、心脏病、肾脏病或正接受其他治疗的患者应在医师的指导下服用。孕妇慎用。

F 膀胱湿热证

【症状】 寒热起伏，午后热甚，尿频、尿急、尿痛，小便灼热发黄，或腰腹作痛，舌红苔黄。

八正散

利尿通淋逐水药

清热泻火，利水通淋。

用于湿热下注，发为热淋、石淋，症见发热、尿频涩痛、淋沥不畅、腰腹胀痛、舌红苔黄。

〔用法提示〕

温开水送服。脾胃虚寒者及孕妇忌用。

◆ **预防与调摄** ◆

严密观察体温、汗液、气息等。高热时用酒精擦腋窝和后背正中线，及时擦汗并保持衣服干燥。发热伤阴，应多饮糖盐水、果汁、西瓜汁、绿豆汤、凉开水等养护阴津。宜食清淡流质或半流质以及营养丰富、易消化的食品。

03 中暑

中暑为夏季常见的急性热病,当外界气温超过35℃时,就有中暑的可能。除了高温、烈日暴晒外,工作强度过大、时间过长,睡眠不足,过度疲劳等均为常见的诱因。

◆ 易感人群与时间

在户外的炎炎烈日下或闷热、高温环境中工作的人容易中暑。

婴幼儿全身各系统的生长发育还不够完善,体温调节中枢的功能尚差,散热不利,容易中暑。

老年人各器官功能减退,尤其是皮肤汗腺萎缩,不易出汗散热,过量的热积聚在体内,易使体温升高而中暑。

孕妇因体内的胎儿生长发育较快,新陈代谢旺盛,基础代谢提高,盛夏易感到烦热,同时由于皮肤汗腺分泌旺盛,出汗增多,加上身体负担又重,极易疲劳,如不注意休息,就会因身体调适能力下降而中暑。

一些西药如抗组胺药、抗胆碱药、安眠药等,服用后使血管收缩,或使体温调节中枢发生障碍,也会导致中暑。

以下慢性病患者易中暑:

①心脏病患者:炎热会增加心脏负担,从而引起中暑;②高血压患者:心脏负荷较重,热量不易及时转移至皮肤而蓄积在体内,故易发生中暑;③糖尿病患者:糖的大量丢失易引起水和电解质代谢紊乱,加上机体对高温的调节功能减退,使热量蓄积而发生中暑;④高热患者:若不加强护理也易致中暑。

◆ 基本诊断

根据表现的轻重,中暑可分为先兆中暑、轻症中暑和重症中暑,它们之间的关系是渐进的。

【先兆中暑】 高温环境下,有大量出汗、口渴、明显疲劳、四肢乏力、头昏眼花、胸闷、恶心、注意力不集中、四肢发麻等症状,体温正常或略有升高。如能及时转移到阴凉通风处,补充水和盐分,即可快速恢复。

【轻症中暑】 体温往往在38℃以上,除头晕、口渴外,往往有面色潮红、大量出汗、皮肤灼热等表现,或出现四肢湿冷、面色苍白、血压下降等表现。如能及时处理,往往可于数小时内恢复。

【重症中暑】 症状不见好转,出现昏迷、痉挛或皮肤干燥无汗、持续高热。须立即送医院,否则会危急生命。

◆ 鉴别诊断

【与热中风鉴别】 中暑因人在高热环境中,人体产热与散热功能失调,大量热量蓄积体内导致体温升高所致。正常人体产热和散热处于平衡,维持体温在37℃左右。皮肤

✚ 辨证诊断

阳暑	阴暑
以壮热、烦躁、口渴为主症,缘于长途旅行、田野务农、高温作业等	以身热、怕冷、困倦为主症,严重者可出现面色苍白、冷汗不止、呼吸浅促、不省人事等气阴两脱症状,多因贪饮纳凉、久吹冷气而得之,或由阳暑转化而来

温度一般为 32～35℃，当气温超过皮肤温度时，造成体内热量贮积，从而引起中暑。外源性高热环境是直接的致病因素，不仅仅是诱因，因而中暑的防治根本是改变高热环境的影响，进行有效的降温处理，促进人体紊乱功能的恢复。措施得当，效果立竿见影。

◆ 什么是热中风 ◆

热中风是指酷暑气温诱发的中风。在气候炎热的情况下，老年人出汗多，体内水分散失快，如不及时补充水分，会因为血容量不足和血液黏稠度增高而诱发脑血管栓塞，导致缺血性脑卒中。但其实质上还是脑血管的病变，所以不可把中暑和热中风当作一回事。

◆ 对症用药 ◆

A 阳暑

【症状】以壮热、烦躁、口渴为主症，源于长途旅行、田野务农、高温作业等。

甘露消毒丹（见 192 页）
清热药

清热利湿，解毒。

清暑解毒颗粒
祛暑药

清暑解毒，生津止渴。

用于高温作业中暑，症见身热心烦、口渴、头昏乏力、恶心呕吐。

〔用法提示〕

开水冲服或含服。孕妇慎用。饮食宜清淡。

补气生津丸
祛暑药

补气生津，祛暑利湿。

用于中暑发热，气津两伤，症见头晕、身热、心烦、自汗、口渴咽干、四肢乏力。

〔用法提示〕

姜汤或温开水送服。孕妇慎用。忌食辛辣、油腻食物。

六一散
清热药

清暑利湿。

用于暑热身倦、口渴泄泻、小便黄少。外治痱子刺痒。

〔用法提示〕

调服或包煎服。外用扑撒患处。无湿热或小便清长者不宜用。孕妇慎用。忌食辛辣食物，以免助湿生热。

行军散
清热药

辟瘟，解毒，开窍。

主治夏季中暑眩晕、神昏以及泄泻诸症。用于中暑、中热、急性胃肠炎等暑热证，以及口腔黏膜溃疡、急性扁桃腺炎、咽炎等热毒证。

〔用法提示〕

口服，也可作为外用药涂抹鼻腔。孕妇忌服。

B 阴暑

【症状】以身热、怕冷、困倦为主症，舌苔白厚腻，源于恶心干呕、食欲不振、泛呕欲吐。

藿香正气水（见188页）

清热药

祛暑解表，化湿和中。

红灵散

祛暑药

祛暑开窍，辟温解毒。

用于中暑昏厥、头晕胸闷、恶心、呕吐、腹痛、泄泻。

〔用法提示〕

热闭神昏、亡阳厥脱者及孕妇禁用。小儿、老人及体弱者慎用。

 体弱中暑

清暑益气丸

清热药

清暑益气，健脾燥湿。

用于素体气弱，伤于暑湿者，症见身热头痛、口渴自汗、四肢困倦、不思饮食、胸闷身重、大便溏泄、小便不多、尿黄。

◆ 预防与调摄 ◆

在露天或高温环境下工作的人必须加强通风降温设施，少让阳光直接照射。要合理调整工休时间，注意劳逸结合，避免过度疲劳。中午尽量不要外出；如必须外出，宜穿宽松、透气性好的浅色衣服，并戴防护眼镜和遮阳帽。酷热时，不论在户外从事什么活动，都应放慢速度。多洗浴，因为水能带走暑热，有条件者可经常游泳。饮食以清淡为好，多食富含蛋白质和B族维生素、维生素C的食物。

04 咳嗽

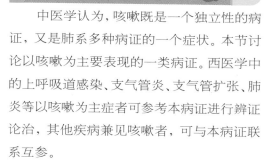

中医学认为，咳嗽既是一个独立性的病证，又是肺系多种病证的一个症状。本节讨论以咳嗽为主要表现的一类病证。西医学中的上呼吸道感染、支气管炎、支气管扩张、肺炎等以咳嗽为主症者可参考本病证进行辨证论治，其他疾病兼见咳嗽者，可与本病证联系互参。

◆ 易感人群与时间 ◆

咳嗽是中医内科中最为常见的病证之一，发病率甚高。据统计，慢性咳嗽的发病率为3%～5%，在老年人中的发病率可达10%～15%，尤以寒冷地区为高。中医药治疗咳嗽有较大的优势，积累了丰富的治疗经验。

◆ 基本诊断 ◆

以咳逆有声或咳吐痰液为主要症状。

◆ 鉴别诊断 ◆

【与哮喘鉴别】哮喘主要表现为喉中哮鸣有声，呼吸气促困难，甚则喘息不能平卧，甚至张口抬肩，鼻翼扇动，发作与缓解均迅速。

✚ 辨证诊断

实咳	虚咳
咳声响亮	咳声低怯
感冒咳嗽以风寒、风热、风燥为主，均属实	内伤咳嗽中的痰湿、痰热、肝火多为邪实正虚，阴津亏耗咳嗽则属虚，或虚中夹实

【与肺结核鉴别】肺结核咳嗽是肺结核的主要症状之一，但尚有咯血、潮热、盗汗、身体消瘦等主要症状，具有传染性。

【与肺癌鉴别】肺癌常以咳嗽或咯血为主要症状，但多发于40岁以上的吸烟男性，咳嗽多为刺激性呛咳，病情发展迅速，常规治疗难以缓解；一般咳嗽病证不具有这些特点。

◆ 对症用药 ◆

外感咳嗽

多为新病，起病急，病程短，常伴感冒症状。

A-1 风寒袭肺

【症状】咳声重浊，气急，喉痒，咳痰稀薄色白，常伴鼻塞、流清涕、头痛、肢体酸楚、怕冷发热、无汗等感冒症状，舌苔薄白。

止嗽丸
化痰止咳平喘药

止嗽祛痰，疏风理肺。

用于风邪犯肺之咳嗽咽痒、痰不易咳出者。

〔用法提示〕

阴虚咳嗽、痰中带血者忌用。孕妇慎用。

三蛇胆陈皮末
清热药

理肺化痰，和胃降逆。

用于风寒咳嗽、痰多呕吐。

〔用法提示〕

无痰或少痰者勿用，痰中带血者忌用。

杏苏止咳合剂
化痰止咳平喘药

宣肺气，散风寒，镇咳祛痰。

用于感受风寒引起的咳嗽气逆。

〔用法提示〕

服用时摇匀。本品性温，风热或痰热咳嗽者忌用。饮食清淡，忌烟酒。高血压、冠心病、甲状腺功能亢进、前列腺增生患者应在医生的指导下用药。

通宣理肺丸
化痰止咳平喘药

辛温散寒，宣肺止咳。

用于怕冷较甚、头痛鼻塞、咳嗽痰白、无汗而喘、身痛骨节痛。西医诊断的感冒、急性支气管炎见上述症状者可用本品。

〔用法提示〕

风热感冒及阴虚咳嗽者忌用。孕妇慎用。心脏病、原发性高血压患者慎用。忌食生冷、黏腻食品。

A-2 风热犯肺

【症状】咳嗽咳痰不爽，痰黄或稠黏，喉燥咽痛，常伴恶风身热、头痛肢楚、鼻流黄涕、口渴等表热证，舌苔薄黄。

麻杏石甘丸
化痰止咳平喘药

辛凉宣肺，平喘止咳。

用于感冒身热、咳逆气急、鼻扇、口渴、有汗或无汗。急性支气管哮喘见上述症状者可用本品。

〔用法提示〕

温开水送服。无喘或无气促者勿用。

羚羊清肺丸

化痰止咳平喘药

清热利咽，润肺，化痰止咳。

用于肺热咳嗽、咽喉肿痛、痰少、口舌干燥。

〔用法提示〕

温开水送服。痰白、多而清稀者忌用。孕妇慎用。饮食宜清淡。

川贝清肺糖浆

化痰止咳平喘药

清肺润燥，止咳化痰。

用于干咳、咽干、咽痛。

〔用法提示〕

风寒感冒、寒嗽及胃寒作呕者不宜服。本品含蔗糖，糖尿病患者不宜服。不是感冒引起的咳嗽、大便溏泄者或婴儿慎用。

A-3 风燥伤肺

【症状】 喉痒干咳，无痰或痰少而粘连成丝，咳痰不爽，或痰中带有血丝，咽喉干痛，唇鼻干燥，口干，常伴鼻塞、头痛、微寒、身热等感冒症状，舌质红干，苔薄白或薄黄。

二母宁嗽丸

化痰止咳平喘药

清肺润燥，化痰止咳。

用于燥热犯肺所致的咳嗽、痰黏黄而不易咳出、胸闷气促、咽喉疼痛。

〔用法提示〕

风寒咳嗽，或痰量多而持续咳痰的患者不宜服。忌食辛辣食物以及牛肉、羊肉、鱼等。

秋梨润肺膏

化痰止咳平喘药

润肺止咳，生津利咽。

用于久咳、痰少质黏、口燥咽干。

〔用法提示〕

忌食辛辣食物。糖尿病患者不宜服。

B 内伤咳嗽

多为久病，常反复发作，病程长，可伴见其他脏器病症。

B-1 痰湿蕴肺

【症状】 咳嗽反复发作，尤以晨起咳甚，咳声重浊，痰多，痰黏腻或稠厚成块，色白或带灰色，胸闷气憋，痰出则咳缓、憋闷减轻。常伴体倦，脘痞，腹胀，大便时溏，舌苔白腻。

蜜炼川贝枇杷膏

化痰止咳平喘药

清热润肺，止咳化痰。

用于咳嗽痰多、痰黄而黏、胸闷、音哑咽痛、支气管炎。

〔用法提示〕

忌食生冷、油腻、辛辣厚味。

枇杷止咳糖浆

化痰止咳平喘药

祛痰止咳。

用于咳嗽、痰多不爽。

〔用法提示〕

忌食生冷油腻、辛辣厚味之品。孕妇慎用。本品中含罂粟壳，不宜过量及久服。

二陈丸
化痰止咳平喘药

燥湿化痰，理气和胃。

用于痰湿停滞所致的咳嗽痰多、胸脘胀闷、恶心呕吐、头眩心悸、四肢乏力。

〔用法提示〕

本品辛香温燥易伤阴津，不宜长期服用。忌食辛辣、生冷、油腻食品。

B-2 痰热郁肺

【症状】咳嗽气息急促，或喉中有痰声，痰多稠黏或为黄痰，咳吐不爽，或痰有热腥味，或咯吐血痰，胸胁胀满，或咳引胸痛，面赤，或身热，口干欲饮，舌苔薄黄腻，舌质红。

橘红丸
化痰止咳平喘药

清肺祛湿，止嗽化痰。

用于肺胃湿热引起的咳嗽痰盛、呼吸气促、口舌咽干、胸中痞满、饮食无味。

〔用法提示〕

风寒证患者慎服。忌食辛辣、油腻食物。孕妇慎用。

竹沥膏
清热药

清热化痰。

用于肺热咳嗽痰多、气喘胸闷、中风舌强、痰涎壅盛、小儿痰热惊风。

〔用法提示〕

温开水送服。应用本品时忌辛辣食品，勿气恼烦躁。寒嗽、体虚、便溏者及孕妇忌用。

清气化痰丸
化痰止咳平喘药

清肺化痰。

主治肺经痰热之咳嗽、哮喘等症。用于咳嗽痰多、气促息粗，或喉中痰鸣、痰黄稠黏、咳吐不爽或有腥味，或咯血痰、胸胁隐痛、面赤或有身热、口干欲饮、气粗息痛、胸胁胀满、痰鸣如吼、胸痛烦闷、呛咳频作、咳痰黏稠或黄浊如脓、不易咳出、面红口渴，或头痛身热。西医诊断之肺炎、肺脓肿、肺结核、急慢性支气管炎见上述症状者可用本剂。

〔用法提示〕

温开水送服。无实火热痰或体弱便溏者勿服。孕妇忌服。饮食宜清淡，忌烟酒。

蛇胆川贝枇杷膏
化痰止咳平喘药

润肺止咳，祛痰定喘。

用于咳嗽、痰多、胸闷。

〔用法提示〕

无痰或少痰者勿用。痰中带血者忌用。饮食宜清淡。

牛黄蛇胆川贝液
化痰止咳平喘药

清热，化痰，止咳。

用于热痰咳嗽、痰少而黄。

〔用法提示〕

温开水送服。痰多而白者忌用。孕妇慎用。

小病不求人——常见病对症中成药实用速查

橘红痰咳冲剂（液）
化痰止咳平喘药

化痰和胃，润肺止咳。

用于痰湿引起的咳嗽、喘息不得卧、喉中痰鸣、苔白。

〔**用法提示**〕

忌食生冷、油腻、辛辣厚味食品，忌烟酒。

川贝止咳露
化痰止咳平喘药

止咳祛痰。

用于肺热咳嗽、痰多色黄。

〔**用法提示**〕

忌生冷、油腻食品。本品含蔗糖，糖尿病患者不宜服。

B-3 肺阴亏耗

【**症状**】干咳，咳声短促，痰少黏白，或痰中带血丝，或声音逐渐嘶哑，口干咽燥，常伴有午后潮热，手足心热，夜寐盗汗，口干，舌红少苔，或舌上少津。

止嗽化痰丸
化痰止咳平喘药

清热滋阴，润肺化痰，降气止咳。

用于痰热阻肺引起的咳嗽久而不愈、痰多黄白、气逆胸满，或有喘息、午后症重、尿黄便干等症。西医诊断的支气管炎有上述表现者可用本品。

〔**用法提示**〕

气虚、肾虚作喘者慎用。不宜过量及久服。孕妇、婴幼儿禁用。

百合固金丸
化痰止咳平喘药

养阴润肺，化痰止咳。

用于肺肾阴虚之燥咳少痰、痰中带血、咽干喉痛。

〔**用法提示**〕

温开水送服。痰多而清稀者忌用。

贝母二冬膏
化痰止咳平喘药

润肺止咳。

用于阴虚肺燥之咳嗽咽干。

〔**用法提示**〕

温开水送服。痰多而清稀者忌用。

养阴清肺膏（丸）
化痰止咳平喘药

养阴润肺，清肺利咽。

用于白喉初起发热、鼻干唇燥、咽喉干痛、干咳无痰、便秘、尿赤。

〔**用法提示**〕

不宜食用辛辣、油腻饮食。咳嗽痰多、感冒初起咳嗽以及糖尿病患者、孕妇慎用。急慢性支气管炎见上述症状者可服用本品。

◆ **预防与调摄** ◆

咳嗽时要注意观察痰的变化，咳痰不爽时，可轻拍其背以促其痰液咳出。饮食上应慎食肥甘厚腻之品。若属燥、热、阴虚咳嗽者，忌食辛辣动火食品。各类咳嗽都应戒烟，避免接触烟尘刺激。

喉中哮鸣有声，呼吸急促困难，甚则喘息不能平卧等，是哮病的基本症候。

本病发作突然，缓解迅速，一般以傍晚、夜间或清晨最为常见，多在气候变化时发病，尤以由热转寒及深秋、冬春寒冷季节为甚。

发作前常有鼻痒、咽痒、喷嚏、流涕、咳嗽、胸闷等先兆症状。

发作时突感胸闷窒息，咳嗽，迅即发生呼吸急促困难，呼气延长，伴有哮鸣。为减轻气喘，患者常取被迫坐位，双手前撑，张口抬肩，烦躁汗出，甚则面青肢冷。发作可持续数分钟、数小时或更长。

◆ 基本诊断

喉中哮鸣有声，呼吸急促困难，甚则喘息不能平卧。

缓解期可有轻度咳嗽、咳痰、呼吸急迫等症状，但也有毫无症状者。久病患者，缓解期可见咳嗽、咳痰、自汗、短气、疲乏、腰膝酸软等症状。

大多起于童稚之时，有反复发作史，有过敏史或家族史。

◆ 对症用药

A 发作期

A-1 寒哮

【症状】呼吸急促，喉中哮鸣有声，胸膈满闷如窒，咳不甚，痰少咳吐不爽，白色黏痰，口不渴，或口渴喜热饮，天冷或遇寒而发，形寒怕冷，或有怕冷、喷嚏、流涕等表寒证，舌苔白滑。

定喘膏
化痰止咳平喘药

散寒涤痰，降气定喘。

用于咳嗽痰多、色白而稀、胸闷膈痞、气喘痰鸣。

〔**用法提示**〕

外用，敷贴肺俞穴。避风寒。忌生冷。

小青龙冲剂
解表药

解表化饮，止咳平喘。

用于风寒感冒、怕冷、发热、无汗、痰多、痰稀喘咳。

〔**用法提示**〕

温开水送服。痰黄而喘者以及孕妇忌用。高血压、青光眼患者慎用。

苏子降气丸
理气药

降气平喘，祛痰止咳。

用于上盛下虚，症见痰涎壅盛、喘咳短气、胸膈满闷或腰疼脚弱、肢体倦怠或肢体浮肿、舌苔白滑或白腻。

〔**用法提示**〕

本方偏于湿燥，肺肾两虚之喘咳、肺热痰喘者不宜服用。孕妇慎用。

复方川贝精片
温化寒痰药

宣肺化痰，止咳平喘。

用于风寒咳嗽、痰喘引起的咳嗽气喘、胸闷、痰多。

A-2 热哮

【症状】 气粗息涌，喉中痰鸣如吼，胸高胁胀，张口抬肩，咳呛阵作，咯痰色黄或白，黏浊稠厚，排痰不利，烦闷不安，汗出，面赤，口苦，口渴喜饮，舌质红，苔黄腻。

止嗽定喘口服液
化痰止咳平喘药

平喘止咳。

用于表寒里热、身热口渴、咳嗽痰黄、喘促、胸闷。支气管炎见上述症状者亦可服用。

〔用法提示〕

风寒、虚喘者禁用。高血压、心脏病患者及孕妇慎用。本品含糖，糖尿病患者慎用。

B 缓解期

B-1 肺虚

【症状】 气短声低，动则尤甚，或喉中有轻度哮鸣声，咳痰清稀色白，面色㿠白，常伴自汗畏风，易感冒，每因劳倦、气候变化等诱发哮病，舌淡苔白。

玉屏风散（见189页）
固涩药

益气，固表，止汗。

复芪止汗颗粒
固涩药

益气，固表，敛汗。

用于气虚引起的多汗症。

〔用法提示〕

温开水冲服。热病汗出及阴虚盗汗者慎用。

B-2 脾虚

【症状】 平素痰多气短，倦怠无力，面色萎黄，食少便溏，饮食不当易诱发哮病，舌质淡，苔薄腻或白滑。

六君子丸
补益药

健脾止泻。

用于脾胃虚弱、消化不良、腹痛便溏。

〔用法提示〕

温开水送服。脾胃阴虚胃痛、痞满及湿热泄泻、痰热咳嗽者不宜使用。

固本咳喘片
化痰止咳平喘药

益气固表，健脾补肾。

用于慢性支气管炎、肺气肿、支气管哮喘。

〔用法提示〕

急性发作期暂停服用。

B-3 肾虚

【症状】 平素短气息促，动则尤甚，吸气不利，或喉中有轻度哮鸣，腰膝酸软，脑转耳鸣，劳累后易诱发哮病；或畏寒肢冷，面色苍白，舌淡苔白，质胖嫩，或颧红，烦热，汗出黏手，舌红苔少。

固肾定喘丸
化痰止咳平喘药

温肾纳气，健脾利水。

用于脾肾虚型及肺肾气虚型慢性支气管炎、肺气肿、肺原性心脏病。

金匮肾气丸
补益药

温补肾阳，化气行水。

用于脾肾阳虚之痰饮、便溏、腰酸痛、足肿、小便不利。

〔用法提示〕

孕妇忌用。实喘无腰酸疲倦者慎用。

蛤蚧定喘丸
化痰止咳平喘药

滋阴清肺，止咳定喘。

用于虚劳久咳、气喘发热、胸满郁闷、自汗盗汗、不思饮食等。

〔用法提示〕

温开水送服。感冒风寒咳嗽者忌用。孕妇以及高血压、心脏病、青光眼患者慎用。服药期间忌食辛辣、生冷、油腻食物。

◆ 预防与调摄 ◆

注意气候影响，做好防寒保暖，防止外邪诱发感冒。避免接触刺激性气体及易致过敏的灰尘、花粉、食物、药物和其他可疑异物。戒烟酒。饮食宜清淡而富营养，忌生冷、肥甘、辛辣、海膻发物等，以免伤脾生痰。防止过度疲劳和情志刺激。根据个人身体情况，选择太极拳、内养功、八段锦、散步、慢跑、呼吸操等方法进行长期锻炼，以增强体质，预防感冒。

06 鼻炎

过敏性鼻炎又称变态反应性鼻炎，近年来采用传统的中成药治疗本病，取得了很好的疗效。

◆ 基本诊断 ◆

过敏性鼻炎常表现为阵发性鼻痒、喷嚏，急性发作时流出大量水样鼻涕，缓解时涕少而稠，并发感染者呈黏脓性。伴有间歇性或持续性、单侧或双侧鼻塞，嗅觉减退或消失，头痛耳鸣，流泪，声嘶，慢性咳嗽。肺气虚者可见倦怠懒言，气短音低，面色白，自汗。

除头痛外，还有鼻塞、流脓涕、暂时性嗅觉障碍、畏寒、发热、食欲不振、便秘、周身不适等。幼儿可发生呕吐、腹泻、咳嗽等症状。脓鼻涕刺激咽喉还可以引起咽喉不适、咽喉炎等。

◆ 对症用药 ◆

辛夷鼻炎丸
耳鼻喉及口腔科用药

祛风，清热，解毒。

用于慢性鼻炎、过敏性鼻炎，症见鼻塞、流涕、头痛。

〔用法提示〕

温开水送服。本品含苍耳子，不宜过量及长期应用。忌辛辣食物。避风寒。

藿胆丸
清热药

清利湿热，通窍。

用于鼻流浊涕、量多色黄、鼻塞不通、头痛头胀、不闻香臭。西医诊断之鼻窦炎见上述症状者可用本品。

〔用法提示〕

温开水送服。忌辛辣食物。避风寒。

辛芩冲剂

耳鼻喉及口腔科用药

祛风清热，宣肺通窍。

用于鼻炎之鼻塞流涕。

〔**用法提示**〕

温开水冲服。忌辛辣食物。本品含苍耳子、细辛，不宜过量及长期应用。

◆ 预防与调摄 ◆

控制鼻炎，预防感冒是关键，因为鼻炎患者通常一感冒就会发作。还要避免吸入刺激性气体，如粉尘、烟雾等。饮食宜清淡易消化，少食辛辣厚味之品。保持心情舒畅、精神愉快。洗脸时经常用冷水洗鼻和用鼻腔吸冷水，对预防鼻炎的发作有一定的效果。

07 咽喉肿痛

咽喉肿痛是口咽和喉咽部病变的主要症状，以咽喉部红肿疼痛、吞咽不适为特征。

◆ 对症用药 ◆

 牛黄上清丸

火备急症中成药

清热泻火，散风止痛。

用于头痛眩晕、咽喉肿痛、目赤耳鸣、口舌生疮、牙龈肿痛、大便燥结。急性咽炎、急性扁桃体炎、齿龈炎见上述症状者亦可服用。

〔**用法提示**〕

老年体弱、大便溏薄者忌用。孕妇慎用。饮食宜清淡。

 牛黄解毒丸（片）

清热药

泻火解毒。

用于头晕目赤、咽干咳嗽、大便秘结、或伴牙龈肿痛、口舌生疮、目赤肿痛。

〔**用法提示**〕

孕妇忌用。脾胃虚寒者慎用。方中含有雄黄，故不宜过量及久服。

 清音丸

耳鼻喉及口腔科用药

清热解毒，生津止渴，散风消肿。

用于肺热引起声音嘶哑、咽喉肿痛、口干舌燥、咽下不利。

〔**用法提示**〕

孕妇忌用。饮食宜清淡。

 六神丸

耳鼻喉及口腔科用药

清凉解毒，消炎止痛。

用于烂喉丹痧、咽喉肿痛、喉风喉痛、单双乳蛾、小儿热疖、痈疡疔疮、乳痈发背、无名肿毒。

〔**用法提示**〕

孕妇忌用。老人、儿童及素体脾胃虚弱者慎服。

 草珊瑚含片

耳鼻喉及口腔科用药

消肿止痛，清利咽喉。

〔**用法提示**〕

含服。

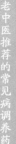

黄氏响声丸

耳鼻喉及口腔科用药

利咽开音，清热化痰，消肿止痛。

用于喉部急、慢性炎症引起的声音嘶哑。对早期声带小结、缩小声带息肉也有一定的疗效。

〔用法提示〕

胃寒便溏者慎用。忌食辛辣、油腻、鱼腥食物。戒烟酒。

桂林西瓜霜散（含片）

耳鼻喉及口腔科用药

清热解毒，消肿止痛。

用于口腔炎、口唇溃疡、咽喉肿痛、急慢性咽喉炎、牙痛、牙齿出血及小儿口疮。

〔用法提示〕

散剂常吹敷于口腔、咽喉处，使用前先漱口以清除口腔内食物残渣。含片用于含服。

◆ **预防与调摄**

保持口腔卫生，晨起、食后和临睡前要刷牙，或者用盐水漱口。睡前不要吃糖果、糕点和甜饮料。避免粉尘、烟雾及有害气体的刺激。锻炼身体，增强抵抗力，防止伤风感冒。饮食宜清淡，忌食辛辣之物。适当多吃梨、生萝卜、话梅等，以增强利咽作用。

牙龈肿痛通常是指牙齿根部肿痛，其周围齿肉肿胀，也叫牙龈肿痛。牙龈肿痛要看是什么原因引起的，如果是单纯的牙龈发炎，对症用药就可以；如果是蛀牙引起的牙龈肿痛，必须到口腔科去看一下。

牙龈炎的典型症状是牙龈出血、牙龈痒胀，刷牙、进食时容易出血。

◆ **对症用药** ◆

Ⓐ**胃经实火型**

【症状】胃脘嘈杂，烦渴多饮，牙龈肿胀，口臭，牙龈出血，便秘，舌红苔黄。

黄连上清丸

清热药

清热通便，散风止痛。

用于上焦风热之牙龈肿痛，伴头晕脑涨、口舌生疮、咽喉红肿、耳痛耳鸣、暴发火眼、大便干燥、小便黄赤。

〔用法提示〕

忌食辛辣食物。孕妇慎用。老人、儿童、脾胃虚寒者禁用。饮食宜清淡。

Ⓑ**肾虚血热型**

【症状】牙齿酸软无力，牙齿松动，牙周脓肿，牙龈出血，腰膝酸软，失眠梦多，五心烦热，口干不欲饮，舌红苔黄。

补肾固齿丸

补肾药

补肾固齿，活血解毒。

用于肾虚血热型牙周病，症见牙齿酸软、咀嚼无力、松动移位、牙龈出血。慢性牙周炎有上述症状者也可用本品。

〔用法提示〕

温开水送服。有胃火或小便黄者忌用。

牙周宁

耳鼻喉及口腔科用药

抑制牙周细菌生长。

用于牙周脓肿、牙龈出血、口臭和牙齿松动等。

〔用法提示〕

温开水送服。有胃火或小便黄者忌用。

09 口舌生疮

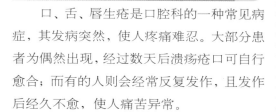

口、舌、唇生疮是口腔科的一种常见病症，其发病突然，使人疼痛难忍。大部分患者为偶然出现，经过数天后溃疡疮口可自行愈合；而有的人则会经常反复发作，且发作后经久不愈，使人痛苦异常。

本病系发生于口腔黏膜的小而痛的溃疡，具有复发性。其发病多与精神紧张、内分泌失调、营养缺乏、感染、遗传、免疫功能异常、消化系统疾病等因素有关。中医认为，本病的发生，外因以热毒为主，内因多为情志内伤、饮食不节、房事劳倦。

◆ **对症用药** ◆

【症状】 口腔溃疡：口腔黏膜浅表性溃疡，数目多少不定，疮面大小不等，定期或不定期反复发作，有不同程度的疼痛。口糜：口腔颊黏膜或唇部大面积糜烂，表面有脓血样分泌物，如发生在唇红部容易结痂、疼痛、进食困难，常伴有发热。烫伤：因过热食物或热汤、开水等烫伤口腔黏膜所致，表现为表皮脱落呈暗红色，时间稍长形成溃疡，数日不愈，有烧灼样疼痛。

口腔溃疡药膜

耳鼻喉及口腔科用药

清热解毒，止痛，生肌敛疮。

用于口腔黏膜溃疡、糜烂性病变。

〔用法提示〕

将薄膜剪成略比疮面大的小块，贴在疮面上，每日2～3次，于饭后贴敷。如疮面位于唇红部，有痂块者，应先清除痂块，使药膜直接接触疮面。

贴药膜前先用淡盐水漱口。药膜贴上后不得立即漱口和进饮食。

口腔溃疡散

口腔科用药

消炎、止痛。

用于复发性口腔溃疡、疱疹性口腔溃疡。

〔用法提示〕

用消毒棉球蘸药擦患处，一日2～3次。本品不可内服。一般症状在一周内未改善或加重者，应去医院就诊。

10 耳鸣

耳鸣是一种在没有外界声、电刺激条件下，人耳主观感受到声音的症状。值得注意的是，耳鸣是一种发生于听觉系统的症状，而不是疾病。

◆ 对症用药 ◆

A 肝火耳鸣

当归龙荟丸
肝胆疾病用药

泻火通便。

用于肝胆火旺之心烦不宁、头晕目眩、耳鸣耳聋、胁肋疼痛、脘腹胀痛、大便秘结。

〔用法提示〕

空腹温开水送下。7岁以上儿童服成人的1/2量，3～7岁儿童服成人的1/3量。素体脾虚、年老体弱者及孕妇慎用。饮食宜清淡。

B 肾虚耳鸣

首乌片
补益药

补肝肾，强筋骨，乌须发。

用于肝肾两虚之头晕目花、耳鸣、腰酸肢麻、须发早白。高血脂症、老年血虚便秘见上述症状者可用本品。

〔用法提示〕

温开水送服。感冒者、孕妇慎用。饮食忌辛辣、油腻、生冷。

六味地黄丸
补益药

滋补肝肾。

用于憔悴羸弱、腰膝足酸、虚热咳嗽、头晕耳鸣、遗精便血、消渴淋沥、失血失音、舌燥喉痛。肺结核、慢性感染性疾病、糖尿病、慢性肾炎见上述症状者可用本品。

〔用法提示〕

温开水送服。忌辛辣、油腻之物。可长期服用，但遇急性病宜停服。

杞菊地黄口服液
补益药

滋补肝肾。

用于肝肾阴亏之眩晕耳鸣、羞明畏光、迎风流泪、视物昏花。神经衰弱、中心性视网膜炎等见上述症状者也可服用。

〔用法提示〕

忌酸冷食物。糖尿病患者不宜服用含糖的剂型。平素脾虚便溏者慎用。

◆ 预防与调摄 ◆

耳鸣的发展可受各种生活因素的影响，故应注重心理和起居的调适。保持愉快的心情，进行合理和科学的饮食，对防治耳鸣具有十分重要的意义。要限制脂肪的摄入，烹调方法尽量选用炖、煮，避免油炸、煎。多补充富含蛋白质和维生素的食物，多吃瘦肉、豆类、木耳、蘑菇、各种绿叶蔬菜、萝卜、西红柿、大蒜等。多食含锌食物，含锌丰富的食物有鱼、牛肉、猪肝、鸡肝、鸡蛋、各种海产品、苹果、橘子、核桃、黄瓜、西红柿、白菜、萝卜等。常吃豆制品。

11 胸闷

◆ 基本诊断 ◆

在门窗密闭、空气不流通的房间内逗留较长时间，或遇到某些不愉快的事情，甚至与别人发生口角、争执，或处于气压偏低的气候中，往往会产生胸闷、疲劳的感觉。经过短时间的休息，开窗通风或到室外呼吸新鲜空气，放松思想，调节情绪，很快就能恢复正常。像这一类的胸闷属于功能性的胸闷，不用紧张，也不必治疗。心脏疾病引起的胸闷可以服用复方丹参片。

◆ 对症用药 ◆

复方丹参片
理血药

活血化瘀，理气止痛。

用于气滞血瘀引起的胸中憋闷、心前区刺痛。冠心病、心绞痛有上述症状者也可用本品。

〔用法提示〕

尽可能饭后服用。脾胃虚寒患者慎用。孕妇禁用。饮食宜清淡、低盐、低脂。

12 心悸

◆ 基本诊断 ◆

心悸的基本症候特点是发作性的心慌不安，心跳剧烈，不能自主，常呈一过性、阵发性，或持续时间较长，或一日数次发作，或数日一次发作。常兼见胸闷气短、神疲乏力、头晕喘促，甚至不能平卧，以致出现晕厥。常由情志刺激、惊恐、紧张、劳倦过度、饮酒饱食等原因诱发。

◆ 对症用药 ◆

🅰 心虚胆怯

【症状】 心悸不宁，善惊易恐，坐卧不安，少寐多梦而易惊醒，食少纳呆，恶闻声响，舌苔薄白。

养心定悸膏
安神药

养血益气，定悸。

用于气虚血少、心悸气短、盗汗失眠。

安神定志丸
安神药

镇惊定志，养心安神。

用于胆气不足、心悸、易惊醒、食少乏力。

〔用法提示〕

保持心境平静。忌惊吓。

🅱 心脾两虚

【症状】 心悸气短，头晕目眩，少寐多梦，健忘，面色无华，神疲乏力，纳呆食少，腹胀便溏，舌淡红。

人参归脾丸
补益药

益气补血，健脾养心。

用于气血不足之心悸、失眠、食少乏力、面色萎黄以及月经量少、色淡。营养不良性贫血、缺铁性贫血见上述症状者可服用。

〔用法提示〕

忌油腻、生冷食物，忌烟酒、浓茶。服药期间应进食营养丰富而易消化、吸收的食物。忌过劳及思虑过度。

四物丸

补益药

补血活血。

用于血虚血滞所致的月经失调、痛经、闭经、崩漏、心悸、面色无华。

〔用法提示〕

温开水送服。

复方阿胶浆

补益药

益气养血，调和脾胃。

用于气血两虚之心悸气短、倦怠乏力、头晕失眠、少气懒言。

〔用法提示〕

感冒者慎用。忌食生冷、油腻之物。

C 阴虚火旺

【症状】心悸易惊，心烦失眠，口干，盗汗，思虑劳心则症状加重，伴有耳鸣、腰酸、头晕目眩，舌红少津，舌苔薄黄或少苔。

磁朱丸

安神药

重镇安神，潜阳明目。

用于心悸失眠、耳鸣耳聋、视物昏花、头痛。凡心肾不交、心火浮扰者，皆可用之。

〔用法提示〕

空腹，用温开水送服。7岁以下儿童服成人的1/2剂量。

D 心血瘀阻

【症状】心悸，胸闷不适，心痛时作，痛如针刺，唇甲青紫，舌质紫暗或有瘀斑。

血府逐瘀丸

理血药

活血逐瘀，行气止痛。

用于瘀血内阻之头痛或胸痛、失眠多梦、心悸心慌、急躁善怒。

〔用法提示〕

空腹，用红糖水送服。忌食生冷食物。孕妇忌服。体弱无瘀者不宜使用。

E 痰火扰心

【症状】心悸时发时止，受惊易作，胸闷烦躁，失眠多梦，口干苦，大便秘结，小便不多、色黄，舌红，苔黄腻。

中风：表现为中风已久，体弱气虚，口眼㖞斜，喉中痰鸣，言语不利，神志不清或手足震颤。眩晕：表现为头晕目眩，午后偏重，心烦易怒，手足时感麻木，舌质红。惊悸：表现为易惊，心中悸动不宁，烦躁，夜寐不安或多恶梦，或见手足振颤，筋惕肉跳。

万氏牛黄清心丸

开窍药

清心化痰，镇惊祛风，益气养血。

用于气血亏虚所致的中风、眩晕、惊悸、言语不利、神志不清、半身不遂等症。

〔用法提示〕

温开水送下，若喉中痰鸣，可用竹沥水送下。温热病、狂躁谵语或神昏者不宜服用。孕妇禁服。

◆ 预防与调摄 ◆

保持精神乐观、情绪稳定，坚持治疗，坚定信心，避免惊恐刺激及忧思恼怒等。生活作息要有规律。饮食有节，宜进食营养丰富而易消化吸收的食物，宜低脂、低盐饮食，忌烟酒、浓茶。症状较轻者可从事适当的体力活动，以不觉劳累、不加重症状为度，避免剧烈活动。

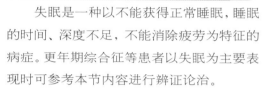

13 失眠

失眠是一种以不能获得正常睡眠，睡眠的时间、深度不足，不能消除疲劳为特征的病症。更年期综合征等患者以失眠为主要表现时可参考本节内容进行辨证论治。

失眠常以睡眠时间不足、睡眠深度不够及不能消除疲劳、不能恢复体力与精力为主要症候。其中，睡眠时间不足者可表现为入睡困难，夜寐易醒，醒后难以再睡，严重者甚至彻夜失眠。睡眠深度不够者常表现为夜间时醒时寐，寐则不酣，或夜寐梦多。由于睡眠时间及睡眠深度不够，致使醒后不能消除疲劳，表现为头晕、头痛、神疲乏力、心悸、健忘，甚至心神不宁等。由于个体差异，每个人对睡眠时间和质量的要求亦不相同，故判断失眠不仅要以睡眠的时间和质量为依据，更重要的是要以能否消除疲劳、恢复体力与精力为依据。

◆ 易感人群 ◆

身体虚弱，过度思虑，或者脑力劳动者。

◆ 基本诊断 ◆

轻者表现为入睡困难或睡而易醒，醒后失眠，重者彻夜难眠，连续3周以上。常伴有头痛头昏、心悸健忘、神疲乏力、心神不宁、多梦等。

◆ 对症用药 ◆

Ⓐ 心火盛

【症状】 心烦失眠，躁扰不宁，心慌，口干舌燥，小便不多、色黄，口舌生疮，舌尖红。

朱砂安神丸
安神药

镇心安神，清心养血。

用于心烦失眠、心悸心慌、夜寐多梦、记忆力减退。

〔用法提示〕

温开水送下。应用本品时忌食辛辣油腻及有刺激性食物，忌烟酒。消化不良、胃脘嘈杂等因素导致的心慌不安、不眠者及孕妇忌服。不宜与碘溴化物合用。本药不宜多服或久服，儿童尤不宜久用。

天王补心丸
安神药

滋阴养血，补心安神。

用于心阴不足之心悸健忘、失眠多梦、大便干燥、口舌生疮。

〔用法提示〕

温开水送服。忌食辛辣、油腻及有刺激性食物，忌烟酒。忌多服或久服，儿童尤不宜久用。

酸枣仁颗粒
安神药

养血安神。

用于虚烦不眠、心悸不安、头目眩晕。

〔用法提示〕

温开水送服。

脏腑	虚实
失眠的主要病位在心，由于心神失养或不安、神不守舍而失眠，并与肝、胆、脾、胃、肾的阴阳气血失调相关	失眠虚证，特点为体质瘦弱，面色无华，神疲懒言，心悸健忘，多因脾虚、肝血不足、肾虚所致
急躁易怒而失眠，多为身体内有肝火	
遇事易惊，多梦易醒，多为心胆气虚	
面色无华，肢倦神疲而失眠，多为脾虚	实证为火心，特点为心烦易怒，口苦咽干，便秘尿黄，多因心火盛或肝郁化火所致
嗳腐吞酸，脘腹胀满而失眠，多为胃有积滞	
心烦心悸，头晕健忘而失眠，多为阴虚火旺，心肾不交	

B 肝郁化火

【症状】 急躁易怒，失眠多梦，甚至彻夜不眠，伴有头晕头胀、目赤耳鸣、口干而苦、便秘尿赤、舌红苔黄。

龙胆泻肝丸
清热药

清肝胆，利湿热。

用于肝胆湿热所致的头晕目赤、耳鸣耳聋、耳肿疼痛、胁痛口苦。

〔用法提示〕

孕妇忌服。久服易伤脾胃，故脾胃虚弱者不宜久服。高血压产生剧烈头痛，服药后头痛不见减轻，伴有呕吐、神志不清或口眼㖞斜等高血压危象者，应立即停药并采取相应的急救措施。

C 阴虚火旺

【症状】 心烦失眠，心悸不安，腰酸腿软，伴头晕、耳鸣、健忘、遗精、口干津少、五心烦热、舌红少苔。

滋肾宁神丸
补益药

滋补肝肾，宁心安神。

用于肝肾亏损之头晕耳鸣、失眠多梦、腰酸遗精。

〔用法提示〕

温开水送服。避免熬夜。

麦味地黄口服液
补益药

滋肾养肺。

用于神经衰弱、失眠、早醒、健忘、熬夜所致的纳差、乏力、腰膝酸软、梦遗滑精、盗汗、耳鸣、头晕眼花、心慌气短、手足心热、脱发。

〔用法提示〕

温开水送服。避免熬夜。忌食辛辣食物。感冒者慎用。

D 心脾两虚

【症状】 多梦易醒，心悸健忘，神疲食少，头晕目眩，伴有四肢倦怠，面色无华，舌淡苔薄。

柏子养心丸
安神药

补气养血，安神益智。

用于心血不足之精神恍惚、心慌惊悸、失眠健忘。

〔**用法提示**〕

温开水送服，宜饭后服用。阴虚火旺或肝阳上亢者禁用。

人参归脾丸（见207页）
补益药

益气补血，健脾养心。

◆ **预防与调摄** ◆

养成良好的生活习惯，如按时睡觉，不经常熬夜，睡前不饮浓茶、咖啡和抽烟，保持心情愉快，加强体育锻炼等对失眠的防治有重要作用。

本病属心神病变，故应注意精神调摄，做到喜恶有节，解除忧思焦虑，保持心情舒畅。另外，养成良好的生活习惯，改善睡眠环境，注意劳逸结合，对于提高失眠的治疗效果、改善体质及提高工作、学习效率，均有促进作用。

14 贫血

贫血的常见症状为：久蹲后站起即感头晕，平时面无血色，天稍冷便手脚冰凉，体力活动后感到心悸、气促，即使在休息时也会出现心悸、气促，常在起床时出现下肢轻度浮肿。

贫血严重时（尤其是老年患者）常可出现头晕、头痛、耳鸣、眼花、眼前出现黑点及精神不振、倦怠嗜睡、注意力不易集中、反应迟钝、手脚发麻、发冷或有针刺感等。食欲不振是最常见的症状之一，亦可出现腹胀、恶心、便秘。

女性贫血患者常有月经不规则，其中以闭经最为常见。女性贫血常由月经过多引起，但贫血亦可引起月经过多，两者可互为因果。严重贫血患者多有性欲减退。

◆ **对症用药** ◆

阿归养血颗粒
补益药

补养气血。

用于面色萎黄、头晕乏力以及月经量少、色淡。

〔**用法提示**〕

温开水送服。忌食辛辣厚味食物。感冒者忌服。因本品含蔗糖，糖尿病患者不宜服用此剂型。

人参归脾丸（见207页）
补益药

益气补血，健脾养心。

多吃含铁量高的食物，包括动物性食物如动物肝脏、瘦肉、蛋黄等，植物性食物如海带、黑芝麻、菠菜、黑木耳、黄豆、黑豆、紫菜、大米、玉米、麦芽等，水果类如李子、桃、杏、苹果等。铁是合成血红蛋白的必需物质，高蛋白饮食可促进铁的吸收，故多吃足量的高蛋白食物，如肉类、鱼类、禽蛋等。维生素C有参与造血、促进铁吸收利用的功能，故应常吃富含维生素C的新鲜水果和绿色蔬菜，如橘子、山楂、西红柿、苦瓜、青柿子椒、青笋等。在日常饮食中应注意调配，尽量做到食物的多样化。不宜喝浓茶。

除了在饮食中注意科学养血和补血之外，女士应在生活中学会自我保养，做到起居有时，娱乐有度，劳逸结合，保持心情舒畅，这样不仅可以增强机体的免疫力，而且还能促进骨髓的造血功能。

还有一点要注意，提倡使用铁锅煎炒食物，因为炒菜时锅与铲之间的磨擦会产生许多微小碎屑，使铁溶于食物之中。所以，铁锅是一种很好的补血器皿。

15 厌食

◆ 易感人群 ◆

厌食者以15～35岁年龄段的人居多，女性多于男性，并且以中上阶层的人为主。其中，以身材为职业本钱的人（如模特儿、舞者、影视明星等）最易罹患此症。此外，发育中的青少年，或家族中有原发性情感障碍史者，或因受挫折、遭遇困难、有家庭问题的人，也很容易引发厌食症。

◆ 基本诊断 ◆

厌食症患者最主要的症状是对食物提不起兴趣，没有胃口开怀吃东西。由于长期过度节食，可造成营养不良，从而导致生理变化，包括月经失调，甚至停经等。一般常见的症状包括皮肤变得粗糙干裂，体温下降，心跳缓慢，身体衰弱、脱水、脸色苍白，精神无法集中，有时感到焦虑或者忧郁，心脏功能变差，有时还会晕倒。同时，由于患者体内缺乏脂肪，常感到发冷、畏寒。

◆ 对症用药 ◆

四君子丸

补益药

益气健脾。

用于脾胃气虚之胃纳不佳、食少便溏、气短乏力。

〔用法提示〕

阴虚内热者慎用。忌食辛辣、油腻、生冷食品，宜食清淡、易消化食品。

◆ 预防与调摄 ◆

厌食症患者必须从药物治疗、心理治疗、饮食调适及家庭沟通等多方面一起做完整的防治工作。日常饮食及生活中应多注重蛋白质、脂肪和碳水化合物的补充，多吃肉类、蛋、奶类及蔬菜水果等。三餐定时定量进食，必要时上、下午可各加一次点心。饭后不独处，以防催吐。保持生活规律、心情愉快。培养自己正确的审美观，不要盲目追求时尚。当厌食无法自制时，须及早就医，或住院控制。

16 痞满

基本诊断

以自觉胃脘痞塞、满闷不舒为主要表现，胃部按之柔软，压之不痛，看起来没有胀大之形。常伴有胸膈满闷、饮食减少、吃完东西后就胀气、嗳气稍舒、大便失调、消瘦等症状。发病和加重常与暴饮暴食、过食生冷粗硬、嗜饮浓茶烈酒、过食辛辣以及情志、起居、冷暖失调等诱因有关。多为慢性起病，时轻时重，反复发作，缠绵难愈。

鉴别诊断

❖【辨寒热虚实】痞满绵绵，得热则舒，遇寒则甚，口淡不渴，苔白，多为寒；痞满势急，胃脘灼热，得凉则舒，口苦便秘，口渴喜冷饮，苔黄，多为热；喜揉喜按，没有胃口，大便溏薄，久病体虚者，多属虚；痞满持续不减，按之满甚或硬，饮食正常，便秘，多属实。

➕ 辨 证 诊 断

胃痛与痞满

胃痛常兼痞满，痞满时有隐痛，应加以鉴别。胃痛以疼痛为主，痞满以痞塞满闷为主；胃痛者胃脘部可有压痛，痞满者则无压痛

胸痹心痛与痞满

胸痹心痛可有脘腹满闷不舒，以胸痛、胸闷、短气为主症，伴有心悸等症状；痞满以胃脘痞塞满闷不舒为主症，多伴饮食减少、吃完东西后胃胀、嗳气则舒等症状

◆ 对症用药 ◆

A 邪热侵袭胃部

【症状】胃脘痞满，灼热急迫，按之满甚，心中烦热，咽干口燥，渴喜冷饮，身热汗出，大便干结，小便量少，尿黄，舌红苔黄。

调胃承气片
理气药

调胃通气。

用于烦热、口渴、便秘、腹痛拒按。

〔用法提示〕
脾胃虚弱者忌用。

B 痰湿阻胃

【症状】脘腹痞满，闷塞不舒，胸膈满闷，头重如裹，身重肢倦，恶心呕吐，不思饮食，口淡不渴，小便不利，舌体胖大，边有齿痕，苔白厚腻。

中满分消丸
脾胃疾病用药

健脾行气，祛湿清热，利水消胀。

用于脾不运化、水湿中阻引起的胸满脘闷，中满不运，气、水、血等各种臌胀之症。

〔用法提示〕
温开水送下。阴虚之证者忌用。孕妇慎用。饮食宜清淡、易消化。

香砂养胃丸
脾胃疾病用药

温中和胃，理气除满，燥湿运脾。

用于寒湿阻滞、中气不运、脘腹胀满、不思饮食。慢性胃炎、胃神经官能症、胃及十二指肠溃疡见上述表现者均可服用。

〔用法提示〕

空腹服用。小儿用量酌减。忌食生冷、油腻食物。本品含蔗糖，糖尿病患者不宜服。

香砂枳术丸
消导药

健脾开胃，行气消胀。

用于脾虚气滞引起的脘腹胀闷、食欲不振、大便不畅。胃神经官能症、慢性胃炎、消化不良、慢性肠炎、肠神经官能症有上述症状者均可服用。

〔用法提示〕

忌食生冷、油腻食物。舌红无苔、口干咽燥等阴虚者忌服。

C 脾胃虚弱

【症状】 胃脘痞闷，胀满时减，喜温喜按，食少不饥，身倦乏力，少气懒言，大便溏薄，舌质淡，苔薄白。

六君子丸
补益药

健脾止泻。

用于脾胃虚弱之消化不良、腹痛便溏。

〔用法提示〕

温开水送服。忌食生冷、油腻、不易消化及刺激性食物，戒烟酒。

仲景胃灵丸
温里药

温中散寒，健胃止痛。

用于脾胃虚弱之食欲不振、寒凝胃痛、脘腹胀满、呕吐酸水或清水。

〔用法提示〕

温开水送服。小儿用量酌减。阴虚火旺者忌用。孕妇慎用。忌食生冷、油腻食物。

D 肝郁气滞

【症状】 胃脘痞满闷塞，脘腹不舒，胸膈胀满，心烦易怒，喜太息，恶心嗳气，大便不爽，常因情志因素而加重，苔薄白。

加味左金丸
脾胃疾病用药

清肝泻火，降逆止痛。

用于胃脘胀满、痛连两胁、胸闷嗳气、心烦易怒、嘈杂吐酸、口干口苦；胃热嘈杂兼恶心吐酸、口渴喜冷，或似饥非饥、胸闷不饮食，或胸闷痰多、多食易饥、呕吐吞酸、嗳气频作、胸胁满痛、烦闷不舒；嗳气胸闷、口渴唇干、腹胀气少、呕吐痰涎、大便不畅、小便黄少。西医诊断之急性胃炎、胃神经官能症、胆囊炎见上述症状者可用本品。

〔用法提示〕

空腹，温开水送下。小儿用量酌减。忌气恼。忌辛辣、油腻饮食。孕妇及体虚者忌服。

◆ 预防与调摄 ◆

痞满一般预后良好，只要保持心情舒畅，饮食有节，并坚持治疗，多能治愈。但痞满多为慢性过程，常反复发作，经久不愈，所以贵在坚持治疗。若久病失治或治疗不当，常使病程迁延，可渐渐发展为胃痛、胃癌等疾患。

痞满患者要重视生活调摄，尤其是饮食与精神方面的调摄。饮食以少食多餐、营养丰富、清淡易消化为原则，不宜饮酒及过食生冷、辛辣食物，切忌粗硬饮食、暴饮暴食或饥饱无常。应保持精神愉快，避免忧思恼怒及情绪紧张，注意劳逸结合，避免劳累。病情较重时，须适当休息。

17 胃痛

◆ 基本诊断 ◆

上腹胃脘部疼痛及压痛，常伴有食欲不振、胃脘痞闷胀满、恶心呕吐、吞酸嘈杂等胃气失和的症状。发病常由饮食不节、情志不遂、劳累、受寒等诱因引起。

◆ 鉴别诊断 ◆

❖【胃痛与痞满】 胃痛常兼痞满，痞满时有隐痛，应加以鉴别。胃痛以疼痛为主，痞满以痞塞满闷为主；胃痛者胃脘部可有压痛，痞满者则无压痛。

❖【胃痛与胸痹】 心与胃的距离很近，胃痛可累及心，表现为连胸疼痛；心痛亦常涉及心下，出现胃痛的表现，故应注意鉴别胃痛与心痛。胃痛多发生于青壮年，疼痛部位在上腹胃脘部，其位置相对较低，疼痛性质多为胀痛、隐痛，痛势一般不剧，疼痛与饮食关系密切，常伴有吞酸、嗳气、恶心呕吐等胃肠病症状；心痛多发生于老年，疼痛在胸膺部或左前胸，其位置相对较高，疼痛性质多为刺痛、绞痛，有时剧痛，痛势较急，一般只与饮酒、饱食关系密切，常伴有心悸、短气、汗出等心脏病症状。

✚ 辨证诊断

辨寒热

寒证胃痛多见胃脘冷痛，因饮冷受寒而发作或加重，得热则痛减，遇寒则痛增，伴有面色白、口不渴、舌淡、苔白等症；热证胃痛多见胃脘灼热疼痛，进食辛辣燥热食物易于诱发或加重，喜冷恶热，胃脘得凉则舒，伴有口干口渴、大便干结、舌红、苔黄少津等症

辨虚实

虚证胃痛多见于久病体虚者，其胃痛隐隐，痛势徐缓而无定处，时作时止，痛而不胀或胀而时减，饥饿或过劳时易诱发疼痛或致疼痛加重，揉按或吃完东西后则疼痛减轻，伴有食少乏力；实证胃痛多见于体壮者，其胃痛表现为胀痛、刺痛，痛势急剧而拒按，痛有定处，食后痛甚，伴有大便秘结

辨气血

初痛在气，久痛在血。胃痛且胀，以胀为主，痛无定处，时痛时止，常由情志不舒引起，伴胸脘痞满、喜叹息、嗳气或放屁则痛减者，多属气分；胃痛久延不愈，其痛如刺如锥，持续不解，痛有定处，痛而拒按，伴食后痛增，舌质紫暗、舌下脉络紫暗迂曲者，多属血分

❖【胃痛与胁痛】疼痛有时发生在心窝部附近，胃痛与胁痛有时也易混淆，应予以鉴别。但胃痛部位在中上腹胃脘部，兼有恶心嗳气、吞酸嘈杂等胃失和降的症状；而胁痛常位于上腹两侧胁肋部，常伴恶心、口苦等肝胆病症状。

❖【腹痛与胃痛】胃痛常伴腹痛的症状，腹痛亦常伴胃痛的症状，故应注意鉴别。胃痛在上腹胃脘部，位置较高；腹痛在胃脘以下、耻骨联合以上，位置相对较低。胃痛常伴脘闷、嗳气、反酸等胃失和降、胃气上逆之症，而腹痛常伴有腹胀、排气、大便形状改变等肠道症状。

◆ 对症用药 ◆

Ⓐ 寒邪客胃

【症状】胃痛暴作，甚则拘急作痛，得热痛减，遇寒痛增，口淡不渴，或喜热饮，舌苔薄白。

虚寒胃痛胶囊
温里药

益气健脾，温胃止痛。

用于脾虚胃弱所致的胃痛，症见胃脘隐痛、喜温喜按、遇冷或空腹加重。十二指肠球部溃疡、慢性萎缩性胃炎见上述症候者可用本品。

〔用法提示〕
温开水送服。阴虚火旺者忌用；忌食生冷、油腻、不易消化及刺激性食物，戒烟酒。

Ⓑ 饮食停滞

【症状】暴饮暴食后胃脘疼痛，胀满不消，疼痛拒按，吃完东西后更甚，嗳腐吞酸，或呕吐不消化食物，其味腐臭，吐后痛减，不思饮食或厌食，大便不爽，排气及便后稍舒，舌苔厚腻。

开胸顺气丸
理气药

消积化滞，行气止痛。

用于气郁食滞不舒、胸胁胀痛、胃脘疼痛。

〔用法提示〕
孕妇禁用。

Ⓒ 肝气犯胃

【症状】胃脘胀满，脘痛连胁，胸闷嗳气，喜长叹息，大便不畅，嗳气、排气则舒，遇烦恼郁怒则痛作或痛甚，舌苔薄白。

舒肝丸
理气药

疏肝理气，和胃止痛。

用于胃脘胀满、大便不畅、胁肋胀痛、嗳气胸闷。西医诊断之急慢性胃炎、溃疡病、胃神经官能症、肋间神经痛、胆囊炎、胆石症、肝炎见上述症候者可用本剂。

〔用法提示〕
忌恼怒，解忧郁，慎饮食。

气滞胃痛颗粒（冲剂）
脾胃疾病用药

疏肝和胃止痛。

用于肝郁气滞、胃脘胀痛。慢性胃炎、胃神经官能症见上述症状者可服用。

〔用法提示〕

温开水冲服。孕妇慎用。本品含蔗糖，糖尿病患者忌服。忌食辛辣、油腻食物。

Ⓓ 肝胃郁热

【症状】 胃脘灼痛，痛势急迫，喜冷恶热，得凉则舒，心烦易怒，反酸嘈杂，口干口苦，舌红少苔。

左金丸
脾胃疾病用药

泻火疏肝，和胃止痛。

用于肝火犯胃之脘胁疼痛、口苦嘈杂、呕吐酸水、不喜热饮。

〔用法提示〕

温开水送服。儿童、老人用量酌减。忌食生冷、辛辣、油腻食物。

沉香舒郁丸
理气药

疏肝解郁，行气止痛。

用于胸腹胀满、胃脘疼痛、呕吐酸水、消化不良、食欲不振、郁闷不舒。慢性胃炎、胃及十二指肠溃疡、慢性肝炎有上述症状者可用本品。

〔用法提示〕

孕妇遵医嘱服用。小儿、老人、久病气虚者忌服。

Ⓔ 瘀血停滞

【症状】 胃脘疼痛，痛如针刺刀割，痛有定处，按之痛甚，食后加剧，入夜尤甚，或见吐血、黑便，舌质紫暗或有瘀斑。

云南白药胶囊
跌打损伤药

止血愈伤，活血散瘀，消炎消肿，排脓去毒。

用于治疗咽喉肿痛、慢性胃病、胃及十二指肠溃疡出血。

〔用法提示〕

服药后1日内忌吃蚕豆、鱼及酸冷物。孕妇忌服。偶可致过敏性皮疹、荨麻疹、过敏性休克、急性咽炎。过量服用可引起中毒反应，如剧烈头痛、血小板减少、上消化道出血、房室传导阻滞、急性肾衰竭。

Ⓕ 胃阴亏虚

【症状】 胃脘隐隐灼痛，似饥而不欲食，口燥咽干，口渴思饮，消瘦乏力，大便干结，舌红少津或光剥无苔。

阴虚胃痛冲剂
脾胃疾病用药

养阴益胃，缓中止痛。

用于胃阴不足引起的胃脘隐隐灼痛、口干舌燥、纳呆干呕。慢性胃炎、消化性溃疡等见上述症状者可用本品。

Ⓖ 脾胃虚寒

【症状】 胃痛隐隐，绵绵不休，冷痛不适，喜温喜按，空腹痛甚，食后则缓，劳累或食冷或受凉后疼痛发作或加重，泛吐清水，食少，神疲乏力，手足不温，大便溏薄，舌淡苔白。

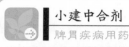

小建中合剂

脾胃疾病用药

温中补虚，缓急止痛。

用于脾胃虚寒所致的脘腹挛痛、喜温喜按、心悸不宁、嘈杂吞酸、食少、面色无华。

〔用法提示〕

忌食生冷、油腻食物。

◆ 预防与调摄 ◆

胃脘痛患者要重视生活调摄，尤其是饮食与精神方面的调摄。饮食以少食多餐、营养丰富、清淡易消化为原则，不宜饮酒及过食生冷、辛辣食物，切忌粗硬饮食、暴饮暴食或饥饱无常。应保持精神愉快，避免忧思恼怒及情绪紧张，注意劳逸结合，避免劳累。病情较重时，须适当休息。这样可减轻和减少胃痛的发作，进而达到预防胃痛的目的。

18 食积

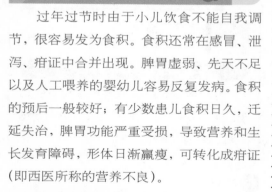

过年过节时由于小儿饮食不能自我调节，很容易发为食积。食积还常在感冒、泄泻、疳证中合并出现。脾胃虚弱、先天不足以及人工喂养的婴幼儿容易反复发病。食积的预后一般较好；有少数患儿食积日久，迁延失治，脾胃功能严重受损，导致营养和生长发育障碍，形体日渐羸瘦，可转化成疳证（即西医所称的营养不良）。

◆ 易感人群与时间 ◆

食积一年四季都可以发生，但以夏秋季节消化功能薄弱时较为多发。小儿多见，成人也有发生。

◆ 基本诊断 ◆

食积是由于喂养不当、内伤乳食、停积胃肠、脾运失司所引起的一种小儿常见的脾胃病证，临床以不思乳食、腹胀嗳腐、大便酸臭或便秘为特征。

◆ 对症用药 ◆

保济丸

解表药

解表，祛湿，和中。

用于恶心呕吐、厌食反酸、肠胃不适、消化不良、腹痛腹泻、舟车晕浪、四时感冒、头痛发热。

〔用法提示〕

温开水送服。3岁以下儿童用量减半，研烂冲服。孕妇忌用。饮食宜清淡。

加味保和丸

消导药

开胃消食，理气和中。

用于饮食积滞、消化不良、嗳气呕恶。

〔用法提示〕

忌油、腻、腥、黏等难以消化之物。湿热中阻者忌用。孕妇及妇女哺乳期慎用。

越鞠保和丸

消导药

疏气解郁，和胃消食。

用于食积郁滞、湿浊内生。

〔用法提示〕

温开水送服。7岁以上儿童服成人的1/2量，3～7岁儿童服成人的1/3量。孕妇以及湿热中阻、肝胃火郁型胃痛及痞满者慎用。

大山楂丸
消导药

开胃消食。

用于食欲不振、消化不良、脘腹胀闷。

〔用法提示〕

孕妇慎服。脾胃虚寒的消化不良者、无积滞者勿用。饮食宜清淡。

积实导滞丸
消导药

和胃化食。

主治胃肠积滞、湿热内蕴之证。用于饮食过伤、食物不洁所致的脘腹胀满、痞闷不舒、干噫食臭、腹痛下痢，湿热胃肠所致的泄泻腹痛、脘腹闷胀、大便不爽、小便色黄或伴呕恶。西医诊断的消化不良、急慢性胃肠炎见上述症状者可用本剂。

〔用法提示〕

小儿用量酌减。忌食生冷食物。

小儿消食片
消导药

消食化滞，健脾和胃。

用于小儿消化功能紊乱，症见食少、便秘、脘腹胀满。

◆ 预防与调摄 ◆

俗话说："要想小儿安，三分饥和寒。"意思是说，要想孩子不生病，就不要给孩子吃得太饱，穿得太多。

19 腹痛

◆ 基本诊断 ◆

以胃部以下部位的疼痛为主要表现，腹壁按之柔软，可有压痛，但无肌紧张。常伴有腹胀、排气及饮食、大便异常等症状。

◆ 鉴别诊断 ◆

【与胃痛鉴别】 详见216页。

【与痢疾鉴别】 腹痛无下痢赤白脓血。

【与妇科腹痛鉴别】 妇科腹痛多在肚脐下面，伴有痛经、流产等。若疑为妇科腹痛，应及时检查，以明确诊断。

◆ 对症用药 ◆

A 寒邪内阻

【症状】 腹痛急起，剧烈拘急，得温痛减，遇寒尤甚，怕冷身蜷，手足不温，口淡不渴，小便清长，大便自可，舌苔薄白。

良附丸
温里药

温中散寒，行气止痛，疏肝调经。

主治胃痛、腹痛等症。用于胃脘冷痛、喜暖喜按、不思饮食、行经少腹胀痛。

〔用法提示〕

温开水送服。7岁以上儿童服成人的1/2量，3～7岁儿童服成人的1/3量。忌气恼，忌寒凉。

B 湿热积滞

【症状】 腹部胀痛，痞满拒按，得热痛增，遇冷则减，胸闷不舒，大便秘结或溏滞不爽，小便不多、色黄，苔黄燥或黄腻。

调胃承气片（见213页）
理气药

调胃通气。

辨寒热虚实	腹痛拘急冷痛，疼痛暴作，痛无间断，腹部胀满，肠鸣切痛，遇冷痛剧，得热则痛减者，为寒痛；腹痛灼热，时轻时重，腹胀便秘，得凉痛减者，为热痛；痛势绵绵，喜揉喜按，时缓时急，痛而无形，饥则痛增，吃完东西后痛减者，为虚痛；痛势急剧，痛时拒按，痛而有形，疼痛持续不减，吃完东西后痛甚者，为实痛
辨气血	腹痛胀满，时轻时重，痛处不定，嗳气、排气则胀痛减轻者，为气滞痛；腹部刺痛，痛无休止，痛处不移，痛处拒按，入夜尤甚者，为血瘀痛
辨急缓	突然发病，腹痛较剧，伴随症状明显，因外邪入侵、饮食所伤而致者，属急性腹痛；发病缓慢，病程迁延，腹痛绵绵，痛势不甚，由内伤情志、脏腑虚弱、气血不足所致者，属慢性腹痛
辨部位	辨发生在哪一位置往往不难，辨证时应明确腹痛与脏腑的关系。肚脐以上腹痛，多为脾胃病、大小肠病；两侧腹痛，多为肝及大肠病；肚脐以下腹痛，多为肾病、膀胱病；绕肚脐腹痛，多为虫病

十香止痛丸
理气药

疏气解郁，散寒止痛。

用于两胁胀满、腹部剧痛。

〔用法提示〕

温开水送服。孕妇忌用。

C 饮食停滞

【症状】 脘腹胀痛，疼痛拒按，嗳腐吞酸，厌食，痛而欲泻，泻后痛减，粪便奇臭，或大便秘结，舌苔厚腻。多有伤食史。

枳实导滞丸（见219页）
消导药

和胃化食。

D 瘀血阻滞

【症状】 腹痛如锥如刺，痛势较剧，腹内或有结块，痛处固定而拒按，经久不愈，舌质紫暗或有瘀斑。

少腹逐瘀丸
妇科用药

活血祛瘀，温经止痛。

用于寒凝血瘀、少腹瘀血积块疼痛或不痛，或疼痛无积块，或少腹胀痛，或经期腰酸腹胀、月经紫暗或有瘀块，或崩漏兼少腹疼痛。

〔用法提示〕

温黄酒送服。孕妇、气虚崩漏及阴虚有热者忌用。忌食寒凉之物。

E 气机郁滞

【症状】 脘腹疼痛，胀满不舒，痛引两胁，时聚时散，攻窜不定，嗳气、排气则舒，遇忧思恼怒则剧，舌苔薄白。

柴胡舒肝丸
理气药

> **理气疏肝，解郁散结。**

用于肝气郁滞、胁肋疼痛、纳少腹胀、经前少腹痛。

〔用法提示〕

空腹，温开水送服。服药过程中如出现舌红少苔、口燥咽干、心烦失眠等阴虚证症候，则应停服。

F 中虚脏寒

【症状】腹痛绵绵，时作时止，痛时喜按，喜热恶冷，得温则舒，饥饿劳累后加重，食后或休息后减轻，神疲乏力，形寒肢冷，胃纳不佳，大便溏薄，面色不华，舌质淡，苔薄白。

桂附理中丸
温里药

> **温中散寒，健脾止痛。**

用于肾阳不足之四肢厥冷、脾胃虚寒、胃脘冷痛。

〔用法提示〕

温开水送服。孕妇慎用。伤风感冒及实热证者忌服。高血压、心脏病、肾病、咳喘、浮肿患者应在医师的指导下服用。

附子理中丸
补益药

> **温中健脾。**

用于脾胃虚寒、脘腹冷痛、肢冷便溏。

〔用法提示〕

忌生冷食物。孕妇、泄泻者忌服。

香砂理中丸
温里药

> **行气健脾，温中和胃。**

用于脾胃虚寒、阴阳亏损、气滞腹痛、反胃泄泻。

〔用法提示〕

温开水送服。服药时不宜服用藜芦及其制剂。

十香丸
温里药

> **疏肝行气，散寒止痛。**

用于腹部受凉、寒性收引、气滞不通所致的腹胀窜痛。

〔用法提示〕

温开水送服。湿热内侵、瘀血阻滞、气虚下陷所致的疝气患者不宜使用。

十香暖脐膏
温里药

> **温中散寒，活血止痛。**

用于寒凝血瘀所致的腹痛，症见脘腹冷痛、腹胀腹泻、食欲减少、舌淡苔白、脉沉迟。

〔用法提示〕

先用生姜擦净患处，再将贴膏加温软化后贴于脐腹或痛处。

暖脐膏
温里药

温里散寒，行气止痛。

主治脾肾阳虚、阴寒内盛、运化失职、水液停滞等症。用于饮食失调，或劳倦过度，或吐泻太过，以致脾胃气虚、胃脘痛，或脐腹痛、食少纳呆、食后脘腹胀满、大便溏薄、少气懒言、四肢卷怠、消瘦、面色萎黄、五更泻，或小腹控引睾丸而痛、带下白浊、腰膝酸软。西医诊断的消化不良见上述症状者可选用本品。

〔用法提示〕
外贴脐腹部。孕妇慎用。

◆ 预防与调摄 ◆

腹痛的预防与调摄的原则是节饮食，适寒温，调情志。寒痛者要注意保暖，虚痛者宜进食易消化食物，热痛者忌食肥甘厚味和醇酒辛辣之品，食积者注意节制饮食，气滞者要保持心情舒畅。

20 腹胀

腹胀是指腹部胀满的症状。当胃肠积气过多时，患者可感到腹部不适，表现为嗳气、腹胀、肠鸣音亢进。

◆ 对症用药 ◆

平胃丸
脾胃疾病用药

健脾和胃，行气和胃。

用于脾胃不和之饮食乏味、胸满腹胀、呕吐吞酸、卷怠嗜卧。

〔用法提示〕
儿童用量酌减。孕妇慎用。

柴胡舒肝丸（见221页）
理气药

调气疏肝，解郁散结。

木香顺气丸
消导药

行气化湿，健脾和胃。

用于脘腹胀痛、恶心、嗳气。消化不良、胃肠功能紊乱见上述症状者可服用。

〔用法提示〕
本药为香燥之品，泻下力强，年老体弱、大便溏薄、胃阴亏虚者以及孕妇忌用。忌生冷、油腻饮食。

香砂平胃冲剂
脾胃疾病用药

燥湿健脾，理气和胃。

用于湿阻气滞、脾胃不和、脘腹胀满、恶心呕吐、消化不良。慢性胃炎、肠功能紊乱有上述症状者亦可服用。

〔用法提示〕
脾胃虚弱、孕妇及老弱阴虚者不宜服用。本品含蔗糖，糖尿病患者不宜服用。

枳术丸
消导药

主治脾胃虚弱、气滞食积之证。

用于腹胀、胸闷、不思饮食。西医诊断之消化不良、胃下垂、胃肌无力、慢性胃炎、胃神经官能症见上述症状者可用本品。

〔用法提示〕
7岁以上儿童服成人的1/2量。忌食生冷食物。

越鞠丸
理气药

行气解郁，通治气、血、火、痰、湿、食六郁。

主治六郁证。用于精神抑郁、情绪不宁、胸胁疼痛、脘闷嗳气、腹胀纳呆、女子月事不行或痛经、两侧肋胀痛或刺痛、胸膈痞闷。西医诊断的神经衰弱、癔病、更年期综合征、月经失调、慢性肝炎、胆囊炎、胆石症、肋间神经痛见上述症状者可用本品。

〔用法提示〕

温开水送服。7岁以上儿童服成人的1/2量，3～7岁儿童服成人的1/3量。忌忧思恼怒。久服易伤正气。阴虚火旺者慎用。

香砂枳术丸（见214页）
消导药

健脾开胃，行气消胀。

◆ **预防与调摄** ◆

①不食用不易消化的食物：炒豆子、硬煎饼等硬性食物不容易消化，而且此类食物在肠胃里滞留的时间比较长，会产生较多气体而引发腹胀。②改变狼吞虎咽的习惯：进食太快或边走边吃等不良习惯很容易吞进不少空气；此外，常用吸管喝饮料也会使大量空气潜入胃部，引起腹胀。③克服不良情绪：焦躁、忧虑、悲伤、沮丧、抑郁等不良情绪可能会导致消化功能减弱，或刺激胃部造成过多的胃酸，其结果也会使胃内气体过多，造成腹胀加剧。④注意锻炼身体：每天坚持1小时左右的适量运动，不仅有助于克服不良情绪，而且可以帮助消化系统维持正常的功能。

21 胆囊炎

部分慢性胆囊炎是由急性胆囊炎迁延转化所致，约70%的患者伴有胆结石。大多数胆囊炎患者因胆囊内存在结石，阻塞了胆囊管，使胆汁排出不畅，继而发生细菌感染，形成胆囊炎；也有一部分患者胆囊内并无结石，细菌由肠道或由血循环进入胆囊而导致胆囊炎。

◆ **易感人群** ◆

胆囊炎尤以肥胖、多产、50岁左右的女性发病率为高。

◆ **基本诊断** ◆

多数表现为胆源性消化不良、厌油腻食物、上腹部闷胀、嗳气、胃部灼热等。

◆ **对证用药** ◆

利胆排石片
肝胆疾病用药

清热利湿，利胆排石。

用于胆道结石、胆道感染、胆囊炎。

〔用法提示〕

忌生冷、辛辣、油腻饮食。

鸡骨草丸
肝胆疾病用药

疏肝利胆，清热解毒，消炎止痛。

用于肝胆湿热引起的右胁胀痛、脘腹胀满、口苦、尿黄。急慢性肝炎、胆囊炎有上述症状者也可选用本品。

〔用法提示〕

忌生冷、辛辣、油腻等食物。寒湿阴黄者忌用。

甘露消毒丹（见192页）

清热药

清热利湿，解毒。

舒肝丸（见216页）

理气药

疏肝理气，和胃止痛。

消炎利胆片

肝胆疾病用药

清热，祛湿，利胆。

用于肝胆湿热所致的胁痛、口苦、厌食油腻、小便黄、舌红、苔黄腻。急性胆囊炎、胆管炎见上述症状者可用本品。

〔用法提示〕

温开水送服。脾胃虚寒者慎服。忌辛辣油腻食物，并戒酒。本品所含的苦木有一定的毒性，不宜过量久服。

龙胆泻肝丸（见210页）

清热药

清肝胆，利湿热。

越鞠丸（见223页）

理气药

行气解郁，通治气、血、火、痰、湿、食六郁。

预防与调摄

忌吃高胆固醇食物，如动物内脏、蛋黄、松花蛋、鱼子、巧克力等。忌吃高脂肪食物，如肥肉、油炸食品等。忌暴饮暴食。忌吃刺激性食物。少饮酒。

烹调时尽量选用植物油，忌用动物油，以蒸、烩、煮等方法为主。适量进食瘦肉、鱼、鸡以及豆类制品。多吃一些可促进胆汁分泌和松弛胆道括约肌的利胆食物，如山楂、乌梅、玉米须（泡水）。

多食富含高蛋白的食物，多吃蔬菜及新鲜水果，如菠菜、韭菜、芹菜、番茄等。多参加体育锻炼，尤其是40岁以上的女性，在减少脂肪摄入的同时，应促进脂肪的分解。按时进餐，避免胆汁在胆囊内滞留过长时间。每年定期体检，包括肝胆B超检查。

22 呕吐

呕吐是内科疾病的常见症状，中医治疗有较好的疗效。

◆ 基本诊断 ◆

具有饮食、痰涎、水液等胃内之物从胃中上涌，自口而出的特征；也有干呕无物者。常伴有脘腹不适、恶心纳呆、反酸嘈杂等胃失和降之症。起病或缓或急，常先有恶心欲吐之感，多由饮食不当、情志失调、寒温不适、闻及不良气味等因素而诱发，也由服用化学药物、误食毒物所致。

◆ 对症用药 ◆

A 外邪犯胃

【症状】 呕吐食物，吐出有力，突然发生，起病较急，常伴有恶寒发热，胸脘满闷，不思饮食，舌苔白。

藿香正气水（见188页）

清热药

祛暑解表，化湿和中。

✚ 辨 证 诊 断

辨虚实	实证呕吐多由外邪、饮食、情志所伤，起病较急，常突然发生，病程较短，呕吐量多，呕吐如喷，吐物多酸腐臭秽，或伴感冒；虚证呕吐常因脾胃虚寒、胃阴不足所致，起病缓慢，或见于病后，病程较长，吐物不多，呕吐无力，吐物酸臭不甚，常伴有精神委靡、倦怠乏力等虚弱症候
辨呕吐物	若呕吐物酸腐难闻，多为食积化热；吐黄水或苦水，多为胆热犯胃；吐酸水或绿水，多为肝气犯胃；吐痰浊涎沫，多为痰饮停胃；泛吐清水，多为胃中虚寒；只呕吐少量黏沫，多为胃阴不足
辨应止应吐	若见呕吐，并非都要止呕，应区别不同情况，给予正确处理。若属人体自身祛除有害物质的一种保护性反应，如胃中有食积、痰饮、痈脓而致呕吐者，不应止呕，而应待有害物质排出

Ⓑ 饮食停滞

【症状】 呕吐物酸腐，脘腹胀满拒按，嗳气厌食，食后更甚，吐后减轻，大便或溏或结，气味臭秽，苔厚腻。

保和丸
消导药

消食和胃。

用于食积停滞、脘腹胀满不适、呕恶腹泻、食欲不振。

〔**用法提示**〕

肺无热者勿用。忌服辛辣、刺激性食物。饮食有节，忌暴饮暴食。

Ⓒ 肝气犯胃

【症状】 呕吐吞酸，嗳气频作，胸胁胀满，烦闷不舒，每因情志不遂而呕吐吞酸更甚，舌边红，苔薄白。

逍遥丸
妇科用药

疏肝解郁。

主治因肝郁、血虚、脾弱所引起的胁痛、郁证、低热、乳癖、月经失调、红眼病等。用于胁肋胀痛、走窜不定、饮食减少、嗳气或呕恶、精神抑郁、低热时冷、急躁易怒、头晕目眩。

〔**用法提示**〕

空腹，温开水送服。忌辛辣、生冷食物。孕妇忌服。

23 糖尿病

中医将糖尿病称为消渴病，是一种发病率高、病程长、并发症多，严重危害人类健康的疾病，近年来发病率有增高的趋势。中医药在改善症状、防治并发症等方面均有较好的疗效。

消渴病起病缓慢，病程漫长，以多尿、多饮、多食、体重减轻（即"三多一少"）、倦怠乏力、形体消瘦，或尿有甜味为其症候特征。但患者"三多一少"症状的显著程度有较大的差别。消渴病的多尿表现为排尿次数增多，尿量增加，有的患者因夜尿增多而发现本病。与多尿同时出现的是多饮，喝水量及次数明显增多。多食易饥，食量超出常人，但患者常感疲乏无力，日久则形体消瘦。但现代消渴病（西医称为2型糖尿病）患者，可在较长时间内表现为形体肥胖。

◆ 基本诊断 ◆

凡以口渴多饮、多食易饥、尿频量多、形体消瘦或尿有甜味为特征者，即可诊断为消渴病。本病多发于中年以后嗜食肥甘厚腻和嗜酒的人。若在青少年期即罹患本病者，一般病情较重。

初起"三多"症状不著，病久常并发眩晕、肺结核、胸痹心痛、中风、雀目、疮痈等。由于本病的发生与先天不足有较为密切的关系，故消渴病的家族史可供诊断参考。

◆ 对症用药 ◆

A 肺热津伤（上消）

【症状】 大便干结，腹胀腹痛，面红身热，口干口臭，心烦不安，小便黄而不多，舌红，苔黄燥。

玉泉丸
补益药

益气生津，清热除烦，滋肾养阴。

本方具有一定的降血糖作用，用于2型糖尿病轻、中症及老年性糖尿病。

〔用法提示〕

长期服用可有胃肠道反应。孕妇忌用。忌食肥甘、辛辣食物。

消渴丸
补益药

滋肾养阴，益气生津。

具有改善多饮、多尿、多食等临床症状及较好的降低血糖的作用，用于2型糖尿病。

〔用法提示〕

饭前30分钟服用。由于本药内含优降糖，所以严禁与优降糖同时服用，以免发生严重的低血糖。严重的肝肾疾病患者慎用。1型糖尿病患者不宜服用。

✚ 辨 证 诊 断

辨病位	以肺热津伤为主，多饮症状较突出者，称为上消
	以胃热炽盛为主，多食症状较为突出者，称为中消
	以肾阴亏虚为主，多尿症状较为突出者，称为下消

降糖舒

补益药

益气养阴，生津止渴。

对改善口干、便秘、乏力等临床症状及降低血糖有一定的作用，用于2型糖尿病无严重并发症者。

〔用法提示〕

1型糖尿病及有严重并发症者不宜服用。

渴乐宁胶囊

补益药

益气养阴生津。

用于气阴两虚型糖尿病，症见口渴多饮、五心烦热、乏力多汗、心悸。

〔用法提示〕

严重的肝肾疾病患者慎用。1型糖尿病患者不宜服用。

降糖甲片

补益药

益气养阴，生津止渴。

用于2型糖尿病。

〔用法提示〕

严重的肝肾疾病患者慎用。1型糖尿病患者不宜服用。

B 胃热炽盛（中消）

【症状】 多食易饥、口渴、尿多、形体消瘦、大便干燥、苔黄。

消渴灵片

补益药

滋补肾阴，生津止渴，益气降糖。

金芪降糖片

补益药

清热益气。

用于气虚内热型消渴病，症见口渴喜饮、易饥多食、气短乏力。也可用于轻、中度2型糖尿病。

〔用法提示〕

饭前半小时口服。偶见腹胀，继续服药后可自行缓解。

C 肾阴亏虚（下消）

【症状】 尿频量多，浑浊如脂膏，或尿甜，腰膝酸软，乏力，头晕耳鸣，口干唇燥，皮肤干燥，瘙痒，舌红。

参芪降糖片

补益药

益气养阴，健脾补肾。

用于2型糖尿病。

〔用法提示〕

实热证者禁用。孕妇忌用。

麦味地黄丸

补益药

滋养肺肾。

主治肺肾阴虚证。用于干咳带血、午后潮热、骨蒸盗汗、全身乏力、口渴舌燥、小便频数、腰痛、手足心热。西医诊断的肺结核、遗精、糖尿病见上述症状者可用本品。

〔用法提示〕

空腹，温开水送服。7岁以上儿童服成人的1/2量，3～7岁儿童服成人的1/3量。忌辛辣食品。感冒患者慎用。

六味地黄丸 （见206页）

补益药

滋补肝肾。

糖脉康颗粒

补益药

益气养阴，活血化瘀。

对预防和治疗糖尿病有一定的作用。

〔用法提示〕

严重的肝肾疾病患者慎用。1型糖尿病患者不宜服用。

D 阴阳两虚

【症状】 小便频数，浑浊如膏，甚至饮一尿一，面容憔悴，耳轮干枯，腰膝酸软，四肢欠温，畏寒肢冷，阳痿或月经失调，舌苔淡白而干。

桂附地黄丸

补益药

温补肾阳。

用于肾阳不足、腰膝酸冷、肢体浮肿、小便不利或反多、痰饮喘咳、消渴。还可用于少腹拘急、腰腿酸软、下半身常有冷感而属于肾虚阳微者。慢性支气管哮喘、慢性气管炎等见上述症状者可服用。

〔用法提示〕

阴虚有火、阳亢者禁用。孕妇慎用。

金匮肾气丸 （见202页）

补益药

温补肾阳，化气行水。

◆ **糖尿病眼病用药** ◆

石斛夜光丸

益肾明目药

滋补肝肾，养肝、平肝、明目。

对糖尿病性视网膜病变及糖尿病性白内障早期有一定的疗效。

〔用法提示〕

温开水送服。

石斛明目丸

益肾明目药

滋阴补肾，清肝明目。

用于肝肾两亏、阴虚火旺引起的视物昏花、内障目暗。

〔用法提示〕

脾胃虚弱、运化失调者不宜使用。

明目地黄丸

益肾明目药

滋补肝肾，平肝明目。

对糖尿病性视网膜病变及糖尿病性白内障早期有一定的疗效。

〔用法提示〕

温开水送服。肝胆湿热内蕴者慎用。

◆ **预防与调摄** ◆

本病除药物治疗外，注意生活调摄具有十分重要的意义。其中，饮食调理具有基础治疗的重要作用。在保证机体合理需要的情况下，应限制粮食、油脂的摄入，忌食糖类，饮食宜以适量米、麦、杂粮为主，配以蔬菜、豆类、瘦肉、鸡蛋等，定时定量进食。

察颜观色，老中医教你读懂身体健康警报

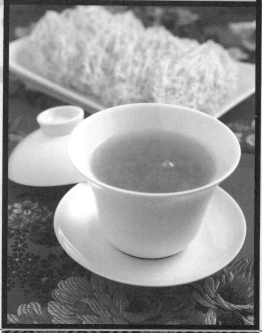

辨证论治就是从疾病过程中观察症状，分析病因，找出疾病的客观规律，商讨治法，然后处方用药。

01 症、证、病的不同含义

症	又称症状，是疾病的外表现象，如头痛、发热、咳嗽、恶心、呕吐等。能被觉察到的客观表现则称为体征，如舌苔、脉象等
证	又称证候，是中医学的特有概念，也是中医认识和治疗疾病的核心。证反映了疾病某个阶段的本质变化，它将症状与疾病联系起来，从而揭示了症与病之间的内在联系，如肾阴虚证
病	病则反映了疾病病理变化的全部过程

02 先辨证后论治

❖【辨证】 是将四诊（望、闻、问、切）所收集的资料、患者的症状和体征，通过分析、综合，辨清疾病的原因、性质、部位以及邪正之间的关系，概括、判断为某种性质的证候。辨证的关键是辨，辨证的过程是对疾病的病理变化作出正确、全面判断的过程，即从感性认识上升为理性认识，分析并找出病变的主要矛盾。

❖【论治】 又称施治，就是根据辨证的结果，确定相应的治疗原则和方法，也是研究和实施治疗的过程。

❖【辨证论治】 是在中医学理论的指导下，对四诊所获得的资料进行分析、概括判断出证候，并以证为据确立治疗原则和方法，付诸实施的过程。辨证和论治是诊治疾病过程中既相互联系又不可分割的两个方面，是理论和实践相结合的体现。辨证论治在临床上的具体运用是指导中医临床工作的基本原则。

辨证论治的过程，就是中医临床思维的过程。

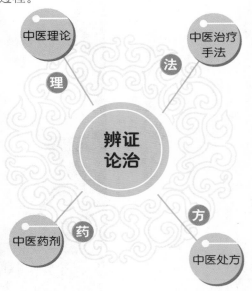

中医理论 — 理 — 辨证论治 — 法 — 中医治疗手法

中医药剂 — 药 — 辨证论治 — 方 — 中医处方

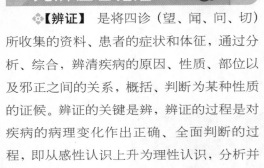

察颜观色，老中医教你读懂身体健康警报

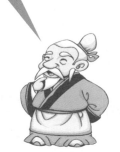

中医临床辨证论治的基本过程

步骤 1

在整体观念的指导下，运用四诊对患者进行仔细的临床观察，将人体在病邪作用下反映出来的一系列症状和体征，根据辨证求因的原理进行推理，判断其发病的病因。

步骤 2

再结合地理环境、时令、气候以及患者的体质、性别、职业等情况进行具体分析，从而找出疾病的本质，得出辨证的结论。

步骤 3

最后确定治疗法则，选方遣药进行治疗。

03 辨证论治的秘诀

中医治病的要点不仅着眼于病的异同，更主要的是着眼于证的区别。相同的证，用基本相同的治法；不同的证，用基本不同的治法，即所谓"证同治亦同，证异治亦异"。这种针对疾病发展过程中不同质的矛盾用不同方法去解决的原则，就是辨证论治的精神实质。

同病可以异证	如同为黄疸病，有的表现为湿热证，治当清热利湿；有的表现为寒湿证，治宜温化寒湿，这就是同病异治
异病可以同证	不同的疾病，在其发展过程中，由于出现了性质相同的证，因而可采用同一方法治疗，这就是异病同治。如久痢、脱肛、子宫下垂是不同的病，但如果均表现为中气下陷证，都可以用升提中气的方法治疗

02 一学就会的自我诊病法

自诊 就是运用自我望诊和自我感觉的方法，客观分析、细心观察自己身体的变化，结合本章的诊断知识，判断出自己的疾病属于什么证型。这是对证用药的基础。

01 自诊的主要方法——望诊

运用视觉，对人体全身和局部的一切可见征象以及排出物等进行有目的的观察，以了解健康或疾病状态，称为望诊。

❖【望诊的内容】

观人的神、色、形、态、舌象、络脉、皮肤、五官九窍等情况以及排泄物、分泌物的形、色、质量等。

❖【望诊的方法】

望诊的两种方法	
整体望诊	通过观察全身的神、色、形、态变化来了解疾病情况
局部望诊	在整体望诊的基础上，根据病情或诊断的需要，对身体局部进行重点、细致的观察。因为整体的病变可以反映在局部，所以望局部有助于了解整体病变的情况。望神、望色、望舌、望排出物、望小儿指纹等叙述中，舌象和面色反映内脏病变较为准确，实用价值较高

02 依据望、闻、问、切自诊

自诊不能只凭一个症状就下诊断，必须把所有的症状结合起来看。要求客观地分析，不能以主观臆测或疑似模糊诊断。例如，自己或家人发热了，就发热这一个单一

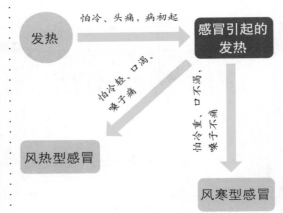

发热 → 怕冷、头痛，病初起 → 感冒引起的发热

怕冷轻、口渴、嗓子痛 → 风热型感冒

怕冷重、口不渴，嗓子不痛 → 风寒型感冒

症状，是不能得出诊断结果的，因为有感冒引起的发热，也有内科疾病引起的发热，需要进一步看看有没有其他症状。如果发热伴有怕冷、头痛，而且病是刚刚起的，那么就是感冒引起的发热。还要进一步看看是风热感冒还是风寒感冒，风热感冒是怕冷轻，口渴，嗓子疼；风寒感冒是怕冷重，口不渴，嗓子不疼。按照中医的理论和经验，像抽丝剥茧一样逐层深入，就可以达到辨证求因的目的。

03 望神气知健康

望神就是观察人的精神状态。神是以精气为物质基础的一种功能，是五脏所生之外荣。望神可以了解五脏精气的盛衰、病情的轻重与预后。望神应重点观察人的精神、意识、面目表情、形体动作、反应能力等，尤应重视眼神的变化。神态包括得神、失神、假神。此外，神气不足、神志异常等也应属于望神的内容。

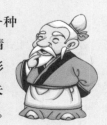

01 得神

得神又称有神，是精充气足神旺的表现。若在病中，则虽病而正气未伤，是病轻的表现，预后良好。

❖【得神的表现】神志清楚，语言清晰，面色荣润含蓄，表情丰富自然；目光明亮，精彩内含；反应灵敏，动作灵活，体态自如；呼吸平稳，肌肉不削。

02 神气不足

神气不足常见于虚证。

❖【神气不足的表现】 精神不振，健忘困倦，声低懒言，怠惰乏力，动作迟缓等。多属心脾两亏，或肾阳不足。

03 神志异常

神志异常一般包括烦躁不安、癫、狂、痫等，这些都是由特殊的病机和发病规律所决定的，其表现并不一定意味着病情的严重性。

❖【烦躁不安的表现】 指心中烦热不安，手足躁扰不宁。烦与躁不同，烦为自觉症状，如烦恼；躁为别人察觉到你的症状而自己不知道，如躁狂、躁动等。烦燥多与心经有火有关，可见于邪热内郁、痰火扰心、阴虚火旺等证。

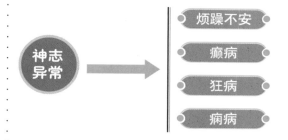

神志异常 → 烦躁不安 / 癫病 / 狂病 / 痫病

❖【癫病的表现】 淡漠寡言，闷闷不乐，精神痴呆，喃喃自语，或哭笑无常。多由痰气郁结，阻蔽神明所致；亦有神不守舍，心脾两虚者。

❖【狂病的表现】 疯狂怒骂，打人毁物，妄行不休，少卧不饥，甚则登高而歌，弃衣而走。多因肝郁化火、痰火上扰神明所致。

❖【痫病的表现】 突然昏倒，口吐涎沫，四肢抽搐，醒后如常。多由肝风夹痰，上窜蒙蔽清窍；或属痰火扰心，引动肝风。

233

望面色就是观察面部颜色与光泽的一种望诊方法。颜色是指色调变化，光泽则是指明度变化。古人把颜色分为五种，即青、赤、黄、白、黑，称为五色诊。五色诊的部位既有面部，又包括全身，所以面部五色诊和全身五色诊称为望。但由于五色的变化在面部表现得最明显，因此，常以望面色来阐述五色诊的内容。望面色要注意识别常色与病色。

01 看常色

常色是人在正常生理状态时的面部色泽。常色又有主色、客色之分。

主色

主色是指人终生不改变的基本肤色、面色。由于民族、禀赋、体质不同，每个人的肤色不完全一致。中国人属于黄色人种，一般肤色都呈微黄，所以古人以微黄为正色。在此基础上，可有略白、较黑、稍红等差异。

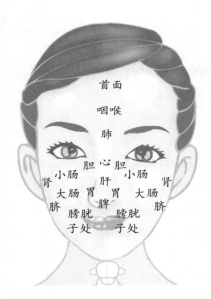

首面
咽喉
肺
胆 心 胆
肾 小肠 肝 小肠 肾
大肠 胃 胃 大肠
脐 脾 脐
膀胱 膀胱
子处 子处

客色

由于自然环境、生活条件的变动，人的面色、肤色也会产生相应的变化，称为客色。例如，随四时、昼夜、阴晴等天时的变化，面色亦发生相应的改变；再如，由于年龄、饮食、起居、寒暖、情绪等变化，也可引起面色变化，这些均属于客色。

总之，常色有主色、客色之分，其共同特征是明亮润泽、隐然含蓄。

02 察病色

病色是指人体在疾病状态时的面部颜色与光泽。除上述常色之外，其他一切反常的颜色都属病色。病色有青、黄、赤、白、黑五种，现将五色主病分述如下。

青色

主寒证、痛证、瘀血证、惊风证、肝病

青色为经脉阻滞，气血不通之象。寒主收引，主凝滞。寒盛而留于血脉，则气滞血瘀，故面色发青。经脉气血不通，不通则痛，故痛也可见青色。肝病气机失于疏泄，气滞血瘀，也常见青色。肝病血不养筋，则肝风内动，故惊风（或欲作惊风），其色亦青。

面色青黑或苍白淡青，多属阴寒内盛。

面色青灰，口唇青紫，多属心血瘀阻，血行不畅。

小儿高热，面色青紫，以鼻柱、两眉间及唇四周明显，是惊风的先兆。

◆ 黄色 ◆

主湿证、虚证

黄色是脾虚湿蕴的表现。因脾主运化，若脾失健运，水湿不化；或脾虚失运，水谷精微不得化生气血，致使肌肤失于充养，则见黄色。

面色淡黄憔悴，称为萎黄，多属脾胃虚弱。

周身皮肤及白睛泛黄者称为黄疸，其中，黄而鲜明如橘皮色者，属阳黄，为湿热熏蒸所致；黄而晦暗如烟熏者，属阴黄，为寒湿瘀阻所致。

◆ 赤色 ◆

主热证

气血得热则行，热盛而血脉充盈，血色上荣，故面色赤红。

热证有虚实之别，实热证满面通红，虚热证仅两颧嫩红。此外，若在病情危重之时，面红如妆者，多为戴阳证，是精气衰竭，阴不敛阳，虚阳上越所致。

◆ 白色 ◆

主虚寒证、血虚证

白色为气血虚弱不能荣养机体的表现。阳气不足，气血运行无力；或耗气失血，致使气血不充，血脉空虚，均可呈现白色。

面色㿠白而虚浮，多为阳气不足。

面色淡白而消瘦，多属营血亏损。

面色苍白，多属阳气虚脱或失血过多。

◆ 黑色 ◆

主肾虚证、水饮证、寒证、痛证及瘀血证

黑为阴寒水盛之色。由于肾阳虚衰，水饮不化，气化不行，阴寒内盛，血失温养，经脉拘急，气血不畅，则面色黧黑。

面黑而焦干，多为肾精久耗，虚火灼阴。

目眶周围色黑，多见于肾虚水泛的水饮证。

面色青黑且剧痛者，多为寒凝瘀阻。

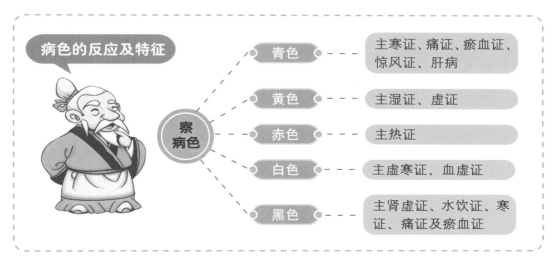

病色的反应及特征

察病色

青色 —— 主寒证、痛证、瘀血证、惊风证、肝病

黄色 —— 主湿证、虚证

赤色 —— 主热证

白色 —— 主虚寒证、血虚证

黑色 —— 主肾虚证、水饮证、寒证、痛证及瘀血证

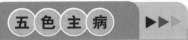

颜色	五行	五脏	主病及机理			特 点
青	木	肝	主风 风气通肝，肝失疏泄，气血不畅			面色青
			主痛 气道不通，气血阻滞			青灰
			主寒 寒主收引，经脉拘急，血行不畅			青黑
			主血瘀 瘀阻血脉			青紫
红	火	心	主热	实	热则血行加快，络脉血液充盈	满面通红
				虚		颧部渐红
			戴阳证 虚阳外越			面红如妆
黄	土	脾	主湿	湿证 湿邪阻遏，气血受困		面黄而垢
				黄疸 湿郁发黄	阳黄	黄如橘子
					阴黄	黄如烟熏
			主虚脾虚	生化之源不足，荣血亏损		淡黄消瘦
				水湿失运，阻遏气血		淡黄浮胖
白	金	肺	主虚	阳虚	推动无力，气血不充	㿠白
				气虚		淡白
				血虚	荣血亏损，不能上荣	淡白黄瘦
			主脱血 血脉空虚			白而无华
黑	水	肾	主寒	阳虚	血失温养，血行不畅	面色黧黑
			主肾虚	阳虚		
				阴虚	阴虚内热，虚火上熏	黑而干焦
			主水饮 肾虚水泛，气血受困			眼眶黑
			主血瘀 瘀阻经脉			紫黑

◆ 察颜观色，老中医教你读懂身体健康警报 ◆

05 望形体知健康

望形体即望人体的宏观外貌，包括身体的强弱胖瘦、体形特征、躯干四肢、皮肉筋骨等。人的形体组织内合五脏，故望形体可以测知内脏精气的盛衰。内盛则外强，内衰则外弱。

01 望形体

人的形体有壮、弱、肥、瘦之分。

◆ 形体强壮者 ◆

多表现为骨骼粗大，胸廓宽厚，肌肉强健，皮肤润泽，反映脏腑精气充实。这类人即使有病，但正气尚充，预后多佳。

◆ 形体衰弱者 ◆

多表现为骨骼细小，胸廓狭窄，肌肉消瘦，皮肤干涩，反映脏腑精气不足。这类人体弱易病，若病则预后较差。

◆ 肥而食少者 ◆

多为形盛气虚，肤白无光泽，少气乏力，精神不振。这类人还常因阳虚水湿不化而聚湿生痰，故有"肥人多湿"之说。

◆ 瘦而食少者 ◆

脾胃虚弱，表现为形体消瘦，皮肤干燥不荣，并常伴有两颧发红、潮热盗汗、五心烦热等症。多属阴血不足，内有虚火之证，故有"瘦人多火"之说。

02 望姿态

◆ 肢体辨证 ◆

若有脸、面、唇、指（趾）不时颤动，在感冒中，多是发痉的预兆；在内伤杂病中，多

属血虚阴亏，经脉失养。

若有战栗，常见于疟疾发作，或外感邪正相争、欲作战汗之兆。

手足软弱无力，行动不灵而无痛，是为痿证。

关节肿大或痛，肢体行动困难，是为痹证。

四肢不用，麻木不仁，或拘挛，或痿软，皆为瘫痪。

◆ 对冷暖光暗的趋好 ◆

畏缩多衣，怕冷喜暖，非表寒即里寒。

常揭衣被，怕热喜冷，非表热即里热。

低头怕光，多为目疾；仰头喜光，多为热病。

◆ 看坐姿 ◆

坐而喜欢趴着，多为肺虚少气。

坐而喜仰头，多属肺实气逆。

只能坐不能躺下，躺下就气逆，多为咳喘肺胀。

只能躺着不耐坐，坐则神疲或昏眩，多为气血双亏。

坐而不想起来，多为阳气虚。

坐卧不安，为烦躁之征，或腹满胀痛。

06 望头面知健康

头为五体之尊、百骸之长，中藏脑髓，而脑为元神之府。就经络循行而言，诸阳经脉皆上于头面，阳明经脉行于前，太阳经脉行于后，少阳经脉行于侧，督脉伴太阳之脉从项中上头至鼻，所以头又称为诸阳之会。望头面部主要是望头部的形态、头发的色泽、面部的外形。望头面与头发，主要是了解心、肾及气血的盛衰。

01 望发

发多浓密，色黑而润泽	是肾气充盛的表现
发稀疏不长	是肾气亏虚的表现
发黄干枯，久病落发	多为精血不足。若突然出现片状脱发，为血虚受风所致
青少年落发	多有肾虚或血热
青年白发	伴有健忘、腰膝酸软者，属肾虚，若无其他病象者，不属病态
小儿发结如穗	常见于疳积

02 望头形

头形过大，可因脑积水引起。

小儿头形过大或过小，同时伴有智力低下者多因先天不足，肾精亏虚。

头摇不能自主者，无论大人或小儿，皆为肝风内动之兆。

小儿囟门凹陷称为囟陷，是津液损伤，脑髓不足之虚证。

小儿囟门高突称囟填，多为热邪亢盛，见于脑髓有病者。

小儿囟门迟迟不能闭合称为解颅，是为肾气不足，发育不良的表现。

03 望面部

面部的神色望诊，之前已经介绍过了，这里专门介绍面部的外形变化。

面肿，多见于水肿病。

腮部一侧或两侧突然肿起，逐渐胀大，并且疼痛拒按，多兼咽喉肿痛或伴耳聋，多属温毒，见于痄腮。

面部口眼㖞斜，多属中风证。

面呈惊恐貌，多见于小儿惊风，或狂犬病。

面呈苦笑貌，见于破伤风患者。

07 望五官知健康

望五官是对目、鼻、耳、唇、口、齿龈、咽喉等头部器官的望诊。诊察五官的异常变化，可以了解脏腑的病变。

01 望目

眼司视觉，与五脏六腑皆有关，但与肝的关系最密切。《灵枢·脉度》说："肝气通于目，肝和目能辨五色矣。"在病理情况下，肝病往往反映于目。眼与脏腑之间的有机联系主要依靠经络为之贯通，一方面把人体脏腑之精气灌注于目，供目营养之需；另一方面使目与全身活动协调统一，从而发挥其正常的生理功能。望目主要望目的神、色、形、态。

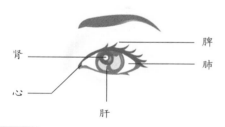

◆ 目神 ◆

人之两目有无神气，是望神的重点。凡视物清楚，精彩内含，神光充沛者，是眼有神；若白睛浑浊，黑睛晦滞，失却精彩，浮光暴露，是眼无神。

◆ 目色 ◆

内眼角、上下眼睑的接合处发红，是为心火；白眼球发红，是为肺火。

白眼球有红血丝，是为阴虚火旺。

眼睑红肿湿烂，是为脾火。

全目红肿，迎风流泪，为肝经风热。

内眼睑淡白，是血亏。

白眼球变黄，是黄疸之征。

目眶周围见黑色，为肾虚水泛之水饮病，或寒湿下注的带下病。

◆ 目形 ◆

眼睑微肿，状如卧蚕，是水肿初起。

老年人下睑浮肿，多为肾气虚衰。

目窝凹陷，是阴液耗损之征，或因精气衰竭所致。

眼球空起而喘，为肺胀。

眼突而颈肿，为甲状腺肿。

横目斜视，是肝风内动的表现。

双睑下垂，多为先天性睑废，属先天不足，脾肾双亏。

02 望鼻

鼻为呼吸之气出入之门户，司嗅觉，助发音，为肺之窍。鼻与肺的关系最密切，与脾、肝、胆也有关系。鼻与经络联系广泛。望鼻主要是审察鼻之颜色、外形及其分泌物等变化。

◆ 鼻之色泽 ◆

鼻色明润，是胃气未伤或病后胃气已复的表现。

鼻头色赤，是肺热之证。

鼻头色白，为气虚血少之证。

鼻头色黄，表示里有湿热。

鼻头色青，多为腹中痛。

鼻头微黑，多为水气内停。

◆ 鼻之肤质 ◆

鼻头枯槁，是脾胃虚衰，胃气不能上荣之候。

鼻孔干燥，为阴虚内热，或燥邪犯肺。鼻孔干燥、流鼻血多因阳亢于上所致。

◆ 鼻之形态 ◆

鼻头或鼻翼色红，生有丘疹者多为酒渣鼻，因胃火熏肺，血壅肺络所致。

鼻孔内赘生小肉，撑塞鼻孔，气息难通称为鼻息肉，多由肺经风热凝滞而成。

鼻翼扇动频繁，呼吸喘促者称为鼻扇。久病鼻扇是肺肾精气虚衰之危证。

新病鼻扇，多为肺热。

◆ 鼻之分泌物 ◆

鼻流清涕，为外感风寒。

鼻流浊涕，为外感风热。

鼻流浊涕而腥臭，多因外感风热或胆经蕴热所致。

03 望耳

耳的主要生理功能为司听觉，位于头部左右，是清阳之气上通之处，属清窍之一。耳与肾、心的关系较为密切，与手少阳三焦经、足少阳胆经和手太阳小肠经也相联系。所以，观鼻也可以诊断整体的病变。望耳应注意耳的色泽、形态及耳内的情况。

◆ 耳郭可反映脏腑病变 ◆

耳郭上的一些特定部位与全身各部有一定的联系，其分布大致像一个在子宫内倒置的胎儿，头颅在下，臀足在上。当身体某部位有了病变时，在耳郭的某些相应部位就可能出现充血、变色、丘疹、水疱、脱屑、糜烂或明显压痛等病理改变，可供诊断时参考。

◆ 耳之色泽 ◆

正常耳部色泽微黄而红润，如见黄、白、青、黑色，都属病象。

全耳色白，多属寒证。

耳郭色青而黑，多主痛证。

耳郭焦黑干枯，是肾精亏极，精不上荣所致。

耳背有红络，耳根发凉，多是麻疹先兆。

◆ 耳之形态 ◆

正常人耳部肉厚而润泽，是先天肾气充足之象。

耳郭厚大，是形盛。

耳郭薄小，乃形亏。

耳肿大，是邪气实。

耳瘦削，为正气虚。

耳薄而红或黑，属肾精亏损。

耳郭焦干，多见于下消证（糖尿病）。

耳郭甲错，多见于久病血瘀。

耳郭萎缩，是肾气竭绝之危候。

◆ 耳内病变 ◆

耳内流脓，为脓耳，由肝胆湿热、蕴结日久所致。

耳内长出小肉，其形如羊奶头者，称为耳痔；形如枣核者，窬出耳外，触之疼痛者，是为耳挺。两者皆因肝经郁火，或肾经相火，胃火郁结而成。

04 望口与唇

望唇要注意观察唇口的色泽和动态变化。

察唇色

唇部色诊的意义与望面色相同，但因唇黏膜薄而透明，故其色泽较之面色更为明显。唇以红而鲜润为正常。

唇色深红，属实、属热。

唇色淡红，多虚、多寒。

唇色深红而干焦者，为热极伤津。

唇色嫩红，为阴虚火旺。

唇色淡白，多属气血两虚。

唇色青紫者，常为阳气虚衰，血行淤滞的表现。

察唇质

嘴唇干枯皱裂，为津液已伤，唇失滋润。

唇口糜烂，多由脾胃积热，热邪灼伤；唇内溃烂，其色淡红，为虚火上炎。

唇边生疮，红肿疼痛，为心脾积热。

05 望齿与龈

望齿、龈应注意其色泽、形态和润燥的变化。

望齿

牙齿洁白润泽者，为津液内充，肾气充足之象，虽病而津未伤，预后较好。

牙齿润泽，是津液未伤。

牙齿干燥，是胃津受伤。

齿燥如石，是胃肠热极，津液大伤。

齿燥如枯骨，是肾精枯竭，不能上荣于齿的表现。

牙齿松动稀疏，齿根外露，多属肾虚或虚火上炎。

睡中磨牙，多为胃热或虫积。

牙齿有洞腐臭，多为龋齿，也称为虫牙。

齿垢为胃浊所结，而病深动血，必结瓣于齿上。一般齿黄有积垢，多为脾肾之热。

察龈

龈红而润泽，为正常。

龈色淡白，是血虚不荣。

龈微红、微肿而不痛，或兼齿缝出血者，多属肾阴不足，虚火上炎。

龈色淡白而不肿痛，齿缝出血者，为脾虚不能摄血。

牙龈腐烂，流腐臭血水者，为牙疳病。

06 望咽喉

咽喉为口鼻与肺胃之通道。咽喉的主要功能是行呼吸，发声音，进饮食。咽喉与肺、胃、脾、肾、肝的关系较为密切，与经络也有广泛的联系。咽喉疾患的症状较多，这里仅介绍一般望而可及的内容。

咽喉红肿而痛，多属肺胃积热。

咽喉红肿而溃烂，有黄白腐点，是热毒深极。

咽喉鲜红娇嫩，肿痛不甚者，多属气阴两伤，阴虚火旺。

咽部两侧红肿突起如乳突，称乳蛾，是肺胃热盛，外感风邪凝结而成。

咽间有灰白色假膜，擦之不去，重擦出血，随即复生者是白喉，因其有传染性，故又称疫喉。

08 望肢体知健康

躯体部的望诊包括颈项、胸、腹、腰、背及前后二阴的诊察。四肢是两下肢和两上肢的总称，望四肢主要是诊察手足、掌腕、指趾等部位的形态、色泽变化。

01 望颈项部

颈项是连接头部和躯干的部分，其前部称为颈，后部称为项。颈项部的望诊，应注意外形和动态的变化。

◆ 外形变化 ◆

颈前颌下结喉之处有肿物和瘤，可随吞咽移动，皮色不变也不疼痛，缠绵难消，且不溃破，为颈瘿，俗称"大脖子"，即甲状腺肿大。

颈侧颌下肿块如垒，累累如串珠，皮色不变，初觉疼痛，称为瘰疬。

◆ 动态变化 ◆

颈项软弱无力，称为项软。

后项强直，前俯及左右转动困难者，称为项强。

睡醒之后，项强不便，称为落枕。

颈项强直，角弓反张（背肌的强直性痉挛，使头和下肢后弯而躯干向前呈弓形的状态），多为肝风内动。

02 望胸部

膈膜以上、锁骨以下的躯干部称为胸。望胸部要注意外形变化，正常人胸部外形两侧对称，呼吸时活动自如。

小儿胸廓向前向外突起，变成畸形，称

为鸡胸，多因先天不足，后天失调，骨骼失于充养所致。

肋部硬块突起，连如串珠，称为佝偻病，多因肾精不足引起骨质不坚，骨软变形。

乳房局部红肿，甚至溃破流脓，称为乳痈，多因肝失疏泄，乳汁不畅，乳络壅滞而成。

03 望腹部

膈膜以下、骨盆以上的躯干部称为腹。腹部望诊主要诊察腹部的形态变化。

若腹皮绷急，胀大如鼓者，称为臌胀，其中，立、卧位腹部均高起，按之不坚者为气臌；若立位腹部鼓胀，卧位则平坦，摊向身侧，属水臌。

婴幼儿脐中有包块突出，皮色光亮者称为脐突，又称脐疝。

04 望背部

由项至腰的躯干后部称为背。望背部主要观察其形态变化。

如脊骨后突，背部凸起的称为龟背，常因小儿时期失天不足，后天失养，骨失充，脊柱变形所致。

痈、疽、疮、毒，生于脊背部位的统称发背，多因火毒停留在肌肤而成。

05 望腰部

季肋以下、髂嵴以上的躯干后部称为腰。望腰部主要观察其形态变化。

如腰部疼痛，转侧不利者，称为腰部拘急，可因寒湿外侵，经气不畅，或外伤闪挫，血脉凝滞所致。

腰部皮肤生有水疱，如带状簇生，累累如珠，称为缠腰火丹，就是带状疱疹。

06 望前阴

前阴又称下阴，是男女外生殖器及尿道的总称。前阴有生殖和排尿的作用。

◆ 阴囊 ◆

阴囊肿大，不痒不痛，皮泽透明，称为水疝。

阴囊肿大，疼痛不硬，称为颓疝。

阴囊内有肿物，卧则入腹，起则下坠，称为狐疝。

◆ 阴茎 ◆

阴茎委软，缩入小腹者称为阴缩，多因阳气亏虚，外感寒凝经脉而成。

阴茎硬结，破溃流脓者，常由感染梅毒所致。

◆ 女阴 ◆

妇女阴中突物如梨状，称为阴挺，就是子宫下垂。因中气不足，产后劳累，升提乏力，致子宫下坠阴户之外。

07 望后阴

后阴即肛门，又称魄门，有排大便的作用。后阴望诊要注意脱肛、痔瘘和肛裂。

肛门上段直肠脱出肛外，称为脱肛。

肛门内外之周围有物突出，肛周疼痛，甚至便时出血者，称为痔疮。

痔疮溃烂，日久不愈，在肛周发生瘘管，管道或长或短，或有分支或通入直肠，称为肛瘘。

肛门有裂口，疼痛，便时流血，称为肛裂。

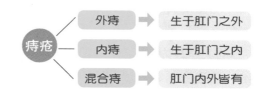

08 望手足

手足关节僵硬，屈伸不利者，多因寒凝经脉。其中，屈而不伸者，是筋脉挛急；伸而不屈者，是关节强直。

手足振摇不定，是气血俱虚，肝筋失养，虚风内动的表现。

四肢肌肉瘦缩，多因脾气亏虚，营血不足，四肢失荣之故。

半身不遂称为瘫痪。

足痿行走不便，称为下痿证。

小腿前面肿或足背肿，指压留痕，都是水肿之症。

膝关节肿大而大腿和小腿瘦削，称为鹤膝风。

09 望掌腕

掌心皮肤燥裂，疼痛，迭起脱屑，称为鹅掌风。

10 望指趾

手指挛急，不能伸直者，称为鸡爪风。

指趾关节肿大变形，屈伸不便，多系风湿久凝，肝肾亏虚所致。

足趾皮肤紫黑，溃流败水，肉色不鲜，味臭痛剧，称为脱疽。

09 望皮肤知健康

皮肤覆盖于人体表面，皮肤表面有毛发、汗孔等附属物。皮肤具有防止外邪入侵、调节人体津液代谢与体温的作用，并有一定的辅助呼吸作用。皮肤与肺的关系最为密切，和十二经脉也有广泛的联系。

01 望色泽

皮肤色泽亦可见五色，五色诊亦适用于皮肤望诊。常见而又有特殊意义者，为发赤、发黄、发白。

◆ 皮肤发赤 ◆

皮肤忽然变红，如染脂涂丹，称为丹毒。可发于全身任何部位，初起鲜红如云片，往往游走不定，甚者遍身。

丹毒因部位、色泽、原因不同而有多种名称，如发于头面者称为抱头火丹，发于躯干者称为丹毒，发于胫踝者称为流火。但诸丹总属心火偏旺，又遇风热邪毒所致。

◆ 皮肤发黄 ◆

皮肤、面目、指（趾）甲皆黄，是黄疸病，分阳黄、阴黄两大类。阳黄，黄色鲜明如橘子色，多因脾胃或肝胆湿热所致；阴黄，黄色晦暗如烟熏，多因脾胃为寒湿所困。

◆ 皮肤发白及白斑 ◆

失血过多及血虚者，常见皮肤苍白。有受寒而皮肤苍白者，特别是四肢末梢，变白发凉。

白癜风是指皮生白斑，或全身粉红斑中有白点，《杂病源流犀烛》认为其由风与气相搏，气失调和所生。

02 望肤质

皮肤虚浮肿胀，有压痕，多属水湿泛溢。

皮肤干瘪枯燥，多为津液耗伤或精血亏损。

皮肤干燥粗糙，状如鳞甲，称为肌肤甲错，多因瘀血阻滞，肌失所养而致。

皮肤起疱，形似豆粒，称为豆疮。常伴有外感证候，包括天花、水痘等病。

斑色红，点大成片，平摊于皮肤下，摸不应手，称为斑疹。由于病机不同，斑疹有阳斑与阴斑之别。疹形如粟粒，色红而高起，摸之碍手，按病因不同可分为麻疹、风疹、隐疹等。

痈、疽、疔、疖都为发于皮肤体表部位的有形可诊的外科疮疡疾患。

痈	发病局部范围较大，红肿热痛，根盘紧束
疽	漫肿无头，根脚平塌，肤色不变，不热少痛
疔	范围较小，初起如粟，根脚坚硬较深，麻木或发痒，继则顶白而痛
疖	起于浅表，形小而圆，红肿热痛不甚，容易化脓，脓溃即愈

察颜观色，老中医教你读懂身体健康警报

10 望舌知健康

望舌属望五官的内容之一，但其内容非常丰富，至今已发展成为专门的舌诊，故另立一节阐述。望舌是通过观察舌象进行诊断的一种望诊方法。舌象是由舌质和舌苔两部分的色泽形态所构成的形象，所以望舌主要是望舌质和望舌苔。

01 望舌的要点

望舌要获得准确的结果，必须讲究方法，要注意以下内容：

【伸舌姿势】望舌时要求把舌伸出口外，充分暴露舌体。口要尽量张开，伸舌要自然放松，毫不用力。舌面应平展舒张，舌尖自然垂向下唇。

【望舌顺序】望舌应循一定的顺序进行，一般先看舌苔，后看舌质，按舌尖、舌边、舌中、舌根的顺序进行。

【光线】望舌应以充足而柔和的自然光线为好，面向光亮处，使光线直射口内。要避开有色门窗和周围反光较强的有色物体，以免舌苔颜色产生假象。

【饮食】饮食对舌象的影响也很大，常使舌苔形、色发生变化。

由于咀嚼食物反复磨擦，可使厚苔转薄。

饮水，可使舌面湿润。

进食过冷、过热的食物以及辛辣等刺激性食物，常使舌色改变。

此外，某些食物或药物会使舌苔染色，称为染苔。这些因外界干扰导致的一时性虚假舌质或舌苔与原有的病变并无直接联系，不能反映病变的本质。

02 舌与脏腑经络的关系

舌与内脏的联系主要是通过经脉的循行来实现的。舌不仅是心之苗窍、脾之外候，而且是五脏六腑之外候。在生理上，脏腑的精气可通过经脉的联系上达于舌，发挥其营养舌体的作用并维持舌的正常功能活动；在病理上，脏腑的病变也必然影响精气的变化而反映于舌。

从生物全息律的观点来看，任何局部都近似于整体的缩影，舌也不例外，故前人有"舌体应内脏部位"之说。其基本规律是：上以候上，中以候中，下以候下。具体划分法有下列三种：

◆ 以脏腑分属诊舌部位 ◆

心肺居上，故以舌尖主心肺；脾胃居中，故以舌中部主脾胃；肾位于下，故以舌根部来主肾；肝胆居躯体之侧，故以舌边主肝胆，左边属肝，右边属胆。这种分法一般用于内伤杂病。

◆ 以三焦分属诊舌部位 ◆

以三焦位置上下次序来分属诊舌部位，舌尖主上焦，舌中部主中焦，舌根部主下焦。这种分法多用于感冒。

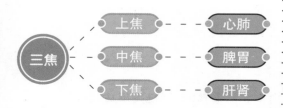

◆ 以胃脘分属诊舌部位

以舌尖部主上脘，舌中部主中脘，舌根部主下脘。这种分法常用于胃肠病变。

中医学中胃的分区与现代医学不大相同，胃的上口贲门处称为上脘部，胃的下口幽门处称为下脘部，下脘部与上脘部之间称为中脘部，上、中、下三脘合称为胃脘部。上、中、下脘部在体表相似于腹正中的上脘、中脘、下脘三个穴位。

总之，诊断时可结合舌质和舌苔的诊察加以验证，但必须综合判断，不可过于机械拘泥。

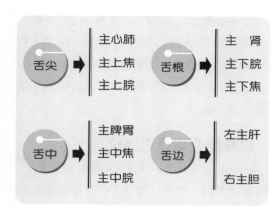

望舌内容可分为望舌质和望舌苔两部分。

舌质又称舌体，是舌的肌肉和脉络等组织。望舌质又分为望神、色、形、态四个方面。

舌苔是舌体上附着的一层苔状物，望舌苔可分望苔色、望苔质两方面。

正常舌象简称"淡红舌、薄白苔"。须将以下舌质、舌苔各基本因素的正常表现综合起来，进行观察判定。

舌体	柔软，运动灵活自如
舌形	胖瘦、老嫩、大小适中，无异常形态
舌色	淡红而红活鲜明
舌苔	薄白润泽，颗粒均匀，薄薄地铺于舌面，揩之不去，其下有根，与舌质如同一体，干湿适中，不黏不腻等

舌神主要表现在舌质的荣润和灵动方面。舌神之有无，反映了脏腑、气血、津液之盛衰，关系到疾病预后的吉凶。察舌神之法，关键在于辨荣枯。

【荣者】 舌荣润而有光彩，表现为舌的运动灵活，舌色红润，鲜明光泽，富有生气，就表明有神，虽然病了亦属预后良好。

【枯者】 舌枯晦而无光彩，表现为舌的运动不灵，舌质干枯，晦暗无光，就表明无神，预后差。

舌色即舌质的颜色，一般可分为淡红、淡白、红、绛、紫、青几种。除淡红色为正常舌色外，其余都是主病之色。

【淡红舌】 舌色白里透红，不深不浅，淡红适中，此乃气血上荣之表现，说明心气充足，阳气布化，故为正常舌色。

【淡白舌】 舌色较淡红舌浅淡，甚至全无血色，称为淡白舌。由于阳虚生化阴血的功能减退，推动血液运行之力亦减弱，以致血液不能营运于舌中，故舌色浅淡而白。所以，此舌主虚寒或气血双亏。

【红舌】 舌色鲜红，较淡红舌为深，称为红舌。因热盛致气血沸涌，舌体脉络充盈，则舌色鲜红，故主热证。可见于实证或虚热证。

【绛舌】 绛为深红色，较红舌颜色更深浓之舌，称为绛舌。主病有外感与内伤之分，如果感冒时出现绛舌，表示热进入到血脉中；内伤病中如果出现绛舌，表示阴虚火旺。

【紫舌】 紫舌由血液运行不畅，瘀滞所致，故紫舌主病不外寒热之分。热盛伤津，气血壅滞，多表现为绛紫而干枯少津。寒凝血瘀或阳虚生寒，舌淡紫或青紫湿润。

【青舌】 舌色如皮肤暴露之青筋，全无红色，称为青舌，古书形容如水牛之舌。由于阴寒邪盛，阳气郁而不宣，血液凝而瘀滞，故舌色发青。青舌主寒凝阳郁，或阳虚寒凝，或内有瘀血。

06 望舌形

舌形是指舌体的形状，包括老嫩、胖瘦、胀瘪、裂纹、芒刺、齿痕等异常变化。

【苍老舌】 舌质纹理粗糙，形色坚敛，称为苍老舌。不论舌色苔色如何，舌质苍老者都属实证。

【娇嫩舌】 舌质纹理细腻，其色娇嫩，其形多浮胖，称为娇嫩舌，多主虚证。

【胖大舌】 分为胖大和肿胀两种。舌体较正常大，甚至伸舌满口，或有齿痕，称胖大舌，多因水饮痰湿阻滞所致。舌体肿大，

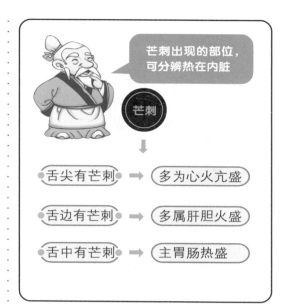

芒刺出现的部位，可分辨热在内脏

芒刺

舌尖有芒刺 → 多为心火亢盛

舌边有芒刺 → 多属肝胆火盛

舌中有芒刺 → 主胃肠热盛

胀塞满口，不能缩回闭口，称肿胀舌，多因热毒、酒毒致气血上壅，舌体肿胀，多主热证或中毒病证。

【瘦薄舌】 舌体瘦小而枯薄者，称为瘦薄舌。由气血阴液不足，不能充盈舌体所致，主气血两虚或阴虚火旺。

【芒刺舌】 舌面上有软刺（即舌乳头）是正常状态；若舌面软刺增大，高起如刺，摸之刺手，称为芒刺舌，多因邪热亢盛所致。芒刺越多，邪热愈甚。

【裂纹舌】 舌面上有裂沟，而裂沟中无舌苔覆盖者，称裂纹舌，多因精血亏损，津液耗伤，舌体失养所致，故多主精血亏损。此外，健康人中大约有0.5%的人在舌面上有纵横向深沟，称先天性舌裂，其裂纹中多有舌苔覆盖，身体无其他不适，与裂纹舌不同。

【齿痕舌】 舌体边缘有牙齿压印的痕迹，称齿痕舌，多由脾虚不能过化水湿，以致湿阻于舌使舌体胖大，受齿列挤压而形成齿痕。所以，齿痕常与胖嫩舌同见，主脾虚或湿盛。

正常的舌苔是由胃气上蒸所生，故胃气的盛衰可从舌苔的变化上反映出来。病理舌苔的形成，多由胃气夹饮食积滞之浊气上升，或由邪气上升而成。望舌苔，应注意苔质和苔色两方面的变化。

◆ 望苔质 ◆

苔质指舌苔的形质，包括舌苔的厚薄、润燥、糙黏、腐腻、剥落、有根与无根等变化。

【厚薄】 舌苔厚薄以见底和不见底为标准。

薄苔	凡透过舌苔隐约可见舌质的为见底，即薄苔。由胃气所生，属正常舌苔，有病见之，多为疾病初起或病邪在表，病情较轻
厚苔	不能透过舌苔见到舌质的为不见底，即厚苔。多为病邪入里，或胃肠积滞，病情较重
舌苔由薄增厚	多为正不胜邪，病邪由表传里，病情由轻转重，为病势发展的表现
舌苔由厚变薄	多为正气来复，内郁之邪得以消散外达，病情由重转轻，病势退却的表现

【润燥】 舌面润泽，干湿适中，是润苔。表示津液未伤。

水液过多，摸之湿而滑利，甚至伸舌涎流欲滴，为滑苔。是有湿有寒的反映，多由于阳虚而痰饮水湿不能被运化，在身体内停留。

若望之干枯，摸之无津，为燥苔，由津液不能上承所致。多见于热盛伤津，阴液不足、阳虚水不化津、燥气伤肺等证。

舌苔由润变燥，多为燥邪伤津，或热甚耗津，表示病情加重。

舌苔由燥变润，多为燥热渐退，津液渐复，说明病情好转。

【腐腻】 舌苔厚而颗粒粗大疏松，形如豆腐渣堆积在舌面，揩之可去，称为腐苔。因体内阳热有余，蒸腾胃中腐浊之气上泛而成，常见于痰浊、食积，且有胃肠郁热之证。

苔质颗粒细腻致密，揩之不去，刮之不脱，上面罩一层油腻状黏液，称为腻苔。多属脾虚，湿浊内盛，阳气被阴邪所抑制而造成，多见于痰饮、湿浊内停等证。

【剥落】 舌本有苔，忽然全部或部分剥脱，剥处见底，称剥落苔。剥落苔根据剥落的程度又分为镜面舌和花剥苔。

若全部剥脱，不生新苔，光洁如镜，称镜面舌或光滑舌。镜面舌是由于胃阴枯竭、胃气大伤、毫无生发之气所致，属于胃气将绝之危候。

若舌苔剥脱不全，剥处光滑，余处斑斑驳驳地残存舌苔，称花剥苔，是胃之气阴两伤所致。

舌苔从有到无，是胃的气阴不足，正气渐衰的表现。

若舌苔剥落之后，复生薄白之苔，乃邪去正胜，胃气渐复之佳兆。

值得注意的是，无论舌苔的增长或消退，都以逐渐转变为佳，若舌苔骤长骤退，多为病情暴变之征象。

【有根苔与无根苔】 无论舌苔厚薄，若紧贴舌面，似从舌里生出者，称为有根苔，又叫真苔，表示病邪虽盛，但胃气未衰。

若苔不着实，似浮涂舌上，刮之即去，非如舌上生出者，称为无根苔，又叫假苔，表示胃气已衰。

自诊小结

观察舌苔的厚薄，可知病的深浅；观察舌苔的润燥，可知津液的盈亏；观察舌苔的腐腻，可知湿浊等情况；观察舌苔的剥落和有根、无根，可知气阴的盛衰及病情的发展趋势等。

◆ 望苔色 ◆

苔色，即舌苔之颜色，一般分为白苔、黄苔、灰苔、黑苔。所以，观察苔色可以了解疾病的性质。

【白苔】 一般主肺与大肠病，常见于表证、寒证。

由于外感邪气尚未传里，舌苔往往无明显变化，仍为正常之薄白苔。

若苔白而滑润，在外感为风寒湿邪，在内伤为水气上溢，非湿即痰。

但在特殊情况下，白苔也主热证。如舌上满布白苔，如白粉堆积，摸之不燥，为积粉苔，由外感秽浊不正之气，毒热内盛所致，常见于温疫或内痈。

再如，苔白燥裂如砂石，摸之粗糙，称糙裂苔，皆因湿病化热迅速，内热暴起，津液暴伤，苔尚未转黄而里热已炽，常见于温病或误服温补之药。

【黄苔】 一般主脾胃病，常见于里证、热证。

由于热邪熏灼，所以苔现黄色，淡黄热轻、深黄热重、焦黄热结。

感冒时，苔由白转黄，为表邪入里化热的征象；若苔薄淡黄，为外感风热表证或风寒化热。

舌淡胖嫩，苔黄滑润者，多是阳虚水湿不化。

【灰苔】 灰苔常由白苔晦暗转化而来，或与黄苔同时并见，常见于里证。

苔灰薄而润滑，多为体内有寒湿，或有痰饮。

苔灰而干燥，为热病或阴虚火旺。

【黑苔】 大多由黄苔或灰苔转化而成，表明病情极其严重。

苔黑而干燥，为热盛津亏。

舌尖苔黑而干燥，为心火盛。

◆ 舌质与舌苔的综合诊察 ◆

疾病的发展过程，是一个复杂的整体性变化过程，因此在分别掌握舌质、舌苔的基本变化及其主病时，还应同时分析舌质和舌苔的相互关系。

在一般情况下，舌质与舌苔变化是一致的，其主病往往是各自主病的综合。如里实热证多见舌红，苔黄而干；里虚寒证多见舌淡，苔白而润。这是学习舌诊的执简驭繁的要领。

但是，也有两者变化不一致的时候，故更须四诊合参，综合评判。如苔白虽主寒主湿，但若红绛舌兼白干苔，则属燥热伤津；再如，白厚积粉苔，亦主邪热炽盛，并不主寒。

望排出物知健康

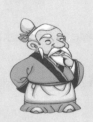

望排出物是观察分泌物和排泄物，如痰涎、呕吐物、二便、涕唾、汗、泪、带下等。这里重点介绍痰涎、呕吐和二便的望诊，审察其色、质、形、量等变化，以了解有关脏腑的病变及邪气性质。一般排出物色泽清白，质地稀，多为寒证、虚证；色泽黄赤，质地黏稠，形态秽浊不洁，多属热证、实证；如色泽发黑，夹有块物者，多为瘀证。

01 望痰、涎、涕

痰涎是机体水液代谢障碍的病理产物，其形成主要与脾肺两脏的功能失常关系密切，故古人说："脾为生痰之源，肺为贮痰之器。"但是，痰与其他脏器也有关系。痰分为有形之痰与无形之痰两类，这里所指的是咳唾而出的有形之痰涎。

涕是鼻腔分泌的黏液，也可流入口中，从口腔排出。肺开窍于鼻，鼻的外象属土，流涕也与脑、胆等奇恒之腑有关。望涕也可以了解许多有关脏腑的病变。

【热痰】 痰黄黏稠，坚而成块者，属热痰，因热邪煎熬津液所致。

【寒痰】 痰白而清稀，或有灰黑色点者，属寒痰，因寒伤阳气，气不化津，湿聚而为痰。

【湿痰】 痰白滑而量多，易咳出者，属湿痰，因脾虚不运，水湿不化，聚而成痰，滑利易出。

【燥痰】 痰少而黏，难以咳出者，属燥痰，因燥邪伤肺，痰中带血，或咯吐鲜血者，为热伤肺络。

【脾冷流涎】 口常流稀涎者，多为脾胃阳虚证。

【脾热流涎】 口常流黏涎者，多为脾蕴湿热。

【脾虚流涎】 口常流涎淋漓，睡则流出更多，多为脾虚气弱。

【清涕】 鼻塞而流清涕者，多为表邪未解而寒不去。

【浊涕】 涕黄而质稠，属风热伴有风热表证；涕黄浊而量多，属湿热；涕黄黏而量少，属燥热，甚者燥热伤络，涕中带血。

02 望呕吐物

胃中之物上逆，自口而出为呕吐物。胃气以降为顺，或胃气上逆，使胃内容物随之返上出口，则成呕吐。由于致呕的原因不同，故呕吐物的性状及伴随症状亦不同。

若呕吐物清稀无臭，多是寒呕，多由脾胃虚寒或寒邪犯胃所致。

若呕吐物酸臭秽浊，多为热呕，因邪热犯胃，胃有实热所致。

若呕吐痰涎清水，量多，多是痰饮内阻于胃。

若呕吐未消化的食物，腐酸味臭，多属食积。

若呕吐频发频止，呕吐不化食物而少有酸腐，多为肝气犯胃所致。

若呕吐黄绿苦水，多因肝胆郁热或肝胆湿热所致。

若呕吐鲜血或紫暗有块，夹杂食物残渣，多因胃有积热或肝火犯胃，或素有瘀血所致。

03 望大便

望大便，主要是观察大便的颜色及质量。

大便色黄，呈条状，干湿适中，便后舒适者，是正常大便。

大便清稀，有未消化的食物，或如鸭溏者，多属寒泻。

大便色黄，清如米水，有恶臭者，属热泻。

大便色白，多属脾虚或黄疸。

大便燥结，多属实热证。

大便干结如羊屎，排出困难，或多日不便而不甚痛苦者，为阴血亏虚。

大便如黏冻而夹有脓血，且兼腹痛、里急后重者，是痢疾。

大便黑如柏油，是胃络出血。

小儿便绿，多为消化不良的征象。

大便下血有两种情况：如先血后便，血色鲜红的，是近血，多见于痔疮出血；若先便后血，血色褐暗的，是远血，多见于胃肠出血。

04 望小便

观察小便要注意颜色、质量的变化。

正常小便颜色淡黄，清净不浊，尿后有舒适感。

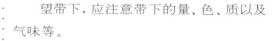

尿清长量多，伴有形寒肢冷	多属寒证
尿短赤量少，伴排尿灼热疼痛	多属热证
尿浑如膏脂或有滑腻之物	为膏淋
尿有砂石，排尿困难而痛	为石淋
尿中带血，伴有排尿困难而灼热刺痛	为血淋
尿浑浊如米泔水，形体日瘦	为脾肾虚损

05 望带下

望带下，应注意带下的量、色、质以及气味等。

带下色白而清稀，无臭，多属虚证、寒证。

带下色黄或赤，稠黏臭秽，多属实证、热证。

带下色白量多，淋漓不绝，清稀如涕，多属寒湿下注。

带下色黄，黏稠臭秽，多属湿热下注。

白带中混有血液，为赤白带，多属肝经郁热。

自我感觉诊断很重要,其作用等同于医生通过问诊来收集患者的信息。只要细心体会自己生病时的感觉,通过以下的中医知识来分析,你就能诊断出自己的身体究竟处于什么状态,结合自我望诊来进行验证,就不会误诊,这是对症用药的前提基础。

01 寒、热感觉自诊

寒,即怕冷的感觉。热,即体温高于正常;或者体温正常,但全身或局部有热的感觉,都称为发热。寒热的产生,主要取决于病邪的性质和机体的阴阳盛衰两个方面,因此,人体的寒热感觉可以辨别病变的寒热性质和阴阳盛衰等情况。

寒与热是常见症状,不仅要注意有无寒与热的感觉,两者是单独存在还是同时并见,还要注意寒热症状的轻重程度、出现的时间、持续的时间等。常见的寒热症状有以下四种情况:

◆ 但寒不热

通常情况下,只有怕冷的感觉而无发热者,即为但寒不热。可见于感冒初起尚未发热之时,或者寒邪直中脏腑经络,或者内伤虚证等。根据怕冷程度的不同,又分别称为怕风、畏寒、怕冷、寒战等。

【怕风】 是遇风则有怕风颤抖的感觉,避风则缓,多为外感风邪所致。风邪在表,卫未受损,故遇风有冷感而避之可缓。此外,容易感冒的人也怕风。

【畏寒】 是自觉怕冷,但加衣覆被、近火取暖可以缓解,称为畏寒,多为里寒证。机

体内伤久病,阳气虚于内。或寒邪过盛,直中于里,损伤阳气,温煦肌表无力而出现怕冷的感觉。

此时若加衣近火,防止阳气的耗散,或以热助阳,使阳气暂时恢复,肌表得温,畏寒即可缓解。

【怕冷】 是时时觉冷,虽加衣覆被、近火取暖,仍不能解其寒。多为感冒初起,卫气不能外达,肌表失其温煦而怕冷。此时虽加衣及近火,仍不能使机体的阳气宣达于表,故得温而寒冷感无明显缓解。可见于多种感冒的初期阶段,病性多属于实。

【寒战】 怕冷的同时伴有战栗者,称为寒战,是怕冷之甚。其病机、病性与怕冷相同。

感冒中的 寒热往来

但应注意,感冒中怕风、畏寒、怕冷、寒战独立存在的时间很短,很快就会出现发热症状,成为怕冷发热或寒热往来;亦有少数病例存在时间较长,这些对于掌握疾病的进程有一定帮助。

◆ 但热不寒 ◆

只有发热而无怕冷的感觉者，称为但热不寒，可见于里热证。由于热势轻重、时间长短及其变化规律的不同，里热有壮热、潮热、微热之分。

【壮热】 即身发高热（体温超过39℃），持续不退。为风寒之邪入里化热或温热之邪内传于里，邪盛正实，交争剧烈，里热炽盛，蒸达于外所致，属里实热证。

【潮热】 即定时发热或定时热甚，有一定的规律，如潮汐之时。外感与内伤疾病中皆可见有潮热。由于潮热的热势高低、持续时间不同，又有以下三种情况：

类 型	特 点	主 因
阳明潮热	热势较高，热退不净，多在日晡（下午3～5时）时热势加剧，因此又称日晡潮热	由邪热蕴结胃肠，燥屎内结而致，病在阳明胃与大肠
湿温潮热	虽自觉热甚，但初按肌肤多不甚热，扪之稍久才觉灼手，又称为身热不扬，多在午后热势加剧，退后热不净	是湿热病特有的一种热型，亦属潮热的范畴
阴虚潮热	其特点是午后或夜间发热加重。热势较低，往往仅能自我感觉，体温并不高，多见胸中烦热，手足心发热，故又称五心烦热。严重者有热自骨髓向外透发的感觉，则称为骨蒸潮热	多见于阴虚证候之中，由各种原因致阴液亏少，虚阳偏亢而生内热

【微热】 即发热时间较长，热势较轻微，体温一般不超过38℃，又称长期低热。

可见于温病后期、内伤气虚、阴虚、小儿夏季热等病证中。温病后期，余邪未清，余热留恋，出现微热持续不退。

由气虚而引起的长期微热又称为气虚发热。其特点是长期发热不止，热势较低，劳累后发热明显增重。其主要病机是因脾气虚，中气不足，无力升发以输布阳气，阳气不能宣泄而郁于肌表，故发热。劳则气耗，中气益虚，阳气更不得输布，故郁热加重。

小儿在气候炎热时发热不退，至秋凉时不治自愈，亦属微热，称小儿夏季热。是小儿气阴不足，体温调节功能尚不完善，不能适应夏令炎热气候所致。

◆ 怕冷发热 ◆

怕冷与发热的感觉并存者，称怕冷发热，它是外感表证的主要症状之一。

怕冷发热多见于外感表证初起，是外邪与卫阳之气相争的反应。外邪束表，郁遏卫阳，肌表失煦，故怕冷；卫阳失宣，郁而发热。如果感受寒邪，可导致束表遏阳之势加重，怕冷症状显著；如果感受热邪，助阳而致阳盛，发热症状显著。

根据寒热的轻重，常可推断感受外邪的性质。

寒热的轻重	外邪的性质
怕冷重，发热轻	多属外感风寒的表寒证
发热重，怕冷轻	多属外感风热的表热证或外邪入里化热
怕冷、发热，并有怕风、自汗	多属外感表虚证
怕冷发热，兼有头痛、身痛、无汗	外感表实证

有时根据寒热的轻重程度，亦可推测邪正盛衰。

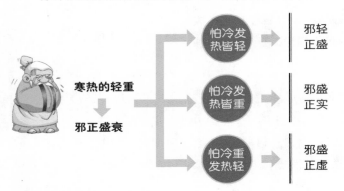

寒热的轻重 → 邪正盛衰

怕冷发热皆轻 → 邪轻正盛

怕冷发热皆重 → 邪盛正实

怕冷重发热轻 → 邪盛正虚

◆ 寒热往来 ◆

怕冷与发热交替发作，其寒时自觉寒而不热，其热时自觉热而不寒，界线分明，一日一发或一日数发，称为寒热往来，可见于少阳病、温病及疟疾。

外邪侵入机体，在由表入里的过程中，邪气停留于半表半里之间，既不能完全入里，正气又不能抗邪外出，此时邪气不太盛，正气亦未衰，正邪相争处于相持阶段，正胜邪弱则热，邪胜正衰则寒，一胜一负，一进一退，故见寒热往来。

02 出汗自诊

汗是津液所化生的，在体内为津液，经阳气蒸发，从腠理外泄于肌表，则为汗液。

正常人在过劳、剧烈运动、环境或饮食过热、情绪紧张等情况下皆可以出汗，这属于正常的生理现象。发生疾病时，各种因素影响了汗的生成与调节，可引起异常出汗。

发病时出汗也有两重性，一方面，出汗可以排出致病的邪气，促进机体恢复健康，是机体抗邪的正常反应；另一方面，汗为津液所生，过度的出汗可以耗伤津液，导致阴阳失衡的严重后果。因此，要观察患者有无出汗，出汗的时间、部位，汗量的多少，出汗的特点，主要兼症以及出汗后症状的变化。常见有以下几种情况：

◆ 无汗 ◆

外感内伤、新病久病都可见全身无汗。

感冒时，邪郁肌表，气不得宣，汗不能达，故无汗，属于卫气的调节功能失常。

当邪气入里，耗伤营阴，亦无汗，属于津枯，致使汗液生成障碍。

内伤久病，无汗，病机复杂，可为肺气失于宣达；可为汗的调节功能障碍；亦可为血少津亏，汗失生化之源，故无汗。

◆ 有汗 ◆

病理上的发汗有多种情

察颜观色，老中医教你读懂身体健康警报

况，凡营卫不密、内热壅盛、阴阳失调，皆可引起异常出汗。出汗的时间、汗量的多少、病程的长短常能判断疾病的表里、阴阳的盛衰以及预后的好坏。

【有汗】 病程短，伴有发热怕风等症状，属太阳中风表虚证，是外感风邪所致。

【大汗不已】 伴有蒸蒸发热，面赤，口渴饮冷，属实热证。里热炽盛，蒸津外泄，故汗出量多。此时邪气尚实，正气未虚，正邪相搏，汗出不止，汗出愈多，正气愈伤。

【自汗】 白天经常汗出不止，活动后尤甚，称为自汗。常常伴有神疲乏力、气短懒言或畏寒肢冷等症状，多因阳虚或气虚不能固护肌表，腠理疏松，玄府不密，津液外泄所致。因活动后阳气敷张外散，使气更虚，故出汗加重。因此，自汗多见于气虚证或阳虚证。

【盗汗】 经常睡则汗出，醒则汗止，称为盗汗。多伴有潮热、颧红、五心烦热、舌红脉细数等症，属阴虚。阴虚则虚热内生，睡时卫阳入里，肌表不密，虚热蒸津外泄，故盗汗出；醒后卫阳出表，玄府密闭，故汗止。

◆ **局部汗** ◆

【头汗】 指头部或头颈部出汗较多，亦称为但头汗出。头汗多因上焦邪热或中焦湿热上蒸，逼津外泄或病危虚阳浮越于上所致。

【半身汗】 指半侧身体有汗，或半侧身体经常无汗，或上或下，或左或右，可见于中风证、痿证、截瘫等病。多因患侧经络闭阻，气血运行失调所致。

【手足汗】 指手心、足心出汗较多。多因热邪郁于内或阴虚阳亢，逼津外出而达于四肢。

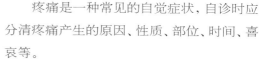

03 疼痛自诊

疼痛是一种常见的自觉症状，自诊时应分清疼痛产生的原因、性质、部位、时间、喜哀等。

引起疼痛的原因很多，有外感，有内伤。其病机有虚有实，其中因不通则痛者属实证，不荣则痛者属虚证。疼痛自诊可按从头至足的顺序逐一进行。

◆ **分辨疼痛感** ◆

由于引起疼痛的病因病机不同，其疼痛的性质亦不同，可见如下几类：

【胀痛】 即痛且有胀感。在身体各部位都可以出现，但以胸胁、胃脘、腹部较为多见，多因气机郁滞所致。

【刺痛】 即疼痛如针刺。疼痛的范围较小，部位固定不移，多因瘀血所致。全身各处均可出现刺痛症状，但以胸胁、胃脘、小腹、少腹部最为多见。

【绞痛】 即痛势剧烈，痛而有剜、割、绞结之感，难以忍受。多为有形实邪突然阻塞经络，闭阻气机；或寒邪内侵，气机郁闭，导致血流不畅而成。可见于心血瘀阻的心痛、蛔虫上蹿或寒邪内侵胃肠引起的脘腹痛等。

【窜痛】 即疼痛部位游走不定或走串。痛处不固定，或者感觉不到确切的疼痛部位。多为风邪停留在机体的经络关节，阻滞气机，产生疼痛。气无形而喜通畅，气滞为痛，亦多见窜痛。可见于风湿痹证或气滞证。

【掣痛】 即痛处有抽掣感或同时牵引他处而痛。疼痛多呈条状或放射状，或有起止点。有牵扯感多由筋脉失养或经络阻滞不通所致，可见于胸痹、肝阴虚、肝经实热等证。

【灼痛】 即痛处有烧灼感。感觉痛处发热，如病在浅表，有时痛处亦可触之觉热，多喜冷凉。多由火热之邪窜入经络，或阴虚阳亢，虚热灼于经络所致。可见于肝火犯络之两胁灼痛，胃阴不足之脘部灼痛及外科疮疡等。

【冷痛】 即痛处有冷感。感觉痛处发凉，如病在浅表，有时触之亦觉发凉，多喜温热。多因寒凝筋脉或阳气不足而致。

【重痛】 即疼痛伴有沉重感。多见于头部、四肢及腰部，因湿邪困阻气机而致，可见于湿证。

【空痛】 痛而有空虚之感。疼痛有空旷轻虚之感，喜温喜按，多为精血不足而致。可见于阳虚、阴虚、血虚或阴阳两虚等证。

【隐痛】 即痛而隐隐，绵绵不休。痛势较轻，隐隐而痛，可以耐受，但持续时间较长。多因气血不足，或阳气虚弱，导致经脉气血运行滞涩所致。

◆ 找准疼痛部位 ◆

明确疼痛的部位，就可以判断疾病的位置及相应经络脏腑的变化情况。

【头痛】 整个头部或头的前后、两侧的疼痛皆称头痛。无论外感、内伤皆可引起头痛。

外感多由邪犯脑府，经络郁滞不畅所致，属实；内伤多由脏腑虚弱，清阳不升，脑府失养，或肾精不足，髓海不充所致，属虚。

◆ 自诊小结 ◆

头痛的部位一般与经络的分布有关，如头项痛属太阳经病，前额痛属阳明经病，头侧部痛属少阳经病，头顶痛属厥阴经病，头痛连齿属少阴经病。

脏腑功能失调产生的病理产物（如痰饮、瘀血）阻滞经络所致的疼痛属内伤，其特点是病程长，时作时止，病情时轻时重。

外感头痛	头痛较剧，痛无休止，并伴有外感表现（如风寒头痛、风热头痛）
风湿头痛	头重如裹，肢体困重
内伤头痛	头痛较轻，病程较长，时痛时止
气虚头痛	头痛隐隐，过劳则甚
血虚头痛	头痛隐隐，眩晕面白
肾虚头痛	头脑空痛，腰膝酸软
脾虚头痛	头痛晕沉，自汗便溏
血瘀头痛	头痛如刺，痛有定处
痰浊头痛	头痛如裹，泛呕眩晕
肝火上炎头痛	头胀痛，口苦咽干
食积头痛	头痛，恶心呕吐，心下痞闷，食不下

【胸痛】 指胸部正中或偏侧疼痛。胸居上焦，内藏心肺，所以胸病以心肺病变居多，多由胸部气机不畅所致。

胸痛，潮热盗汗，咳痰带血者，属肺阴虚证，因虚火灼伤肺络所致。

胸痛憋闷，痛引肩臂者，为胸痹，多因心脉气血运行不畅所致。可见于心阳不足、痰浊内阻或气虚血瘀等证。

胸背彻痛剧烈，面色青灰，手足青至节者，为真心痛，是因心脉急骤闭塞不通所致。

胸痛，壮热面赤，喘促鼻扇者，为热邪壅肺，肺失宣降所致。

胸闷咳喘，痰白量多者，属痰湿犯肺，因脾虚聚湿生痰，痰浊上犯所致。

胸胀痛，走窜、太息易怒者，属肝气郁滞，多因情志郁结不舒，胸中气机不利所致。

胸部刺痛，固定不移者，属血瘀。

【胁痛】是指胁一侧或两侧疼痛。因胁为肝胆所居，又是肝胆经脉循行分布之处，故胁痛多属肝胆及其经脉的病变。

胁胀痛，太息易怒者，多为肝气郁结所致。

胁肋灼痛，多为肝火郁滞。胁肋胀痛，身目发黄，多为肝胆湿热蕴结，可见于黄疸病。

胁部刺痛，固定不移，为瘀血阻滞，经络不畅所致。

胁痛，患侧肋间饱满，咳唾引痛，是饮邪停留于胸胁所致，可见于悬饮病。

【胃脘痛】胃脘包括整个胃体，胃上口的贲门称上脘，胃下口的幽门称下脘，介于上、下口之间的胃体称中脘。胃脘痛即指胃痛。凡寒、热、食积、气滞等病因及机体脏腑功能失调累及于胃，皆可影响胃的气机通畅而出现疼痛症状。

胃脘痛的性质不同，其致病原因也不同：

胃脘冷痛，疼势较剧，得热痛减，属寒邪犯胃。

胃脘灼痛，多食善饥，口臭便秘者，属胃火炽盛。

胃脘胀痛，嗳气不舒，属胃腑气滞，多是肝气犯胃所致。

胃脘刺痛，固定不移，属瘀血胃痛。

胃脘胀痛，嗳腐吞酸，厌食，为食滞胃脘。

胃脘隐痛，呕吐清水，属胃阳虚。

胃脘灼痛嘈杂，饥不欲食，属胃阴虚。

【腹痛】腹部范围较广，可分为脐腹、大腹、小腹、少腹四部分。

根据疼痛的不同部位，可以测知疾病所在的脏腑；根据疼痛的不同性质，可以确定病因和病性。

大腹隐痛，便溏，喜温喜按，属脾胃虚寒。

小腹胀痛，小便不利，为癃闭，病在膀胱。

小腹刺痛，小便不利，为膀胱蓄血。

少腹冷痛，牵引阴部，为寒凝肝脉。

绕脐痛，起包块，按之可移者，为虫积腹痛。

凡腹痛暴急剧烈，胀痛，拒按，得食痛甚者，多属实证；凡腹痛徐缓，隐痛，喜按，得食痛减者，多属虚证。

凡腹痛得热痛减者，多属寒证；凡腹痛而喜冷者，多属热证。

【腰痛】分辨疼痛的性质，可以分析腰痛的病因。

腰部冷痛，以脊骨痛为主，活动受限，多为寒湿痹证。

腰部冷痛，小便清长，属肾虚。

腰部刺痛，固定不移，属闪挫跌仆瘀血。

根据疼痛的部位，可判断邪留之处：

如腰脊骨痛，多病在骨。

◆ **腹部的划分** ◆

脐周围称为脐腹，属脾与小肠。脐以上统称大腹，包括脘部、左上腹、右上腹，属脾胃及肝胆。脐以下为小腹，属膀胱、胞宫、大小肠。小腹两侧为少腹，是肝经经脉所过之处。

如腰痛以两侧为主，多病在肾。

如腰脊痛连及下肢者，多病在下肢经脉。

腰痛连腹，绕如带状，多病在带脉。

【背痛】 根据疼痛的部位及性质，可以判断背痛的病位和病因。

如背痛连及头项，伴有外感表证，是风寒之邪侵于太阳经。

背冷痛伴畏寒肢冷，属阳虚。

脊骨空痛，不可俯仰，多为精气亏虚，督脉受损。

【四肢痛】 多由风寒湿邪侵犯经络、肌肉、关节，阻碍其气血运行所致，亦有因脾虚、肾虚而致者。

根据疼痛的部位及性质可以判断病变的原因。

四肢关节痛、窜痛	多为风痹
四肢关节痛，周身困重	多为湿痹
四肢关节疼痛剧烈，得热痛减	多为寒痹
四肢关节灼痛，喜冷，或有红肿	多为热痹
足跟或胫膝隐隐而痛	多为肾气不足

【周身痛】 周身痛是指四肢、腰背等处皆有疼痛的感觉。

根据疼痛的性质及久暂，可判断病属外感或内伤。

如新病周身酸重疼痛，多伴有外感表证，属外邪束表。

若久病卧床周身疼痛，属气血亏虚，经脉不畅。

◆ **周身其他不适** ◆

周身其他不适是指周身各部，如头、胸、胁、腹等处，除疼痛以外的其他症状。常见的周身其他不适症状有头晕、目眩、目涩、视力减退、耳鸣、耳聋、重听、胸闷、心悸、腹胀、麻木等。另须注意周身其他不适症状的产生有无明显诱因、持续时间长短、表现特点、主要兼症等。

【头晕】 头晕是指自觉视物昏花旋转，轻者闭目可缓解；重者感觉天旋地转，不能站立，闭目亦不能缓解。

多因外邪侵入或脏腑功能失调引起经络阻滞，清阳之气不升或风火上扰，造成邪入脑府或脑府失养而头晕。

常见证型包括风火上扰型、阴虚阳亢型、心脾血虚型、中气不足型、肾精不足型和痰浊中阻型等。

【目痛】 目痛而赤，属肝火上炎。目赤肿痛，羞明多眵，多属风热。目痛较剧，伴头痛，恶心呕吐，瞳孔散大，多是青光眼。目隐隐痛，时作时止，多为阴虚火旺。

【目眩】 目眩是指视物昏花迷乱，或眼前有黑花闪烁，流萤幻视的感觉。多因肝肾阴虚，肝阳上亢，肝血不足；或气血不足，目失所养而致。

【目涩】 目涩是指眼目干燥涩滞，或似有异物入目等不适感觉，伴有目赤、流泪。多因体内有肝火所致；若伴久视加重，闭目静养减轻，多为血虚阴亏。

【雀目】 雀目是指一到黄昏便视物不清，至天明视觉又恢复正常，又称夜盲。多因肝血不足或肾阴损耗，目失所养而成。

【耳鸣】 自觉耳内鸣响，如闻蝉鸣或潮水声，或左或右，或两侧同时鸣响，或时

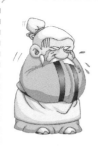

若暴起耳鸣声大，用手按而鸣声不减	**属实证** →	多因肝胆火盛所致
渐觉耳鸣，声音细小，以手按之，鸣声减轻	**属虚证** →	多由肾虚精亏，髓海不充，耳失所养而成

发时止，或持续不停，称为耳鸣。有虚实之分。

【耳聋】 耳聋是指听觉丧失，常由耳鸣发展而成。新病突发耳聋多属实证，因邪气蒙蔽清窍，清窍失养所致；渐聋多属虚证，多因脏腑虚损而成。一般而言，耳聋虚证多而实证少，实证易治，虚证难治。

【重听】 重听是指听声音不清楚，往往引起错觉，即听力减退的表现。多因肾虚或风邪外入所致。

【胸闷】 胸部有堵塞不畅、满闷不舒的感觉，称为胸闷，亦称胸痞、胸满，多因胸部气机不畅所致。由于可造成胸部气机不畅的原因很多，因此，胸闷可出现于多种病证之中。

【心悸怔忡】 在正常情况下自觉心跳异常，心慌不安，不能自主，称为心悸；若因惊而悸称为惊悸。心悸多为自发，惊

悸多因惊而悸。怔忡是心悸与惊悸的进一步发展，表现为心中悸动较剧，持续时间较长，病情较重。

【腹胀】 腹胀是指腹部饱胀、满闷，如有物支撑的感觉；或有腹部增大的表现。引起腹胀的病因很多，其证有虚、有实、有寒、有热。其病机以气机不畅为主，虚则气不运，实则气郁滞。实证可见于寒湿犯胃，阳明腑实，食积胃肠，肝气郁滞，痰饮内停；虚证多见于脾虚。

腹部的范围较广，不同部位的腹胀揭示了不同的病变。

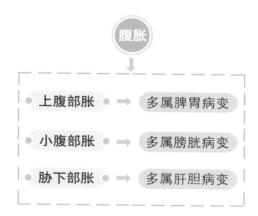

【麻木】 麻木是指知觉减弱或消失，多见于头面、四肢部。可因气血不足或风痰湿邪阻络、气滞血瘀等引起。其主要病机为经脉失去气血营养。

引起心悸的原因	心神浮动 →	心阳亏虚，鼓动乏力 气血不足，心失所养 阴虚火旺，心神被扰 水饮潴留，侵犯到心 痰浊阻滞，心气失调 气滞血瘀，扰动心神

饮食与口味包括口渴、饮水、进食、口味等几个方面。应注意有无口渴、饮水多少、喜冷喜热、食欲情况、食量多少、食物的喜哀、口中有无异常的味觉和气味等情况。

口渴与饮水自诊

根据口渴与饮水的情况，可以了解津液的盛衰和输布情况以及病证的寒热虚实。

【口不渴】 为津液未伤，见于寒证或无明显热邪之证。

【口渴】 总的来说由津液不足或输布障碍所致，可见如下情况：

口渴类型	特　点	所示病证
口渴多饮	口渴明显，饮水量多，是津液大伤的表现	多见于实热证、消渴病及汗吐下后
渴不多饮	有口干或口渴的感觉，但又不想喝水或饮水不多，是津液轻度损伤或津液输布障碍的表现	多见于阴虚、湿热、痰饮、瘀血等证

食欲与食量自诊

根据食欲与食量，可以判断脾胃功能的强弱、疾病的轻重及预后。

【食欲减退与厌食】 食欲减退又称纳呆、纳少，即不思进食。厌食又称怕食，即厌怕食物。不思饮食与厌怕食物大体上有两种情况：一是不知饥饿，不欲食；二是虽饥亦不欲食，或厌怕食物。两者的病机均属脾胃不和、消化吸收功能减弱。

【多食易饥】 多食易饥是指食欲亢进，食量较多，食后不久即感饥饿，又称为消谷善饥，多伴有身体逐渐消瘦等症状。可见于胃火亢盛、胃强脾弱等证，亦可见于消渴病。多由胃的腐熟太过而致。

【偏嗜】 偏嗜是指嗜食某种食物或异物，其中偏嗜异物者又称异嗜。若小儿异嗜，喜吃泥土、生米等异物，多属虫积；若妇女已婚停经而嗜食酸味，多为妊娠。

食欲类型	特　点	所示病证
食欲减退	不欲食，食量减少	多见于脾胃气虚、湿邪困脾等证
厌　食	毫无食欲，见食生厌	多因伤食而致。若妇女妊娠初期，厌食呕吐者，为妊娠恶阻
饥不欲食	感觉饥饿而又不想进食，或进食很少，亦属食欲减退的范畴	多见于胃阴不足证

◆ 口味自诊 ◆

口味是指口中的异常味觉。

【口淡】口淡是指口中无味,饮食不香,食而不知其味,又称口淡泛味,多因脾胃气虚而致。正常人口中无异常味觉,也属口淡的范畴。

【口甜】口甜是指口中有甜味,又称口甘。若口甜伴有头重身乏,脘闷不舒,口干咽燥,多见于脾胃湿热证。口黏腻是指口中黏而不爽。若口黏腻伴有苔厚腻,渴而不想喝,胸闷恶心,多属湿困脾胃。

【口酸】口酸是指口中有酸味感。若口酸伴有胸满胁痛,嗳气不舒,大便失调,可见于肝胃蕴热证。若口中酸腐,多见于伤食证。

【口苦】口苦是指口中有苦的感觉,是热证的表现。若口苦伴身热口渴,小便赤短,多属里热证,见于伏邪温病初起。若口苦伴咽干,胸胁胀满,小便黄,大便干,多属肝胆火旺,可见于火邪为病和肝胆郁热之证。

【口咸】口咸多属肾病及寒证。

05 排便情况自诊

根据大小便的性状、颜色、气味、便量、排便时间、两次排便的间隔时间、排便时的感觉及排便时伴随症状等二便的情况可以判断机体消化功能的强弱,津液代谢的状况,同时也是辨别疾病寒热虚实的重要依据。

有关二便的性状、颜色、气味,已分别在望诊中叙述。这里介绍二便的次数、便量、排便时的异常感觉及排便时间等。

◆ 大便 ◆

健康人一般一两日大便一次,为黄色成形软便,排便顺利通畅;如受疾病的影响,消化功能失职,大便中可有黏液及未消化食物。气血津液失调,脏腑功能失常,会使排便次数和排便感觉等出现异常。

【便次异常】便次异常是指排便次数增多或减少,超过了正常范围,有便秘与溏泻之分。

便次异常	症 状	病因及常见病证
便 秘	即大便秘结,指粪便在肠内滞留过久,排便间隔时间延长,便次减少,通常4~7日或更久排便一次	总由大肠传导功能失常所致。可见于胃肠积热、气机郁滞、气血津亏、阴寒凝结等证
溏 泻	又称便溏或泄泻,即大便稀软不成形,甚则呈水样,排便间隔时间缩短,便次增多,每日3~4次或更多	总由脾胃功能失调、水停肠道、大肠传导亢进所致。可见于脾虚、肾阳虚、肝郁乘脾、伤食、湿热蕴结大肠、感受外邪等证

【排便感觉异常】 排便感觉异常是指排便时有明显的不适感觉。由于病因病机不同，产生的感觉亦不同。

排便感觉异常	症 状	病因及常见病证
肛门灼热	排便时肛门有烧灼感	多由大肠湿热蕴结而致。可见于湿热泄泻、暑湿泄泻等证
排便不爽	排便不通畅或不爽快，而有滞涩难尽之感，常伴有腹痛	多由肠道气机不畅所致。可见于肝郁犯脾、伤食泄泻、湿热蕴结等证
里急后重	排便急不可耐，称里急，排便时便量极少，肛门重坠，便出不爽或欲便又无，称后重，二者合而称为里急后重	是痢疾病证中的一个主症。多因湿热之邪内阻，肠道气滞所致
滑泻失禁	久泻不愈，大便不能控制，呈滑出之状，又称滑泻	多因久病体虚，脾肾阳虚衰，肛门失约而致。可见于脾阳虚衰、肾阳虚衰或脾肾阳衰等证
肛门气坠	肛门有重坠向下之感，严重者肛欲脱出	多因脾气虚衰、中气下陷而致。可见于中气下陷证

◆ **小便** ◆

健康人在一般情况下，一昼夜的排尿量为 1000～1800 毫升，尿次白天 3～5 次，夜间 0～1 次。排尿次数、尿量，可受饮水、气温、出汗、年龄等因素的影响而略有不同。受疾病的影响，若机体的津液营血不足，气化功能失常，水饮停留等，即可导致排尿次数、尿量及排尿感觉异常。

【尿量异常】 尿量异常是指昼夜尿量过多或过少，超出正常范围。

尿量异常	病 因	常见病证
尿量增多	因寒凝气机，水气不化，或肾阳虚衰，阳不化气，水液外泄而量多	多见于虚寒证、肾阳虚证及消渴病
尿量减少	因机体津液亏乏，尿液化源不足；或尿道阻滞，或阳气虚衰，气化无权，水湿不能下入膀胱，泛溢于肌肤而致	可见于实热证、汗吐下证、水肿病及癃闭、淋证等

【尿次异常】

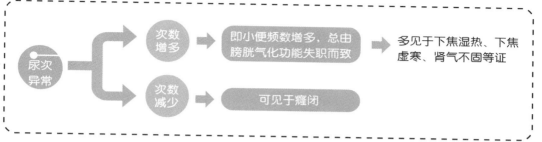

【排尿感觉异常】 排尿感觉异常是指排尿过程中出现的异常情况，如尿痛、癃闭、尿失禁、遗尿、尿闭等。

排尿感觉异常	症　状	病因及常见病证
小便涩痛	排尿不畅，且伴有急迫灼热疼痛感	多为湿热流入膀胱，灼伤经脉，气机不畅而致，可见于淋证
癃　闭	小便不畅，点滴而出为癃；小便不通，点滴不出为闭，一般统称为癃闭	病机有虚有实。实者多为湿热蕴结，肝气郁结或瘀血、结石阻塞尿道而致。虚者多为年老气虚，肾阳虚衰，膀胱气化不利而致
余沥不尽	小便后点滴不尽	多为肾气不固所致
小便失禁	小便不能随意识控制而自行遗出	多为肾气不足，下元不固，下焦虚寒，膀胱失煦，不能制约水液而致。若神志昏迷，而小便自遗，则病情危重
遗　尿	睡眠中小便自行排出，俗称尿床，多见于儿童	基本病机为膀胱失于约束，可见于肾阴、肾阳不足及脾虚气陷等证

06 睡眠情况自诊

睡眠与人体卫气循行和阴阳盛衰有关。在正常情况下，卫气昼行于阳经，阳气盛，则人醒；夜行于阴经，阴气盛，则入睡。判断睡眠情况时，应了解有无失眠或嗜睡、睡眠的时间、入睡的难易、有梦无梦等。常见的睡眠异常有失眠、嗜睡。

◆ 失眠 ◆

失眠又称不寐、不得眠，是指经常不易入睡；或睡而易醒，不易再睡；或睡而不酣，易于惊醒，甚至彻夜不眠的表现。其病机是阳不入阴，神不守舍。

气血不足，神失所养；阴虚阳亢，虚热内生；肾水不足，心火亢盛等，皆可扰动心神，导致失眠，属虚证。痰火、食积、瘀血等邪火上扰，心神不宁，亦可出现失眠，属实证。可见于心脾两虚、心肾不交、肝阳上亢、痰火扰心、食滞胃脘等证。

◆ 嗜睡 ◆

嗜睡又称多眠，是指神疲困倦，睡意很浓，经常不自主地入睡。轻者神志清楚，呼之可醒而应，精神极度疲惫，困倦易睡，或呈似睡非睡的状态；重者日夜沉睡，呼应可醒，神志朦胧，偶可对答，称为昏睡。

嗜睡为神气不足而致。湿邪困阻，清阳不升；脾气虚弱，中气不足，不能上荣，皆可使精明之府失于清阳之荣而出现嗜睡。常见于湿邪困脾、脾气虚弱等证。

若心肾阳衰，阴寒内盛，神气不振，可能出现心里想睡觉但似睡非睡。常见于心肾阳衰证。

若邪扰清窍，热蔽心神，即可出现神志朦胧，昏睡不醒。常见于温热病、热入营血、邪陷心包之证，也可见于中风病。

大病之后，精神疲惫而嗜睡，是正气未复的表现。

中医 就诊须知

最好早上去看中医，就诊前可以吃早饭，但饮料只能喝白开水。不要急匆匆地跑过去，尽量让身体在安静状态下就诊，这样脉象才能比较准确地反映身体的状态。

不要吃会使舌苔染上颜色的食物，这样舌苔才能比较准确地反映身体的状态。

自己有哪些不舒服的症状，一定要表达清楚。中医大夫问诊的时候，必须如实回答。

07 女性经带情况自诊

妇女有月经、带下、妊娠、产育等生理特点，发生疾病时，常能引起上述方面的病理改变。因此，对青春期开始之后的女性，除了对疾病本身的诊断外，还应注意其经、带等情况。比如，妇女发生头痛时，应注意结合月经的情况，如果同时出现痛经与头部隐隐作痛，就可以诊断为血虚引起的头痛。

◆ 经期异常 ◆

经期即月经的周期，是指每次月经相隔的时间，正常为28～32天。经期异常主要表现为月经先期、月经后期和月经先后不定期。

【月经先期】 月经周期提前8～9天或更早，称为月经先期。多因血热妄行，或气虚不摄而致。

【月经后期】 月经周期错后8～9天或更晚，称月经后期。多因血寒、血虚、血瘀而致。

【月经先后不定期】 月经超前与错后不定，相差时间在8～9天或更长者，称为月经先后不定期，又称月经紊乱。多因情志不舒，肝气郁结，失于条达，气机逆乱；或脾肾虚衰，气血不足，冲任失调；或瘀血内阻，气血不畅，经期错乱而致。

◆ 经量异常 ◆

月经的出血量称为经量，正常平均约为50毫升，个体之间可略有差异。经量的异常主要表现为月经过多和月经过少。

【月经过多】 每次月经量超过100毫升，称为月经过多。多因血热妄行，瘀血内阻，气虚不摄而致。

【月经过少】 每次月经量少于30毫升，称为月经过少。多因寒凝，经血不至；或血虚，经血化源不足；或血瘀，经行不畅而致。

◆ 崩漏 ◆

妇女不规则的阴道出血称为崩漏，以血热、气虚最为多见。血得热则妄行，损伤冲任，经血不止，其势多急骤。脾虚，中气下陷；或气虚冲任不固，血失摄纳，经血不止，其势多缓和。此外，瘀血也可致崩漏。

◆ 经闭 ◆

成熟女性月经未潮，或来而中止，停经3个月以上，又未妊娠者，称闭经或经闭。经闭是由多种原因造成的，其病机总不外经络不能，经血闭塞；或血虚血枯，经血失其源泉，闭而不行。可见于肝气郁结、瘀血、湿盛痰阻、阴虚、脾虚等证。

闭经应注意与妊娠期、哺乳期、绝经期等生理性闭经，或者青春期、更年期，或因情绪、环境改变而致的一时性闭经及暗经加以区别。

◆ 痛经 ◆

在月经期或行经前后出现小腹部疼痛的

崩漏、带下与宫颈癌的 ◆ 鉴 别 ◆

宫颈癌早期无明显症状，或仅有少量白带混有血丝，随着病势的发展，白带将增多并伴有难闻的腥臭味，同时出现崩与漏的症状。宫颈癌侵及直肠与膀胱时可产生便血、里急后重、尿频、尿痛等症状。

症状称为痛经。多因胞脉不利，气血运行不畅；或胞脉失养所致。可见于寒凝、气滞血瘀、气血亏虚等证。

若行经腹痛，痛在经前者属实，痛在经后者属虚。

腹痛时，按之痛加重为实，按之痛减轻为虚。

热敷时，疼痛减轻为寒，疼痛不减或更严重者为热。

绞痛为寒，刺痛、钝痛、闷痛为血瘀，隐隐作痛为血虚，持续作痛为血滞，时痛时止为气滞，胀痛为气滞血瘀。气滞为主者胀甚于痛，瘀血为主者痛甚于胀。

◆ 带下 ◆

应注意带下的量、色、质和气味等。

带下的色	病 因	证候特点
白带	湿气下陷，脾精不守	带下白滑之物，如涕如唾
青带	肝经气逆，湿热内郁	带如绿豆汁，稠黏，腥臭
黄带	肾火上炎，任脉湿热	带色黄，如黄茶汁，臭秽
黑带	火结于下，火极似水	带色黑，如黑豆汁，气味腥
赤带	肝经郁火，湿热内蕴	带色红，似血非血，淋漓不断

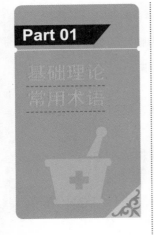

附录 ① 中医常用术语小词典

Part 01

基础理论
常用术语

〔胃阴〕 ●●●

即胃中之津液，又名胃津或胃汁，是由食物化生而来的。临床上肺胃热盛容易消耗胃阴，导致胃阴不足，出现消谷善饥（很容易饿，吃很多东西，但身体反而消瘦）、口干、咽燥、便秘、舌红少苔等症状，故从某种意义上讲，胃阴实际上也包括了体内的一部分其他津液。

〔肾阴〕 ●●●

指肾脏的阴液（包括肾脏所藏的精），是肾阳功能活动的物质基础。如果肾阴不足，肾阳就会亢奋，就相当于体内的水少了，没有水制约火，就出现相火妄动的病理现象。相火是一种虚火，相火妄动表现为腰膝酸痛，眩晕耳鸣，失眠多梦，形体消瘦，潮热盗汗，五心烦热，咽干颧红，小便黄便干，舌红少津。

〔肾阳〕 ●●●

寓于命门之中，为先天之真火，是肾脏生理功能的动力，也是人体热能的源泉。肾所藏的精（包括先天之精和后天之精）均需命门之火的温养，才能发挥其滋养体内各组织器官和繁殖后代的作用。特别是后天脾胃之火需先天命门之火的温养，才能更好地发挥消化运输的作用。

〔正气〕 ●●●

人体功能总称正气。中医学中常用正气代表人体的抗病能力，用邪气表示一切致病因素，用正气不能抵御邪气的侵袭来说明疾病的产生。

〔外邪〕 ●●●

是指外界（自然界）中的某些致病因素，相当于现代医学中的寄生虫、细菌、病毒、衣原体、支原体等。这些物质存在于自然界，侵入人体后可产生疾病，故属于外来的致病因素。

〔内邪〕●●●

➡️指产生于人体内部的某些致病因素，如不良的情绪、不当的饮食习惯、过度的劳累或安逸等，故属于内生的致病因素。

〔湿邪〕●●●

➡️具有沉重、黏滞、向下走的特性，多在长夏季节侵犯人体。湿邪侵犯人体的时候，头部就有沉重的感觉，就好像有东西裹住头部一样，周身四肢酸懒沉重，面上好像总有一层灰垢洗不干净，眼屎很多，大便黏滞不爽，小便浑浊，或表现为湿疹，妇女白带过多。如果湿邪停留在人体的经络关节，则伴有肌肤麻木、关节疼痛。

〔暑邪〕●●●

➡️具有炎热、升散的特性，常携带着湿邪来侵犯人体。暑邪侵犯人体具有明显的季节性，通常在夏至之后、立秋以前。如果用阴阳来分的话，暑邪属于阳邪，体内有暑邪的人常有高热、心烦、面红的表现，还会出汗，如果出汗过多的话，就见口渴，喜欢喝水，尿黄而且尿少。如果体内的气随着汗流出体外的话，还会导致气虚，伴有气短乏力，甚至昏倒、不省人事。如果暑邪携带着湿邪侵犯人体的话，常伴有四肢困倦、胸闷、反胃、腹泻不爽。

〔风邪〕●●●

➡️具有升发、向上、向外的特点。如果用阴阳来分的话，风邪属于阳邪。风邪常常侵袭人体的头面部、阳经和肌肤表面，所以常见头痛、汗出、怕吹风等症状。风邪导致的疾病具有病位无定处的特性，比如风疹有皮肤瘙痒、发无定处、此起彼落的

特点。寒邪、湿邪、燥邪、热邪等经常会依附于风邪来侵犯人体。

〔寒邪〕●●●

➡️具有寒冷凝结的特性，多在冬季侵犯人体。如果用阴阳来分的话，寒邪属于阴邪，最易损伤人体的阳气。所以体内有寒邪的人常有怕冷、手足发冷、腹泻、小便清长等症状。另外，受感于寒邪多有疼痛的症状，因为人体气血的运行要靠体内阳气的温热和推动，寒邪伤阳气，导致气血不通，不通则痛。寒邪侵袭人的体表，毛孔收缩闭塞，体表的阳气被郁在内而不能正常宣发，所以就出现怕冷和发热，无汗。

〔瘀血〕●●●

➡️指体内血液停滞，阻滞在静脉和脏腑内。瘀血是某些疾病产生的，而瘀血又会产生新的疾病，比如，失眠会导致体内产生瘀血，当瘀血阻滞于心，就会出现心悸，胸闷，心痛，口唇、指甲青紫。一般瘀血总会侵犯机体内相对薄弱的脏腑，若肝脏本来就有问题的话，瘀血就易于阻滞在肝脏，导致胁痛甚至肿块；瘀血阻滞在胃肠就会出现呕血或者黑便；瘀血阻滞在子宫就会月经失调，痛经甚至闭经，经血紫黑或有血块。

所以说瘀血会导致很多疾病，而且这些疾病都有一些共同的特点。最常见的是疼痛，多表现为针扎样刺痛，痛的地方固定不移，按压就会更痛或者夜间痛得更厉害。如果瘀血时间太久，就会出现面色暗黑，舌紫暗或有瘀点，舌下静脉曲张。出现这种情况的人一定要改变不良的生活习惯，早睡觉，不吃寒凉刺激的食物，适当运动，还可以吃一些具有活血作用的药膳，比如煲汤的时候可以放一些（10克左右）桃仁和当归。

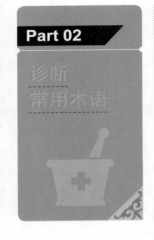

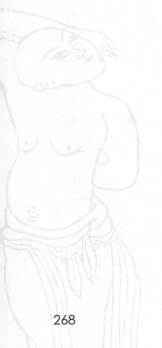

〔证〕●●●

→证是由很多因素形成的，其中主要是病邪的性质和人的体质。人的体质与生活习惯密切相关，有的人是阴虚体质，有的人是阳虚体质，随着体质的不同，生病时会形成不同的证。体质除了遗传因素外，还有一些是我们可以控制的，比如情志、饮食、劳逸以及各种生活习惯。

举一个简单的例子，平时情绪抑郁，老是闷闷不乐的人容易形成肝气郁的体质，日积月累，情况越来越严重，就会得各种各样的病，比如胁痛、甲状腺肿大、头痛，妇女有可能得乳腺增生、月经失调、痛经等。这些病通常都有其各自的证型，如果是肝气郁体质的人就会得肝气郁结证，通常伴有情绪抑郁，喜欢唉声叹气，胸胁、侧腹胀满疼痛，痛处走窜不定，或咽喉部有异物感，病情会随着情绪的波动而加重或减轻。治疗此证时要配合调理体质的药物，就是要加一些疏肝理气的中药，逍遥散是对付这种证最常用的中成药。

中医治病讲究辨证论治，就是即使对于同一种病，也要分析患者是什么体质，病是什么证型，然后再确定用什么药。举几个简单的例子：

感冒患者，不是全上白加黑，而是看他是风寒感冒还是风热感冒。

如果一个人平时动不动就发怒，而且喜欢喝酒，经常吃温热的食物，就很容易形成肝火证。得了肝火证之后就会出现头晕胀痛，痛如刀劈，面红目赤，口苦口干，脾气暴躁，容易发怒，失眠，或者做噩梦，或者胁肋烧灼样疼痛，小便黄，大便干结，舌红苔黄。

如果一个人平时从来不运动，整天不是坐着就是躺着，就容易导致心气不足，心鼓动无力，出现心悸，精神疲惫，气虚，胸闷，不活动就自己出汗，或者活动后症状加重，面色淡白，舌色淡。

证候是建立在归纳和实践基础上的理论化认识。由对证的认识到对证候的认识，就是中医研究人体生命与疾病现象的基本思维形式，也是建立在大量观察、归纳、实践、总结基础上的一门科学。

〔八纲辨证〕●●●

→本书中的中成药对症使用部分是以辨证用药为主，就是指根据疾病的不同症状来使用不同的中成药。比如最常见的感冒，治疗感冒的中成药很多，懂得八纲辨证，我们就知道怎样选择对证的中成药。而八纲辨证就是指阴阳、表里、寒热、虚实八类证候，是中医辨证学的基本纲领。也就是说，几乎所有的病都可以用这种方法来分析，进而指导用药。

〔实证〕●●●

一般新起的、突然发生的、病情急剧的、体质强壮的多属于实证。表现为精神兴奋，声音高亢，呼吸气粗，拒绝按身体疼痛的地方，发热的话多是高热，怕冷的时候多穿衣服也不能缓解。

〔虚证〕●●●

一般久病的、发低热的、耗损过多的、体质瘦弱的多属于虚证。表现为精神委靡，声音低微，呼吸弱，喜欢按身体疼痛的地方，发热的话多是手心发热或午后烦热，怕冷的时候多穿衣服就会缓解。

〔阴证〕●●●

凡符合阴的一般属性的证候，称为阴证，如上面提到的里证、寒证、虚证，还有不易发现的病症。阴证具有抑制、衰退的特点，表现为精神委靡，面色㿠白，肢冷畏寒，气短声低，便溏尿清，口不渴，喜热饮，舌质淡，苔白。

〔阳证〕●●●

凡符合阳的一般属性的证候，称为阳证，如上面提到的表证、热证、实证，还有一些容易发现的病证。阳证具有兴奋、亢进的特点，表现为精神兴奋狂躁，面色红，壮热恶热，气粗声高，便干尿黄，口渴，喜冷饮，舌质红绛、苔黄，脉洪数、滑数有力。

〔阳虚证〕●●●

机体阳气不足所表现的证候称为阳虚证，表现为怕冷，四肢冰冷，口淡不渴，或者喜欢热饮，或者不活动就自己流汗，小便色清而且长，或者小便不通，大便稀烂，面色发白，舌淡，可以伴有精神疲倦、乏力、气短等气虚的表现。其中以病久体弱，怕冷，四肢冰凉，面色㿠白，舌淡为主要表现。

〔阴虚证〕●●●

人体阴液不足所表现的证候称为阴虚证，表现为形体消瘦，口燥咽干，两颧潮红，手足心热，心烦，晚上睡着后出汗，小便色黄而且短，大便干结，舌红而且没有津液。

〔表证〕●●●

表证是邪气经皮毛、口鼻侵入机体的初级阶段，表现为怕冷或兼有发热，全身疼痛，打喷嚏，鼻塞，流涕，咽喉痒痛，微有咳嗽。外感病初期具有起病急、病位浅、病程短的特点。

〔里证〕●●●

里证是相对于表证而言的，没有怕冷发热的表现，以脏腑症状为主要表现，比如咳喘、心悸、腹痛、呕泻。如果是半表半里证，则常伴有胸胁苦满。

〔表里同病〕●●●

表里同病是指既有表证，又有里证，表证和里证在一个时期同时出现。

〔表邪入里〕●●●

表邪不解，内传入里，出现里证，即为由表入里。是机体抗邪能力降低、邪气过盛、护理不当、失治误治的表现。

〔里邪出表〕●●●

某些里证，病邪由里透达于肌表，则为里邪出表。是治疗与护理得当、机体抗病能力增强的表现。

〔寒证〕●●●

寒证是感受寒邪或体内阳气不足时所表现的证候，以冷、淡、稀、润、静为特征。表现为怕冷，如果身体上有疼痛的地方则以冷痛的感觉为主，喜暖，口淡不渴，肢冷蜷卧，痰、涎、涕清稀，小便清长，大便稀溏，面色㿠白，舌淡苔白而润等。以上症状不必全部俱有，只要有其中的几个症状就可以诊断为寒证。

举几个例子：某人得了胃痛，喜欢喝热饮，每次吃了寒凉食物就会加重胃痛，我们就可以诊断为胃寒型胃痛，只要对证使用中成药就可以了。如果某人得了感冒，发热轻，怕冷重，咳痰清稀，我们就可以诊断为风寒感冒，只要选用一些治疗风寒感冒的中成药（如柴胡饮冲剂等）就可以了。

〔热证〕●●●

热证是感受热邪或阳气亢盛、阴液不足时所表现的证候，以热、红赤、稠、燥、动为特征。表现为发热，恶热喜凉，口渴欲冷饮，面红赤，烦躁不宁，痰涕黄稠，小便短黄，大便干结，舌红苔黄、干燥少津。

〔实热〕●●●

实热是以热邪盛为主的证候，表现为壮热，烦渴，神昏，谵语，或腹满胀痛拒按，大便闭结，舌红，苔黄厚燥。如果疾病过程中出现以上几个症状，就可以诊断为实热证。

〔虚热〕●●●

虚热是以阴液虚损为主的证候，表现为消瘦，疲乏，潮热，盗汗，五心烦热，咽干，口燥不欲饮，舌红绛、少苔或无苔。

〔实寒〕●●●

实寒是以寒邪盛为主的证候，表现为怕冷，四肢厥冷，脘腹冷痛剧烈。

〔虚寒〕●●●

虚寒是以阳虚不足为主的证候，表现为面色㿠白，形寒肢冷，倦怠懒言，下利清谷，小便清长，舌淡胖嫩、苔薄白润。

〔寒热错杂〕●●●

寒热错杂是一种寒与热同时并见的复杂病理现象，是指同一患者、同一时间既有寒证的表现，又有热证的表现。在临床上既可以表现为不同部位的寒热错杂，也可以表现为同一部位的寒热错杂。

〔寒证转化为热证〕●●●

是指先出现寒证，后出现热证，热证出现之后，寒证随之消失。

〔热证转化为寒证〕●●●

是指先出现热证，后出现寒证，寒证出现之后，热证随之消失。

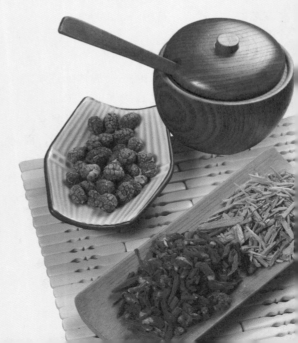

〔气滞证〕● ● ●

——指人体某一部位或某一脏腑、经络的气机阻滞，运行不畅，以胀闷疼痛或窜痛为主要表现，胸胁或胃腹部多见。症状时轻时重，部位不固定，疼痛的部位摸不到硬块，胀痛常常随着嗳气、肠鸣、排气等而减轻，或症状随情绪变化而增减。

〔气虚证〕● ● ●

——多由先天禀赋不足，或后天失养，或劳伤过度而耗损，或久病不复，或肺、脾、肾等脏腑功能减退，气的生化不足等所致。表现为气短，说话声音低微，气不足懒得说话，精神疲惫，体倦乏力，舌色淡，舌质嫩，或伴有头晕目眩，不活动而自己出汗，身体活动过后以上各种症状都会加重。

〔血虚证〕● ● ●

——表现为面色淡白或萎黄，眼睑、口唇、舌质、指甲的颜色淡白，头晕或见眼花，眼睛干涩，心悸，多梦，健忘，精神疲惫，手足发麻，或者妇女月经量少、色淡、延期，甚至闭经。

〔血瘀证〕● ● ●

——表现为固定疼痛，拒绝按压疼痛的地方，常常在夜间疼痛剧烈，面色发黑，或嘴唇、指甲青紫，或舌面上有紫色斑点，舌下静脉曲张。

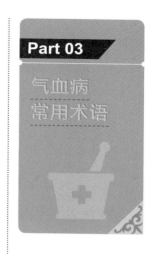

〔肝气郁结证〕● ● ●

——指出现胸胁或腹部胀闷窜痛，胸闷，喜欢叹气，情志抑郁，容易发怒；或咽部感觉有异物堵住，咽不下去也吐不出来；或颈部肿大等一系列症状；妇女可见乳房胀痛，月经失调，甚则闭经。

〔肝火上炎证〕● ● ●

——指出现头晕胀痛，面红目赤，口苦口干，急躁易怒，失眠或老做噩梦，胁肋灼痛，便秘尿黄，耳鸣，吐血，衄血，舌红苔黄等一系列症状。

〔肝阳上亢证〕● ● ●

——表现为眩晕耳鸣，头目胀痛，面红目赤，急躁易怒，心悸健忘，失眠多梦，腰膝酸软，头重脚轻，舌红少苔。

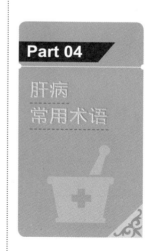

〔肝血虚证〕● ● ●

➡表现为眩晕耳鸣，面色㿠白而没有光泽，指甲没有润泽，晚上睡觉多梦，视力减退或有夜盲症；或见肢体麻木，关节不能屈伸，手足震颤，肌肉跳动；妇女常见月经量少、色淡，甚则经闭，舌淡苔白。

〔肝阴虚证〕● ● ●

➡表现为头晕耳鸣，眼睛干涩，面部烘热，胁肋灼痛，心烦，手脚心发热，晚上睡着后出汗，口咽干燥，手足发抖，舌红而干。

〔肝胆湿热证〕● ● ●

➡表现为胁肋胀痛，口苦，腹胀，没有胃口，吃得少而且容易恶心反胃，大便不爽，小便短赤，舌红苔黄腻；或身体感觉一阵寒一阵热，皮肤和眼睛发黄；或阴部有湿疹，睾丸肿胀热痛；或白带混浊，阴部瘙痒等。

〔胆郁痰扰证〕● ● ●

➡表现为头晕目眩，耳鸣，心里觉得害怕和不安宁，烦躁不能睡觉，口苦，恶心反胃，胸闷，喜欢叹气，舌苔黄腻。

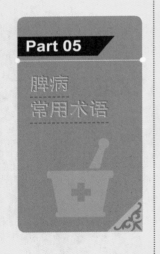

Part 05

脾病
常用术语

〔脾气虚证〕● ● ●

➡表现为没有胃口，吃得少而且腹胀，饭后腹胀尤甚，大便稀烂不成形，肢体疲倦，气不足，不想说话，面色萎黄，形体消瘦或浮肿，舌淡苔白。

〔脾阳虚证〕● ● ●

➡表现为没有胃口，吃得少而且腹胀，腹痛时喜欢温热的东西和喜欢按住腹部，怕冷，四肢发凉，大便清稀；或肢体感觉困乏沉重，周身浮肿，小便不畅；或白带量多、质稀，舌淡胖，苔白滑。

〔寒湿困脾证〕● ● ●

➡表现为胃腹部满闷，胀痛，吃得少，大便稀烂，恶心想吐，口淡不口渴，头身困乏沉重，面色晦暗没有光泽；或肌肤面目发黄，黄色晦暗如被烟熏；或肢体浮肿，小便短少，舌淡胖，苔白腻。

〔湿热蕴脾证〕●●●

→表现为胃腹部满闷，没有胃口，恶心想吐，大便稀烂，尿黄，肢体困乏沉重；或面目肌肤发黄，色泽鲜明如橘子，皮肤发痒；或身热起伏，汗出身热没有缓解，舌红苔黄腻。

〔肾阳虚证〕●●●

→表现为腰膝酸软而痛，怕冷，四肢发凉，尤以下肢为甚，精神委靡，面浮肿而色白或黧黑，舌淡胖，苔白；或男子阳痿，女子不孕；或久泻不止，大便里有未消化的食物，早晨泄泻；或浮肿，腰以下浮肿尤甚，按之没指，甚则腹部胀满，全身肿胀，心悸，咳喘。

〔肾阴虚证〕●●●

→表现为腰膝酸痛，眩晕耳鸣，失眠多梦，男子遗精早泄，女子经少经闭或见崩漏，形体消瘦，潮热，晚上睡着后出汗，心烦，手脚心热，咽干，面部两颧泛红，尿黄，大便干，舌红少津。

〔肾精不足证〕●●●

→表现为性功能减退，男子精少不育，女子经闭不孕。小儿发育迟缓，身材矮小，智力和动作迟钝，囟门迟闭，骨骼软弱无力；成人早衰，脱发，牙齿松动，耳鸣耳聋，健忘恍惚，动作迟缓，足痿无力，精神呆钝。

〔肾气不固证〕●●●

→表现为神疲耳鸣，腰膝酸软，尿频而清，或尿后不尽，或遗尿失禁，或夜尿频多；男子滑精早泄，女子白带清稀，或怀孕后容易流产，舌淡苔白。

〔肾不纳气证〕●●●

→表现为久病咳喘，呼多吸少，气不得续，活动后则喘息更严重，有时候无缘无故地流汗，神疲，声音低微，腰膝酸软，舌淡苔白；或喘息加剧，冷汗淋漓，肢冷面青；或气短息促，面赤心烦，咽干口燥，舌红。

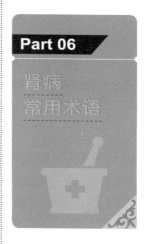

Part 06

肾病
常用术语

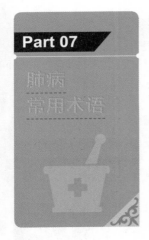

〔肺气虚证〕●●●

→表现为咳喘无力，气不足，呼吸困难，活动后情况更加严重，体倦，不想说话，声音低微，痰多清稀，面浮肿而色白，或没有活动也会无缘无故地流汗，怕风，易感冒，舌淡苔白。

〔肺阴虚证〕●●●

→表现为干咳无痰，或痰少而黏，口燥咽干，形体消瘦，午后身热出汗，心烦，手脚心热，晚上睡着后出汗，面部两颧泛红，甚则痰中带血，声音嘶哑，舌红少津。

〔风寒犯肺证〕●●●

→表现为咳嗽，痰稀薄色白，鼻塞，流清涕，微微怕冷，轻度发热，无汗，苔白。

〔风热犯肺证〕●●●

→表现为咳嗽，痰稠色黄，鼻塞，流黄浊涕，身热，微怕风寒，口干咽痛，舌尖红，苔薄黄。

〔燥邪犯肺证〕●●●

→表现为干咳无痰；或痰少而黏，不易咳出，唇、舌、咽、鼻干燥，或身热恶寒，或胸痛咯血，舌红，苔白或黄。

〔痰湿阻肺证〕●●●

→表现为咳嗽，痰多质黏，色白容易咳出，胸闷，甚则气喘痰鸣，舌淡，苔白腻。

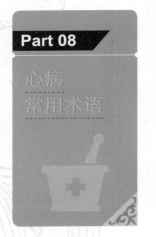

〔心血虚证〕●●●

→是体内血液亏虚所致，表现为心悸，头晕眼花，失眠，多梦，健忘，面色淡白或萎黄，唇、舌色淡。

〔心气虚证〕●●●

→表现为心悸，胸闷，上下楼梯或者快走的时候觉得气不足，精神疲倦，或者不活动就出汗，面色淡白。

〔心阳虚证〕●●●

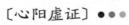

→表现为心悸，怕冷，心慌害怕，心胸憋闷或痛，上下楼梯或者快走的时候觉得气不足，四肢发凉，精神疲倦乏力，面色㿠白，面唇青紫，舌体胖而且发暗。

〔心阴虚证〕●●●

→ 心阴虚证与心血虚证都有心悸、失眠、多梦的症状，区别是心阴虚的机体内有虚热的表现，比如口干舌燥，咽喉干痛，体形消瘦，或手脚心发热，晚上睡着之后出汗，面部两颧骨的地方发红，舌红少苔而且没有津液。

〔心肾不交证〕●●●

→ 表现为心烦失眠，心悸健忘，头晕耳鸣，腰酸遗精，心烦，手脚心热，咽干口燥，舌红，或伴见腰部下肢酸困发冷。

〔心肾阳虚证〕●●●

→ 表现为怕冷，四肢发凉，心悸，偶尔自觉心中一阵剧烈跳动，小便不利，肢体浮肿，或唇甲青紫，舌淡暗或青紫，苔白滑，脉沉微细。

〔心肺气虚证〕●●●

→ 表现为心悸咳喘，气短乏力，活动后就更严重，胸闷，痰液清稀，面浮肿而色白，头晕神疲，有时候无缘无故地流汗，声怯，舌淡苔白。

〔心脾两虚证〕●●●

→ 表现为心悸，偶尔自觉心中一阵剧烈跳动，失眠多梦，眩晕健忘，面色萎黄，食欲不振，腹胀便溏，神倦乏力，或皮下出血，妇女月经量少、色淡、淋漓不尽等，舌质淡嫩。

〔心肝血虚证〕●●●

→ 表现为心悸健忘，失眠多梦，眩晕耳鸣，面白无华，两目干涩，视物模糊，指甲没有光泽，肢体麻木，震颤拘挛，妇女月经量少、色淡，甚则经闭，舌淡苔白。

〔肝脾失调证〕●●●

→ 表现为胸胁胀满窜痛，喜欢叹气，情志抑郁或急躁易怒，纳呆腹胀，大便稀烂不爽，肠鸣排气，或腹痛欲泻，泻后腹痛缓解，舌苔白或腻。

〔肝火犯肺证〕●●●

→ 表现为胸胁灼痛，急躁易怒，头晕目赤，烦热口苦，咳嗽阵作，痰黏量少、色黄，甚则咯血，舌红，苔薄黄。

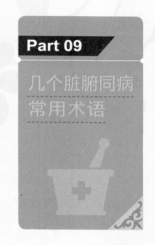

Part 09

几个脏腑同病常用术语

275

〔肝肾阴虚证〕●●●

→表现为头晕目眩，耳鸣健忘，失眠多梦，咽干口燥，腰膝酸软，胁痛，心烦，手脚心热，面部两颧泛红，晚上睡着后出汗，男子遗精，女子经少，舌红少苔。

〔脾肾阳虚证〕●●●

→表现为面浮肿而色白，怕冷，四肢发凉，腰膝或下腹冷痛，久泻久痢，或早晨泄泻，或小便不畅，面浮肢肿，甚则腹胀如鼓，舌淡胖，苔白滑。

〔脾肺气虚证〕●●●

→表现为久咳不止，气短而喘，痰多稀白，食欲不振，腹胀便溏，声低不想说话，疲倦乏力，面浮肿而色白，甚则面浮足肿，舌淡苔白。

〔肺肾阴虚证〕●●●

→表现为咳嗽痰少，或痰中带血甚至咯血，口燥咽干，声音嘶哑，形体消瘦，腰膝酸软，面部两颧泛红，身热出汗，男子遗精，女子月经失调，舌红少苔。

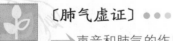

〔肺气虚证〕●●●

→声音和肺气的作用有关，故听声音可以大致了解一个人的肺气情况。肺气足的人声音洪亮，肺气虚的人声音低怯。风寒外感，肺气闭塞，引起声音嘶哑或失声。肺结核到了晚期，往往会出现说话吃力，声音嘶哑，这也显示了声音和肺气之间的密切关系。

〔肺阴不足证〕●●●

→肺阴为水谷之精气所化生，与肺气相互作用，为维持肺功能所必需。肺阴不足证常见干咳，舌苔薄白干燥。

〔肝火上炎证〕●●●

→平时遇到不顺心的事情经常发怒，不懂得移情易志，大怒伤肝，气火上亢；或心火亢盛，引动肝火；或平时经常喝酒，抽烟，好吃温热的食物（狗肉、羊肉、牛肉），导致肝胆湿热。临床表现为头胀头痛、面红目赤、急躁易怒、耳暴鸣或暴聋等症。大部分高血压属于肝火上炎证。

〔肝阳上亢证〕●●●

→多为肝阴不足，无力制约肝阳，肝阳升动太过所致，临床表现与肝火上炎相似。但肝阳上亢的肝火属于虚火，所以还会出现腰酸膝软，两腿无力，咽干口燥，大便干结等阴亏失润之症。

〔脾气虚证〕●●●

→是脾气不足、运化失健的表现，其特征是容易腹胀，吃饭后更厉害，大便不成形，还可能出现肢体倦怠，少气懒言，面色萎黄或㿠白，形体消瘦或浮肿。多因饮食失调，劳累过度，或其他急慢性疾患耗伤脾气所致。

〔脾阳虚证〕●●●

→是脾阳虚衰、阴寒内盛的表现，除了脾气虚的症状（即容易腹胀，吃饭后更厉害，大便不成形）外，最突出的是怕冷，四肢发凉，还可能表现为肢体困重，或周身浮肿，小便不利，或白带量多质稀，舌淡胖，苔白滑。多由脾气虚发展而来，或过食生冷，或肾阳虚，火不生土所致。

〔肾阴虚证〕●●●

→是肾脏阴液不足的表现，最突出的特征是腰膝酸痛，耳鸣，手脚心发热，还可能表现为眩晕，失眠多梦，男子遗精早泄，女子经少经闭或见崩漏，形体消瘦，潮热盗汗，咽干颧红，小便黄，大便干，舌红少津。多由久病伤肾，或禀赋不足，房事过度，或过服温燥劫阴的药物所致。

〔肾阳虚证〕●●●

—→是肾脏阳气虚衰的表现，最突出的特征是腰膝酸软而痛，怕冷，下肢发凉，还可能表现为精神委靡，面色惨白或暗黑，舌淡胖，苔白。或男子阳痿，女子宫寒不孕；或大便久泻不止，完谷不化，早晨的时候腹泻；或浮肿，腰以下为甚，按之凹陷不起，甚则腹部胀满，全身肿胀，心悸，咳喘。多由素体阳虚，或年高肾亏，或久病伤肾，以及房劳过度等因素引起。

〔解表〕●●●

—→是指利用有辛味（辛能发散）的药，促使患者汗出，而达到外邪从汗而外泄的目的。

〔泻火〕●●●

—→是指利用清热药物来清除体内的热邪。

〔祛寒〕●●●

—→是指利用温热药来消除体内的寒邪。

〔补气〕●●●

—→是指利用益气药来补充体内不足之气。

〔补阴〕●●●

—→是指利用滋阴药来补充体内不足之阴。

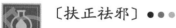

〔扶正祛邪〕●●●

—→邪正的盛衰变化对于疾病的发生、发展及其变化和转归都有重要的影响。疾病的发生与发展是正气与邪气斗争的过程。

扶正就是使用扶正的药物或其他方法，增强体质，提高抗病能力，以达到战胜疾病、恢复健康的目的。适用于正气虚为主的疾病，是《黄帝内经》中"虚则补之"的运用。临床上根据不同的病情，有益气、养血、滋阴、壮阳等不同方法。

祛邪就是祛除体内的邪气，达到邪去正复的目的。适用于邪气为主的疾病，是《黄帝内经》中"实则泻之"的运用。临床上根据不同的病情，有发表、攻下、清解、消导等不同方法。

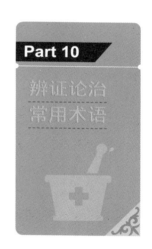

Part 10

辨证论治
常用术语

中医经典著作简介

中国有《黄帝内经》《难经》《伤寒杂病论》《神农本草经》四大经典。《黄帝内经》《难经》阐发医理，为中国现存的两部权威理论医著；《伤寒杂病论》论述内伤外感各证的辨证施治及处方用药，是中医临床医学之端；《神农本草经》则载录药物的性味、功用，被后世奉为中药本草的祖书。

《黄帝内经》

《黄帝内经》在长期的医疗实践、活体观察和古代解剖学知识的基础上，解释了人体生理、病理现象，指导疾病的预防、诊断、治疗等。包括《素问》和《灵枢》，两部分各列专题81篇，内容非常广泛。《黄帝内经》是医学之宗，在历史上一直是中医学者的必读之书。

天人相应，形神合一

《黄帝内经》认为人是整个大自然所化身的，人是大自然的子女，大自然是人类的父母，所以大自然的一些节律性变化毫无疑问地会影响人。大地在自转，所以使人体无论是健康的时候还是生病的时候，都有一定的昼夜节律。月球绕地球周而复始，才使女性的卵巢活动有了月节律；地球绕太阳的年复一年的公转，才使人体的生理节律有了四季节律和年节律。中医讲脉象，春弦、夏洪、秋毛、冬石就是四季节律。如果人违反自然的规律，就不能跟着自然的步伐走，就不能长寿。太阳下山，人就要睡觉；太阳升起，人就要起床，如果失去了这种平衡，人就会生病。

在"天人相应，形神合一"等整体观念的指导下，《黄帝内经》提出了协调阴阳、饮食有节、起居有常、恬淡虚无、精神内守等一系列防病健身益寿的养生方法，其中，防重于治的思想尤为可贵。

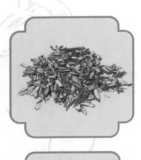

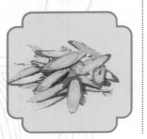

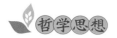

哲学思想

《黄帝内经》非常博大精深，与其说它是一本医学书，还不如说它是一本哲学书。它不但反映了秦汉以前的医学成就，确立了中国医学独特的理论，而且包含了很多哲理性的内容，当代医学科学的某些研究课题，如生命科学、气功原理、医学心理学、气象学等，也或多或少地可从其博大精深的论述中获得新的发现或有益的启迪。

正气存内，邪不可干

《黄帝内经》强调"正气存内，邪不可干"，简单的一句话，是医学界非常伟大的理论。这能解释一切疾病的来源，也是治疗一切疾病的理论基础。为什么这么说？举两个简单的例子：感冒的病原体广泛地存在于自然界，为什么有的人很容易感冒，而有的人却跟感冒一点缘分都没有？通常人们都会体会到，每当感冒的时候都是休息不好之后，或者旅游之后，或者出差之后，反正就是劳累过后，也就是正气虚的时候。当人体正气虚的时候，疾病就会随时找上门，这就解释了一切疾病的来源。癌症是医学界一直头痛的难题，西医的方法是杀死癌细胞，即手术切除，然后化疗。长久以来的事实证明，使用这种方法后，患者的生存率低，而且生活质量很差，很痛苦。因为这种方法在杀死癌细胞的同时也削弱了体内的正气。现在，世界卫生组织提出一种新的抗癌方法，就是用提高人体的免疫力来抵抗癌细胞。研究发现，多数情况下癌细胞是可以跟人体正常细胞"和平共处"的，而不是总在放肆地繁殖；也就是说，只要人体的正气强，癌症可以跟其他慢性病一样伴随人体到老。因此"正气存内，邪不可干"，可以指导我们治疗一切疾病，包括癌症。

其他

《黄帝内经》还讲到了六淫、七情、饮食、劳伤致病等，病机分析也很详细，特别是其所提出的"病机十九条"，至今对临床实践仍有很大的指导意义。

《黄帝内经》还总结了许多治疗方法，如针灸、按摩、导引、熏熨、外敷、蒸浴、放血等，特别是很多针灸手法，至今还在临床上运用。

《难经》

首创寸关尺的三部候脉法

《难经》不但推演了《黄帝内经》的微言奥旨，而且有不少独到的见解。如首创取腕关节的动脉来把脉，分析身体所处的状况。寸关尺的三部候脉法，即靠近腕关节横纹的部位为寸，用食指来把寸脉，顺着下去，中指把关脉，无名指把尺脉；左手的寸、关、尺分别代表心、肝、肾，右手的寸、关、尺分别代表肺、脾、命门，一直沿用至今，为中医诊断的一大特色。

弥补经络学说

《难经》系统地论述了奇经八脉的循行和功能，弥补了《黄帝内经》经络学说的不足，提出了与《黄帝内经》不同的三焦、命门学说等，都对中医学的发展产生了深远的影响。

基本内容概要

《难经》将《黄帝内经》中深奥的中医学理论归纳为81个问题，并进行了释疑解难。其内容包括脉诊、脏腑、阴阳、五行、营卫、腧穴、针灸以及三焦、命门、奇经八脉等理论疑难问题，涉及人体的正常生理、解剖、疾病、证候、诊断、针灸与治疗，以及阴阳五行学说等等，共计3卷。《难经》的作者及成书年代皆不详，传说为战国时秦越人扁鹊所作。由于其以问答解释疑难的形式编撰而成，共讨论了81个问题，故又称《八十一难》。全书所述以基础理论为主，还分析了一些病证，其中一至二十难为脉学，二十三至二十九难为经络，三十至四十七难为脏腑，四十八至六十一难为疾病，六十二至六十八为腧穴，六十九至八十一难为针法。该书内容简要，辨析精微，尤其对脉学有详细而精当的论述。

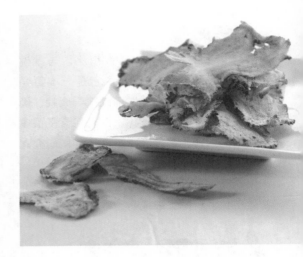

《伤寒杂病论》

效方的来源

医圣张仲景在《伤寒杂病论》里总结了很多经过临床考验的效方，至今还被很多医者所应用，屡验屡效。比方说葛根芩连汤，主要是由葛根、甘草、黄连、黄芩四味中药组成，药物虽然不多，但是治疗热性腹泻的疗效却很好。患者的舌苔黄，或者是又黄又厚，大便色黄秽黏，有恶臭现象，肛门灼热，这就是热性腹泻。

现代医学在治疗急性肠炎时大多采用解痉止痛、抗菌消炎的方法，对严重脱水的患者进行输液，达到补充水分的目的。而在古时候由于没有抗生素，张仲景在治疗急性肠炎时摸索出了30多种中药方剂，其中疗效最好的就是葛根芩连汤。历代医家根据葛根芩连汤治疗热性腹泻，现在临床上通过加减药物来治疗一些疾病，比如小儿秋季腹泻或者痢疾。

张仲景在治疗消渴病（即糖尿病）时并不避讳甘甜含糖的药物，而是经常使用人参、熟地黄和大枣等甘味药，结果却往往得到了不错的疗效。因为这些中药能改变糖尿病患者体内的环境，调和患者的肝、胃、脾、肾功能，这样患者就可以正常地生活了。现代中医学者发现张仲景的金匮肾气丸以及由此派生的六味地黄系列方剂都有很不错的降糖效果。实践证明，六味地黄丸、金匮肾气丸对高血糖峰值有10%～30%的下降，而且中药降糖很少出现低血糖反应，所以其降糖还是比较平缓的。

医生们经过研究终于认识到，注射胰岛素可以分解人体内的葡萄糖，利用中药调节人体脏腑的平衡也同样可以达到降低血糖的效果，特别是当糖尿病患者出现高血糖、高胰岛素抵抗时，中药就会显示出很大的优势。

独特的诊断经验

在《伤寒杂病论》中提到，有些疾病是有规律可循的，例如患者早晨一醒来就有明显的口苦，口干，心情不好，一般可以判断为少阳病；在下午3～5点钟出现明显的高热，就可以判断为阳明病。一般普通感冒的患者出现头疼、发热、恶寒，没有经过治疗到第七天自己就会好了，那时自然病程就结束了。

《金匮要略》

张仲景在《金匮要略》里注重防止疾病的传变并提出各种养生细则："上工治未病，何也……见肝之病，知肝传脾，当先实脾。"意思是说，好的医生善于治疗没有发生的病，如果看见肝病了，知道肝克脾(木克土)，应当先强壮脾脏，以防止脾病。

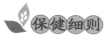 **保健细则**

张仲景在《金匮要略》里很注意提防病从口入，提到各种生活的饮食注意。比方说，梅多食，令牙齿容易坏；李多食，令人腹胀；橘柚多食，令人口爽，味觉迟钝；梨多食，令人寒中，生疮；樱桃、杏多食，伤筋骨；石榴多食，损人肺，胡桃多食，令人动痰饮；生枣多食，令人热渴，气胀。这些都是我们生活中常见的食物，有时候注意不到这些细则而导致身体生病了，我们却浑然不知其中的原因。

五味宜忌

张仲景总结了一套五味禁忌，对于平时调理身体非常重要。他提出：肝病禁辛，心病禁咸，脾病禁酸，肺病禁苦，肾病禁甘；春不食肝，夏不食心，秋不食肺，冬不食肾，四季不食脾。

注：春不食肝，春天肝气旺，脾气败，肝克脾，若食肝，则又补肝，脾气更加败，不可救。

《医林改错》

《医林改错》的作者王清任，一生敢于疑古，勇于创新，对中国解剖学和临床医学作出了重大贡献。经过观察，他明确指出人的灵机记性不在心而在脑，眼睛的视力与脑有关。他对气虚、血瘀的治疗造诣也很深，虽然活血祛瘀及补气活血两法在《黄帝内经》中就有论述，以后也为各代医学家所发展和沿用，但都是零星的、不系统的，直到王清任才独成一家，创立了以活血祛瘀为主的学派。

活血祛瘀派的创始人

王清任将自己多年的临床实践经验汇总于书后，突出表现在活血祛瘀法的广泛应用，开创了活血祛瘀派的先河。

现在，活血祛瘀法用以治疗临床上的很多难治之症，如硬皮病、烧伤瘢痕疙瘩、血栓闭塞性脉管炎、肠粘连、神经根粘连、脑血管意外后遗症、冠心病、肺心病、急腹症、不孕症、宫外孕、宫颈癌及多种良性肿瘤，都取得了可喜的成绩。

经典方剂——少腹逐瘀汤

组成：小茴香（炒）7粒，干姜（炒）0.6克（二分），元胡3克（一钱），没药（炒）3克（一钱），当归9克（三钱），川芎3克（一钱），官桂3克（一钱），赤芍6克（二钱），蒲黄（生）9克（三钱），灵脂（炒）6克（二钱），水煎服。

少腹积块疼痛，或有积块不疼痛，或疼痛而无积块，或少腹胀满，或经血时先腰酸少腹胀，或经血一月来三到五次，接连不断，断而又来，其色或紫、或黑、或块、或崩漏，兼少腹疼痛，或粉红兼白带，都能用此方治疗，效果很好。

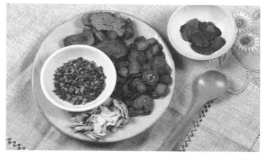

《神农本草经》

《神农本草经》提出了药物学的一些初步的理论问题，如组方的君、臣、佐、使原则，药物的四气五味等，为药物学和方剂学的发展作出了贡献。书中还提到药物采收的时间及药物炮制、收贮方法等。

药物分上、中、下品

《神农本草经》最突出的特点就是把药物分成上、中、下品，上品是无毒的，具有补养作用的药物，可以久服，使人延年益寿；中品有些毒性，或无毒，既可以治病，又可用于补养；而下品一般多为有毒性之药物，只能用于治病，不可久服。

书中的基本内容包括：木部上品，木部中品，木部下品；虫兽部上品，虫兽部中品，虫兽部下品；果菜部上品，果菜部中品，果菜部下品；玉石部上品，玉石部中品，玉石部下品；草部上品，草部中品，草部下品。

日常调补的上品

为了满足读者日常调养身体的需要，以下挑选出一部分《神农本草经》的上品，也就是具有补养作用的药物。这些药物可以久服，使人延年益寿。

青芝 味酸性平。主明目，补肝气，安精魂，仁恕。久食轻身不老，延年神仙。

赤芝 味苦性平。主治胸中结，益心气，补中，增智能，不忘。久食轻身不老，延年神仙。

黄芝 味甘性平。主治心腹五邪，益脾气，安神，忠信和乐。久食轻身不老，延年神仙。

白芝 味辛性平。主治咳逆上气，益肺气，通利口鼻，强志意勇悍，安魄。久食轻身不老，延年神仙。

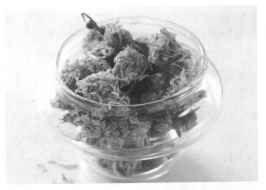

黑芝 味咸性平。主治癃，利水道，益肾气，通九窍，聪察。久食轻身不老，延年益寿。

紫芝 味甘性温。主治耳聋，利关节，保神，益精气，坚筋骨，好颜色。久食轻身不老，延年益寿。

天冬 味苦性平。主治诸暴风湿偏痹。久服轻身益气延年。

干地黄 味甘性寒。填骨髓，长肌肉。做汤，除寒热积聚，除痹。

山药 味甘性小温。补虚赢，除寒热邪气，补中益气力，长肌肉。久服耳目聪明，轻身不饥延年。

菊花 味苦性平。主治风头，头眩，目欲脱，泪出，皮肤死饥，恶风湿痹。久服利血气，轻身耐老延年。

甘草 味甘性平。坚筋骨，长肌肉，解毒，久服轻身延年。

人参 味甘性小寒。主补五脏，安精神，定魂魄，止惊悸，开心益智。

石斛 味甘性平。主治伤中，补五脏虚劳赢瘦，强阴。久服厚肠胃，轻身延年。

薏苡仁 味甘性微寒。主治筋急拘挛不可屈伸，风湿痹。久服轻身益气。

黄芪 味甘性微温。主治排脓止痛，补虚，治小儿百病。

当归 味甘性温。主治妇人漏下绝子，治诸疮。

中医常用专业术语索引 »»

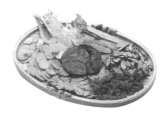

常用中药材索引

常用中成药索引 »

◆索引◆

图解中医入门一看就懂（典藏版）

- **文字编撰**　萧言菘
- **插图绘制**　刘青松　吴橙子　颜培宏　杨　剑　刘　佳
- **图片提供**　Imaginechina
　　　　　　　　Fotoe.com
　　　　　　　　华盖创意图像技术有限公司
　　　　　　　　上海富昱特图像技术有限公司
- **图片拍摄**　王小鸥
- **特别鸣谢**　北京鹤年堂优质中药饮片

参考书目

◎印会河.中医基础理论[M].上海:上海科学技术出版社.

◎朱文锋.中医诊断学[M].上海:上海科学技术出版社.

◎钟赣生.中药学[M].北京:人民卫生出版社.

◎段富津.方剂学[M].北京:中国中医药出版社.

◎田德禄.中医内科学[M].北京:人民卫生出版社.

◎李培生.伤寒论讲义第5版[M].上海:上海科学技术出版社.

◎范永升.金匮要略[M].北京:中国中医药出版社.

◎宋乃光.温病学[M].北京:中国中医药出版社.

◎郭诚杰.针灸学[M].北京:中国中医药出版社.

◎王庆其.内经选读[M].北京:中国中医药出版社.

◎马宝璋.中医妇科学[M].北京:中国中医药出版社.

◎汪受传.中医儿科学[M].北京:中国中医药出版社.